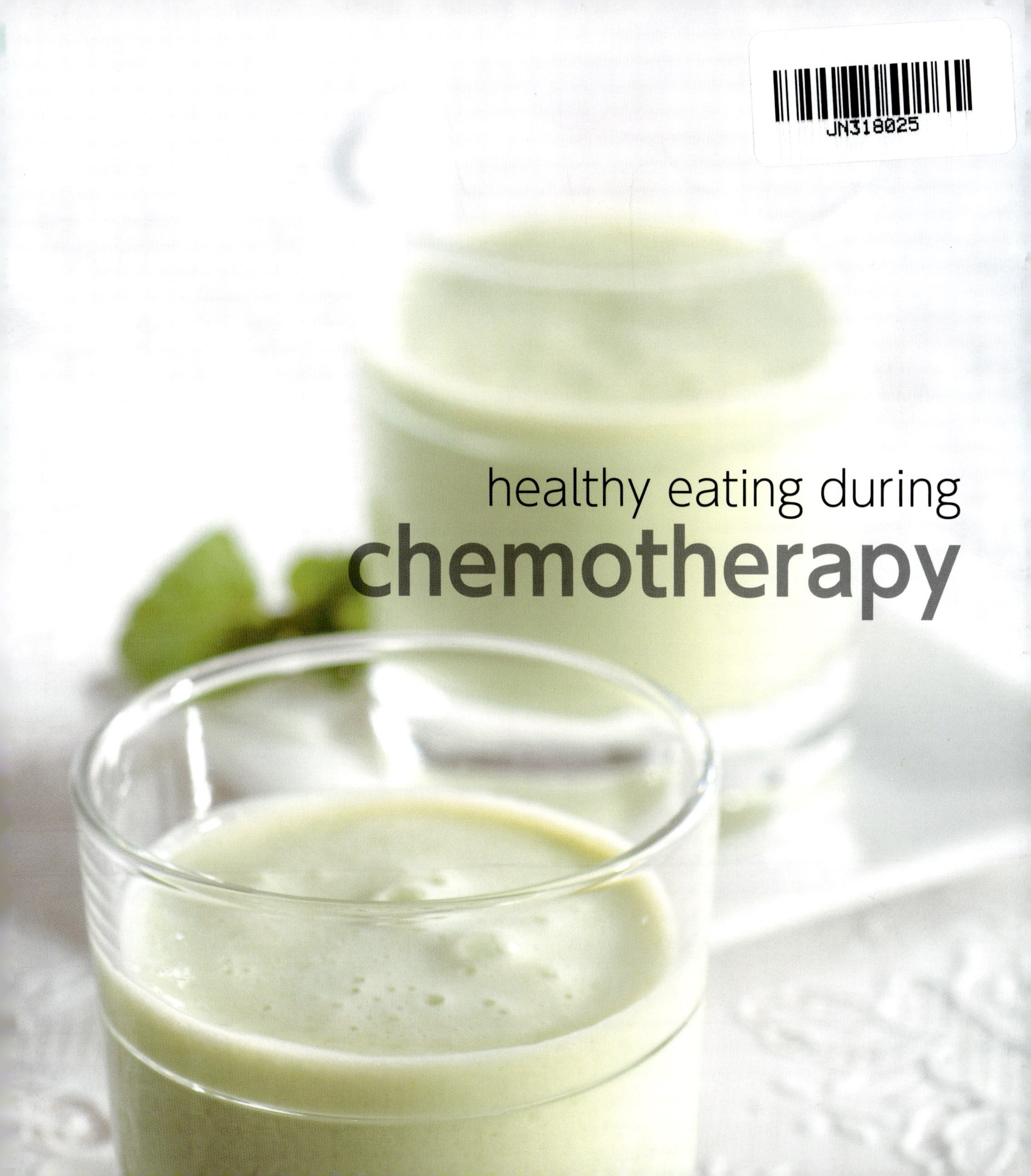

healthy eating during chemotherapy

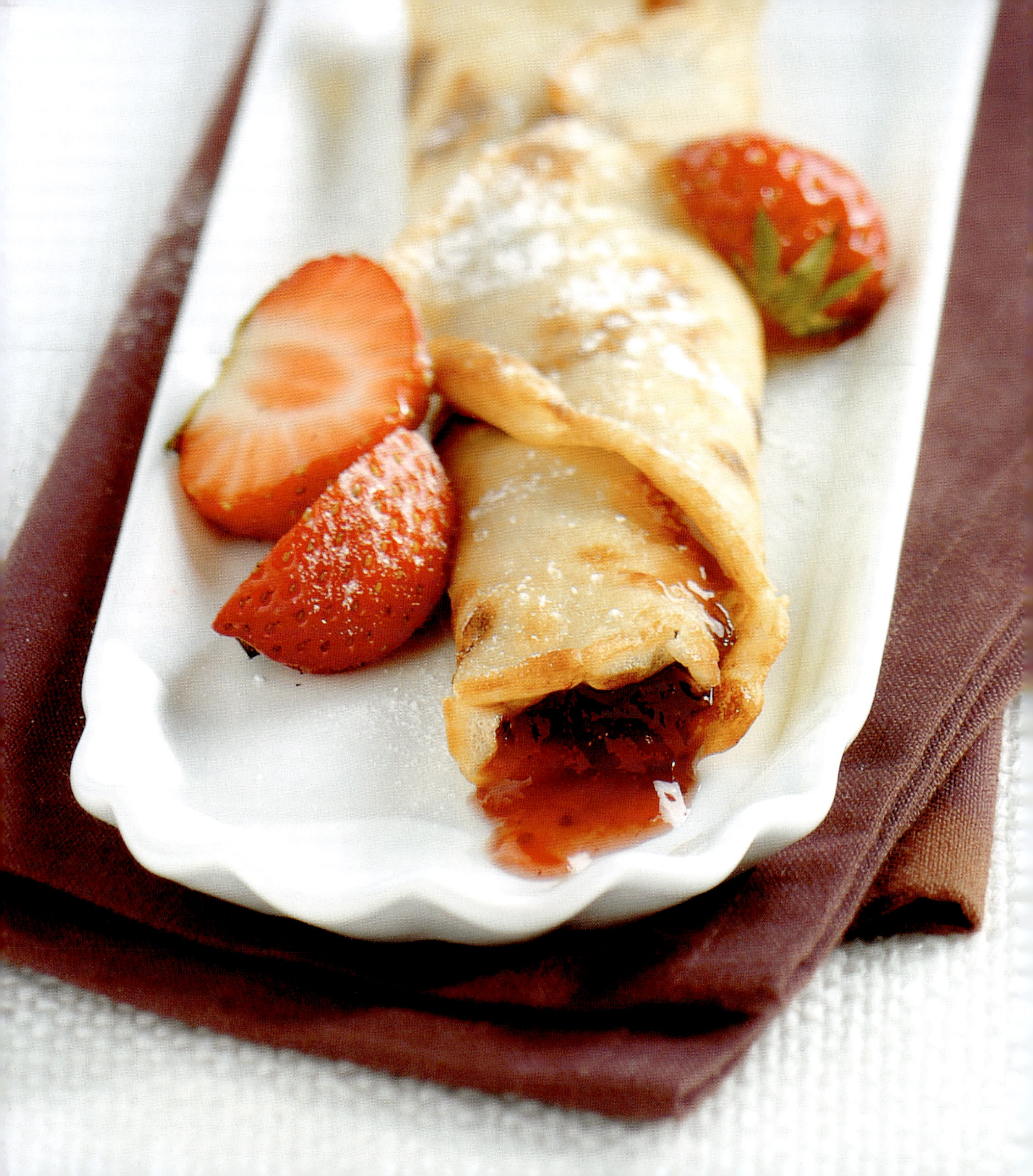

著者 ジョゼ・ヴァン・ミル
クリスティーヌ・アーチャー・マッケンジー

がん治療中の食事

がん専門医とシェフが届ける心躍る100のグルメなレシピ

推薦 渡邊 昌
翻訳 加野 敬子
写真 ヘンク・ブランドセン

ガイアブックスは
地球の自然環境を守ると同時に
心と身体の自然を保つべく
"ナチュラルライフ"を提唱していきます。

First published in Great Britain in 2008 by
Kyle Cathie Limited
122 Arlington Road, London NW1 7HP
general.enquiries@kyle-cathie.com
www.kylecathie.com

José van Mil is hereby identified as the author of this work in accordance with Section 77 of the Copyright, Designs & Patents Act 1988.

Text copyright © 2008 José van Mil and Christine Archer-Mackenzie
Photographs copyright © 2008 Henk Brandsen
Text layouts copyright © 2008 Kyle Cathie Limited

Project Editor: Suzanna de Jong
Design: pinkstripedesign@hotmail.com
Copy Editor: Anna Hitchin
Proofreader: Lesley Levene
Editorial Assistant: Vicki Murrell
Indexer: Alex Corrin
Photographer: Henk Brandsen
Home Economists: José van Mil, Hanneke Boers and Nadia Zerouali
Prop Stylist: Jan Willem van Riel
Production: Sha Huxtable

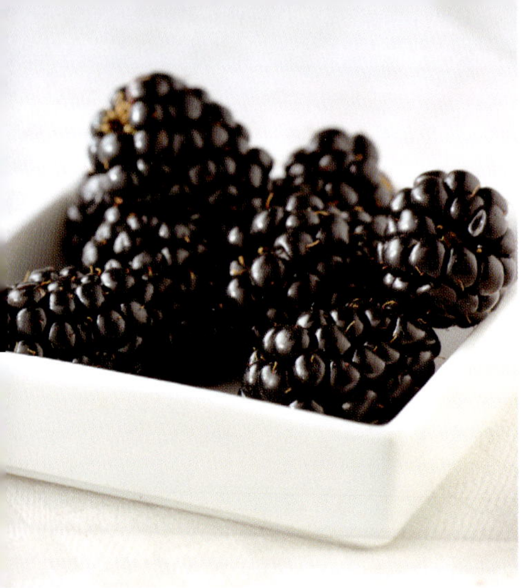

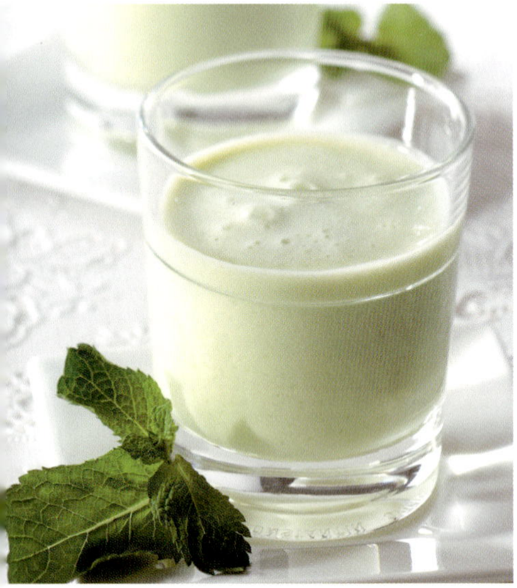

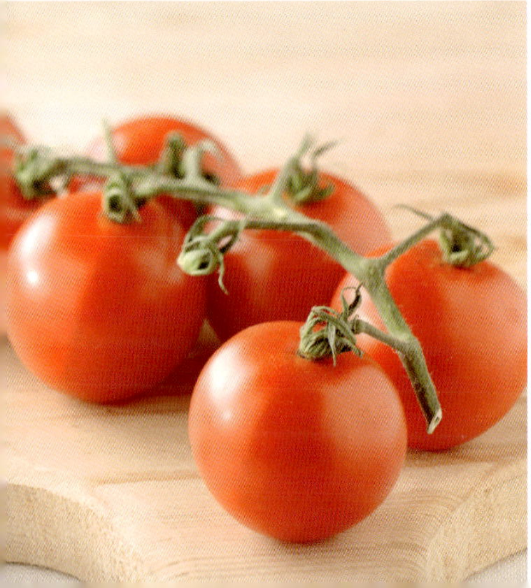

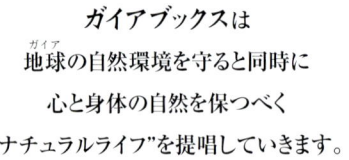

〈推薦文〉

がん治療中でもおいしく食べられる工夫を

がんの治療は手術、放射線、化学療法の3つが主体となります。手術でがんを完全に切除しきれないとき、あるいは放射線の照射部位に収まらない時に、化学療法が追加され、かなり長期間服用せねばなりません。白血病や進行がんははじめから抗がん剤による治療が必要です。日本では毎年70万人もの人がさまざまながんになり、かなりの人が化学療法を受けています。がんの治った人、がんをもっていながら治療を受けている人は300万人を超えます。

化学療法は多かれ少なかれ副作用があり、1クールで済まない場合は回をおって、食欲不振や吐き気などの症状を感じるようになることもあります。どのような場合でも最低限のエネルギー代謝をまかなうだけの食べ物を摂ることが必要です。点滴や経管栄養のみで必要な栄養をまかなうのは難しく、口から食べることに勝る方法はありません。また、食事は気晴らしにもなります。おいしく手間暇かけて作った食事を親しい人とすることはしばしば不快さを忘れさせてくれるでしょう。

がんの部位によっては頭頸部がんのように放射線照射後の炎症で嚥下困難になったり、口がうまく開かない時もあります。また、大腸がんの手術後に消化器症状で下痢が続いたりして日常の生活が難しくなる場合もあります。このような時に栄養面も考えたおいしい飲み物は気持ちの切り替えに役立つでしょう。

がんの長期予後には気力も大切です。欧米の食事はそのまま日本人には受け入れられないかもしれませんが、抗酸化能に富むデザートや食事、嚥下調整食のように構成されたメニューの数々は、きっとなにか食べてみようかな、と患者の気持ちをうごかすにちがいありません。食欲が戻るまで、カロリーや細かいことは考えずに、とにかく食べられるものを食べる、というのはがん患者にとって救いとなります。

渡邊 昌
(社団法人 生命科学振興会 理事長)

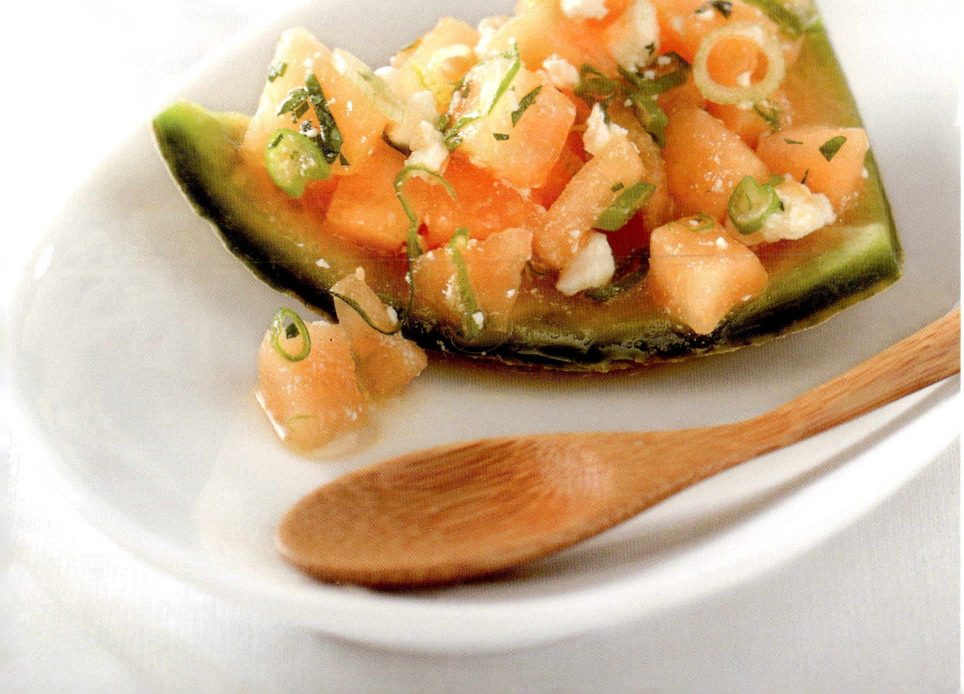

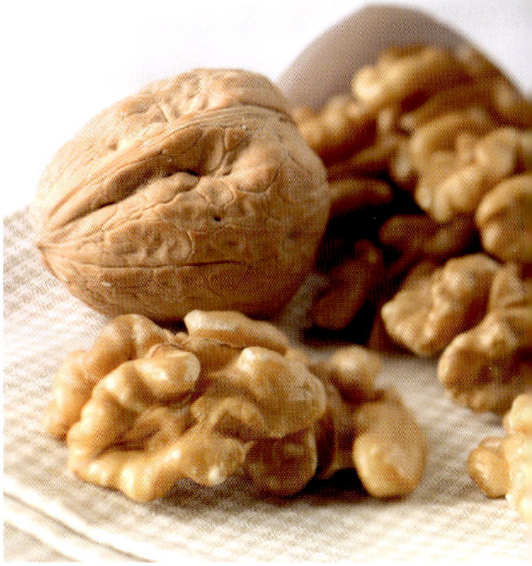

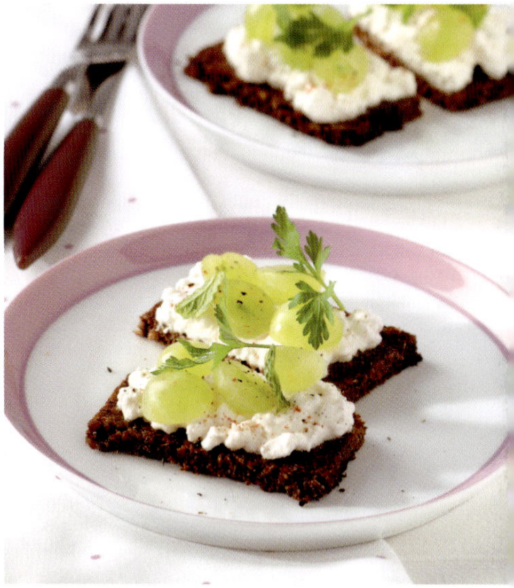

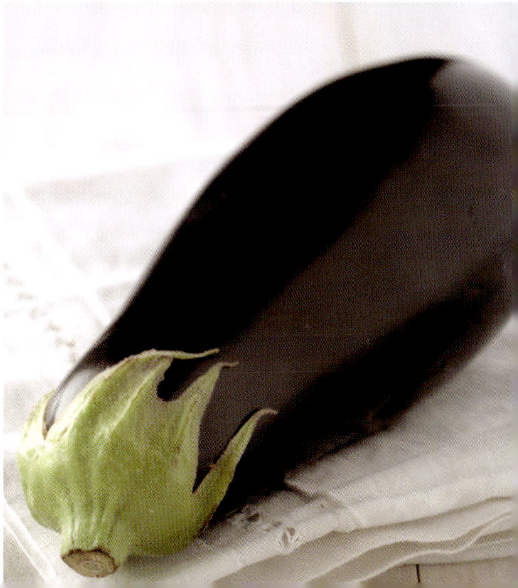

目 次

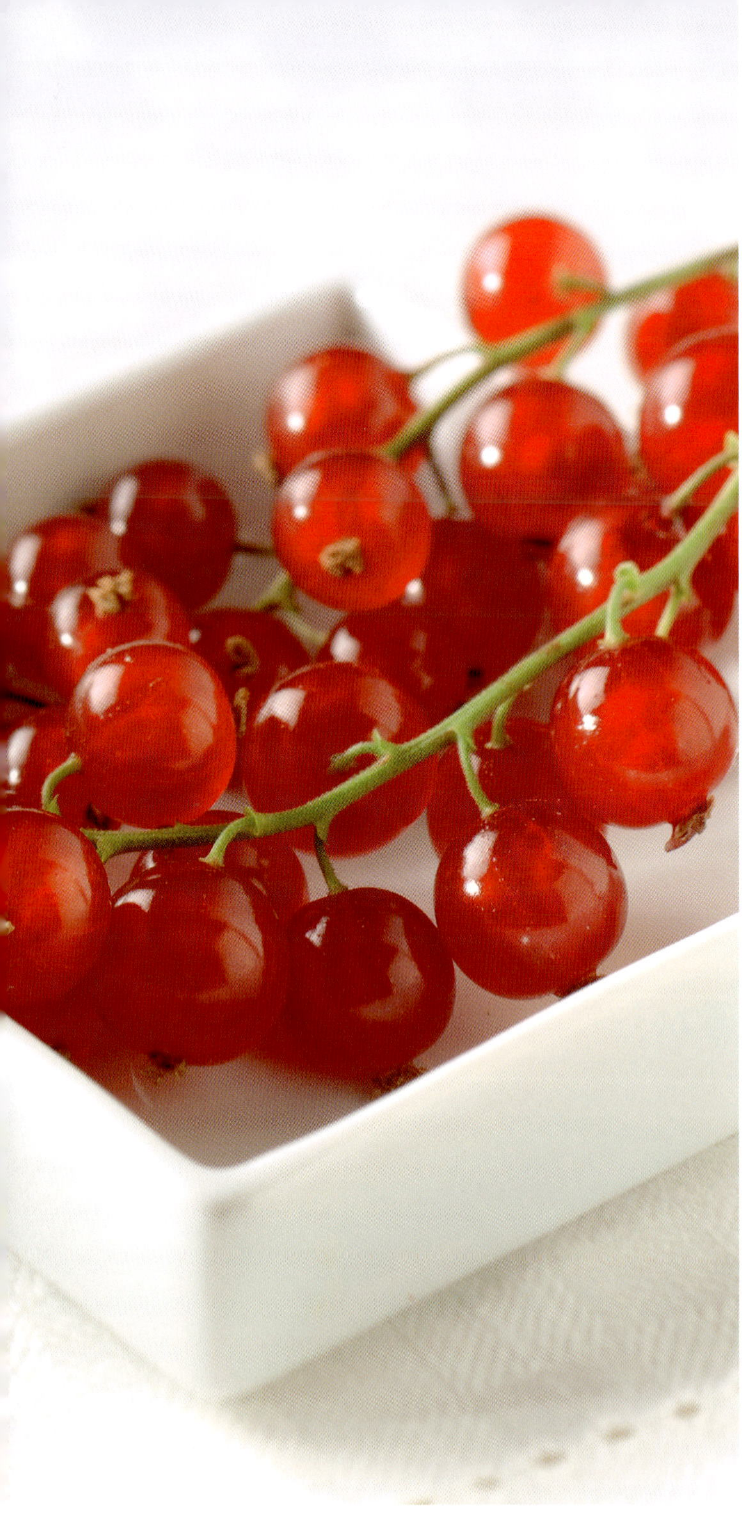

はじめに

厳しい現実

突然、すべての謎が解けました。夫には、恐ろしいことが起こっていたのです。ただの風邪、腰痛、疲れなどではありません。もっと、ずっと大変なことです。その言葉に、私の背筋は凍りました。がんだったのです。

すぐさま、根治治療が必要となりました。幸運にも、医学界はがん治療において大きな進歩をとげており、回復の見込みは年々よくなっています。夫の場合は、化学療法と放射線治療を行うことになりました。この試練を乗り越えるためには、栄養不良や食欲減退で体重を落とさないことが第一でした。夫は本来食べることが好きでしたが、治療の影響が出て食べることが大きな負担となってきました。それは、夫に限ったことではありません。私は数多くのがん患者、患者の身内や友人に話を聞きましたが、そのほとんどが食の問題に直面していました。

そこで私はシェフとしての職業経験を生かし、夫が無理なく食べられるような方法を考案しようと決心しました。クリスティーヌ・アーチャー・マッケンジーに連絡を取り、この方法を改良すべく医学的見解から価値ある意見をもらいました。腫瘍専門栄養士のマリヤ・ロウティンガーには、患者の食べられるもの、食べられないものについてアドバイスをもらい、がんと食べ物に関する様々な見解を教えてもらいました。この方法はうまくいき、放射線治療や厳しい化学療法、幹細胞移植の間も、夫はほとんど体重を減らすことがありませんでした。夫はその後すぐに元気を取り戻し、食欲もすっかり元通りになりました。その後、他患者も私の方法を取り入れ、それまでと変わらずものを食べることができたと、私に有意義なフィードバックを返してくれました。

私はここで、魔法の治療薬を提供しているわけではありません。けれどできれば、この本ががん患者の食を助け、それによって治療からの回復を助けられるようにと、願っています。やってみるだけの価値はあると思うのです。

どうぞ、力強く、元気を出してください。

ジョゼ・ヴァン・ミル

がんと食べ物

がんとは

細胞は、体の中で絶えず新しくなっています。体の各部には特別な機能があり、その機能を果たすための特別な細胞があります。細胞は、分裂して同じ遺伝情報（DNA）を持つまったくのレプリカを作り出して増えていきます。通常成人期には、細胞分裂は比較的一定量が維持されるようにコントロールされています。しかしときには、誤って細胞が必要以上に急速に分裂してしまうことがあります。これをコントロールするための働きがあるのですが、この機能もうまく働かない場合にはこれら「誤った」細胞が複製される割合が早まります。こうした欠陥細胞が栄養を吸収し、分裂のスピードは一層速くなって、腫瘍が作られます。これらの細胞も、自己完結していてその場を離れることがなければ、良性でありがん細胞ではありません。細胞に付近の組織に侵入する力がある場合はがん細胞と呼ばれ、がん性腫瘍を作り出します。がん細胞が体の他の部分に侵入することを、がんの転移といいます。

がん治療

手術

手術は、もっとも古くからある治療法です。がんの診断にも治療にも使われます。手術が唯一必要な治療法であることもあれば、まったく手術を行わないこともあり、それはがんの場所や種類によって異なります。ときには、手術とともに化学療法や放射線治療のような治療法を用いることもあります。

化学療法

化学療法、そして放射線治療によって、がん細胞の増殖を防ぎます。これには、細胞のDNAが複製することを妨げるという方法をとります。また治療によって、がん細胞自らも滅びます。化学療法では抗がん剤を血流に投与するため、体全体に影響を及ぼします。これはがん細胞を殺す強力な治療法ですが、同時に健康な細胞も殺してしまいます。化学療法中、体はがん細胞と闘い、同時に化学療法によって損傷を受けた健康な細胞をもとに戻すこともしているのです。化学療法と放射線治療は特に消化管、毛包、骨髄・白血球をつくる細胞に影響を及ぼし、その結果口やのどの問題、抜け毛、貧血、出血を引き起こしたり、感染と闘う能力が低下したりします。

副作用

化学療法中によく見られる副作用には、嗅覚や味覚の変化、吐き気、嘔吐、口の痛み、貧血、排便習慣の変化、疲労、痛み、体重減少などがあります。患者に見られる全般的影響としては疲労感とけん怠感があり、それが食欲不振へとつながります。

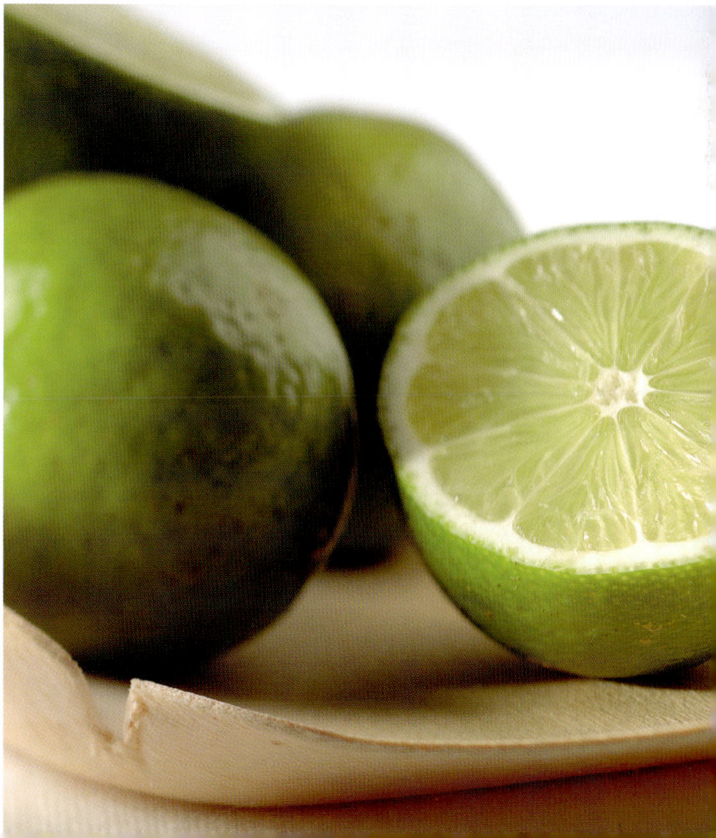

食べ物の重要性

がん治療を受けている人にとって、食べ物は大変重要です。患者には体重を維持して体力を保ち、体内組織が破壊されるのを防ぎ、組織を復元し、感染と疲労に闘うだけの十分な栄養が必要です。けれど同時に、治療による副作用によって食べ物の摂取や食習慣に大きな影響を受けることも多々あります。食べ物の吸収や消化に与える影響によって、がん患者に健康上のリスクをもたらす場合もあります。つまり、生活の質を高めるためには栄養管理が必要なのです。

科学的研究によって、栄養上のサポートをうまく行えば食欲は回復し、治療に伴う有毒性は減少し、副作用が和らぐことがわかっています。こうして、患者の生存率は大きく改善されます。

食物が人の健康にとって大事であるというのは、何も新しい考えではありません。4000年以上も前に、古代エジプト人や古代ギリシャ人はやけど、痛み、傷の治療にはちみつを用いていました。ヒポクラテス（460-377 BC）は滋養のある食べ物には価値があると考え、「食べ物を薬に、薬を食べ物にせよ」と話し、自分の食事に新鮮な野菜やハーブを用いることについての重要性を強調していました。

がん患者にとって重要な食べ物

1990年代に、果物と野菜に植物性化学物質群が発見されました。これは植物特有の化学物質であり、植物を病害、酸化、虫の繁殖、放射線から守るものです。フィトニュートリエントと呼ばれるこれらの物質を私たちが食べた場合も、私たちの体を同様に守る効果があります。フィトニュートリエントは、人間の体内に抗炎症性作用、抗菌作用、抗がん作用をもたらすことができるのです。米国立がん研究所では現在、これら植物性化学物質ががん予防やがん治療に及ぼす重要性について研究しています。

科学者が植物性化学物質の働きについて正確に把握するには、もっと年数が必要だと思われます。以下は、がんと闘うにあたって効果が期待される、フィトニュートリエントを含む食べ物の例です。

抗酸化物質

抗酸化物質の大切さを理解するためにはまず、フリーラジカルについて知っておかなくてはなりません。私たちの体内では、細胞が酸素を利用しています。酸素は、私たちのもっとも基本的なメカニズムにとって、なくてはならないものです。フリーラジカルとは、酸化過程で派生する副産物です。これらフリーラジカルは細胞を巡り、DNAや細胞膜に損傷を引き起こします。この損傷によって、細胞内にがんが引き起こされる可能性があるのです。

抗酸化物質には、初期のがん細胞を健康な細胞に戻すことによって細胞ががん化することを防ぐ働きがあります。また、体内のフリーラジカルのレベルを下げることによってがんを防ぐこともできます。

フリーラジカルと抗酸化物質の働きについては、アボカドを切って切り口をそのままにしておくとどうなるかを考えてみればいいでしょう。アボカドは、フリーラジカルを放出する酸化作用によって茶色く変色します。けれどアボカドにレモンの絞り汁をふりかけておけば、レモンが抗酸化物質として働いてアボカドは茶色くなりません。

多くの食物には抗酸化物質が含まれており、がん治療を助ける可能性を持っています。この力は、様々にわたります。抗酸化物質、そして抗酸化物質を多く含む食べ物には、以下のようなものがあります。

ポリフェノール：ベリー類、ぶどう、マスタード、オリーブオイル、ごま、お茶に含まれます。

セレニウム：ビタミンEとあわせて摂取すると大変強力な抗酸化物質として働きます。アボカド、ブラジルナッツ、醸造用イースト、シリアル、穀類、甲殻類、ひまわりの種に含まれます。

ビタミンE：アボカド、卵黄、ナッツ類、オリーブオイル、種子類、まぐろ、小麦胚芽に含まれます。

ベータカロテン：色の鮮やかな果物、野菜に含まれます。特に黄色い色素を含むものに含まれ、がんを防ぐ抗酸化物質として働きます。アプリコット、ビートルート、ブロッコリー、カンタロープメロン、にんじん、チェリー、桃、ピーマン、かぼちゃ、ほうれんそう、スクワッシュ類、さつまいもに含まれます。

ビタミンC：強力な抗酸化作用があると言われています。正常な細胞を守る効果があり、がん細胞に対して敏感です。クロスグリ、かんきつ類、パセリ、ローズヒップなどをはじめ、すべての果物と野菜に含まれます。

バイオフラボノイド：果物や野菜に含まれるバイオフラボノイドという色素は、がん細胞の成長を止めたり遅くしたりすることができます。アプリコット、レモン、メロンなどに多く含まれます。バイオフラボノイドとビタミンCは同じ食物に含まれていることが多く、免疫システムにプラスの影響を与えるようです。これは、化学療法によって免疫システムが傷つけられる際に大変重要です。ビタミンCとバイオフラボノイドをともに含む食べものには、ぶどうの皮、かんきつ類の皮などがあります。

その他抗酸化作用の高いものには緑茶、リコピン（調理したトマトに含まれます）、ザクロの果汁、アーティチョークがあります。また、クルクミン（ターメリック）は正常な細胞には抗酸化物質として働き、がん細胞を殺すことができます。

その他有益な植物性化学物質と食べ物

しいたけにはレンチナンと呼ばれる物質が含まれており、これは腫瘍の成長を止めたり遅らせたり、また免疫システムにもプラスの影響があると考えられています。日本では肺がん、鼻のがん、咽喉がん、胃がんで化学療法を行っている患者にレンチナンが与えられています。

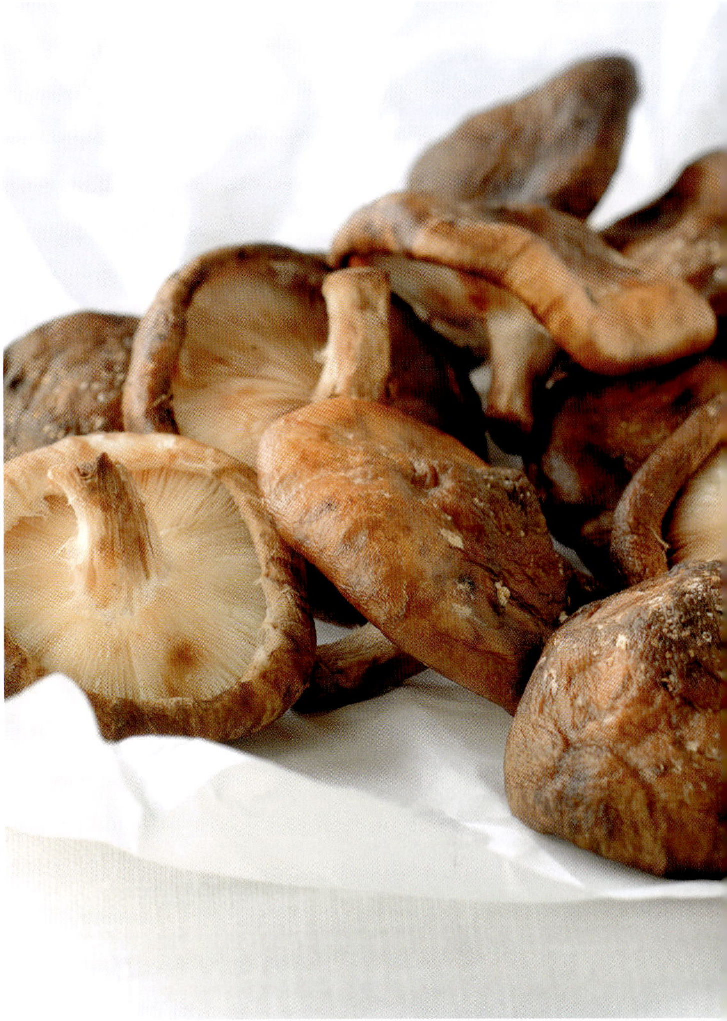

最近の研究では、フィトエストロゲンの使用が特に乳がんや前立腺がんなどのホルモン関連のがんに効果的である可能性がある、と言われています。これは、フィトエストロゲンがエストロゲンによるがん活性化を防ぎ、化学療法や放射線治療による有毒作用を減少させるためです。フィトエストロゲンは、亜麻仁、大黄、大豆に含まれます。

動物や植物の細胞に見られるIP6という物質は、細胞をより正常な形に戻そうとすることによって、がん細胞の成長を抑制する働きがあるようです。生野菜、特にブロッコリー、キャベツ、カリフラワー、植物繊維の多い野菜には、IP6が豊富に含まれます。

オメガ3脂肪酸は化学療法を行っているがん患者によい効果をもたらし、腫瘍の成長を遅らせると言われています。オメガ3脂肪酸は人間の健康になくてはならないものですが、体では生産されず、そのため食べ物から摂取しなくてはなりません。すずき、たら、ひらめ、にしん、さば、鮭、いわし、さめ、まぐろなどの魚に含まれます。オメガ3脂肪酸は植物にも含まれていますが、植物に含まれるものはアルファリノレン酸と呼ばれます。アルファリノレン酸は亜麻仁、いんげん豆、大豆に含まれます。

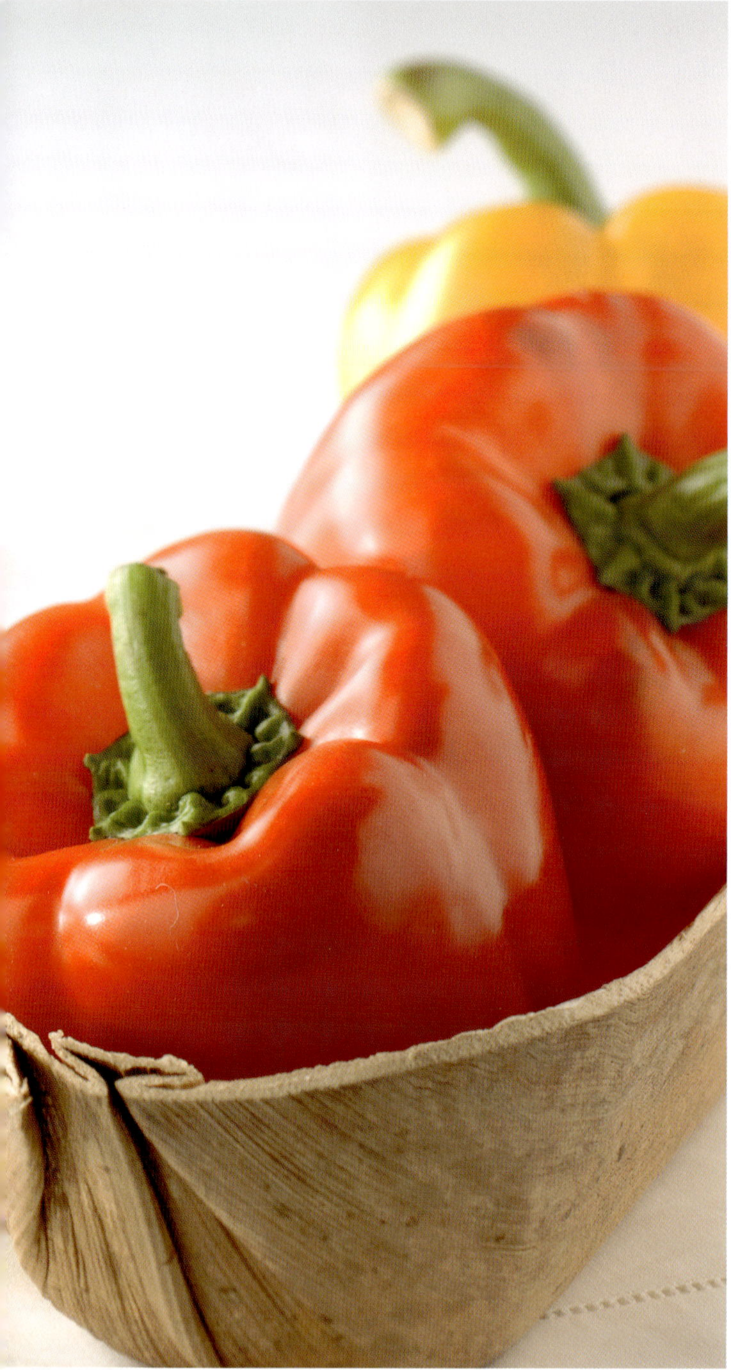

たんぱく質は組織を作ったり修復したりし、筋肉量を保って健全な免疫システムを維持するものであり、そのためたんぱく質に富む食べ物は大変重要です。通常手術後、そしてがん治療の最中には、組織を回復させて感染を避けるために多くのたんぱく質が必要とされます。たんぱく質摂取のためには、飽和脂肪の少ない食べ物がいいでしょう。卵、魚、赤身の肉、豆類、無脂肪あるいは低脂肪の乳製品、ナッツ類、鶏肉、豆類、種子類、大豆製品などが挙げられます。

研究によると、はちみつには治癒効果があり、細菌を殺して免疫システムを助けるということです。本書にある甘い味のレシピでは、可能な限り砂糖ではなくはちみつを用いています。

避けたほうがいい食べ物

加工食品、精製食品は避け、可能な限り新鮮な有機食材を使用しましょう。ラベル表示をよく読み、食品に化学添加物が含まれていないことを確認しましょう。たとえば調理されたばかりの新鮮なハムと、スーパーマーケットで販売されている防腐剤入りのパック入りハムとでは大きな違いがあります。ヨーグルト、シリアルや調理済み食品に使用されることの多いアスパルテームなどの甘味料や精製された砂糖は、がんを含む病気と結びつけて考えられることが多く、避けたほうがいいでしょう。

がんの種類ごとのアドバイス

がんの種類別食べてもいいもの、よくないものについては、必ず専門医や腫瘍栄養士に相談しましょう。

食道がん、胃がん、頭部がん、頸部がんの患者には、特に栄養上のサポートが必要です。口が乾燥することが多く、そのため柔らかで水分の多い食べ物が必要になります。また、香りの強い食物を好む患者もいるでしょう。酸味の強い食物は、唾液を作るのを助けます。けれど、酸味の強い食べ物や香辛料の強い食べ物が我慢できないことも多くあります。冷蔵庫で冷たく冷やしたぶどうやメロンを少量食べると、よいおやつになります。

上部消化管のがん患者は、習慣的な腸の不調によって下痢や過敏性腸症候群になり、そのため栄養不良となる危険性があります。乾燥豆やドライフルーツ、繊維質の多いシリアル、牛乳、乳製品、ナッツ、ポップコーン、種子類、とうもろこしは避けたほうが無難です。アップルソース、バナナ、米、トーストのように消化吸収がよくて繊維質の少ない食べ物を食べましょう。水分は1口飲むことから始め、無理のない範囲で飲む量を増やしていき、できるだけ多く水分補給をして脱水症状を防ぎます。経口補水塩の液もいいでしょう。

ホルモンに関係する前立腺がんや乳がんの患者は、牛乳や乳製品を使わない食事にしましょう。乳製品には仔牛によいとされるホルモンが含まれ、これがホルモン関連のがん患者によくないと考えられているようです。確かに中国では乳製品を使用しない食事が多く、前立腺がん患者も乳がん患者もあまり見られません。ホルモンに関係するがんの患者は乳製品の摂取を控え、ココナッツミルク、オーツミルク、ライスミルク、豆乳などの代替乳を使うといいでしょう。

サプリメント

サプリメントの使用についての科学的証拠は、いまだに結論に至っていません。抗酸化作用のあるサプリメントを治療中に摂取すると化学療法の効果が妨げられると言って、サプリメント摂取に反対するがん専門家もいます。こういった科学者は、食物内に存在する抗酸化物質だけで、患者に十分な抗酸化作用は提供されていると言っています。しかし、抗酸化作用のあるサプリメントを摂取すれば化学療法によって正常細胞に損傷が引き起こされるのを防ぐことができ、有益であると主張する研究者もいます。治療後には、サプリメントを勧める医師もいるでしょう。サプリメントを摂取する前に、必ずがん専門医に相談しましょう。

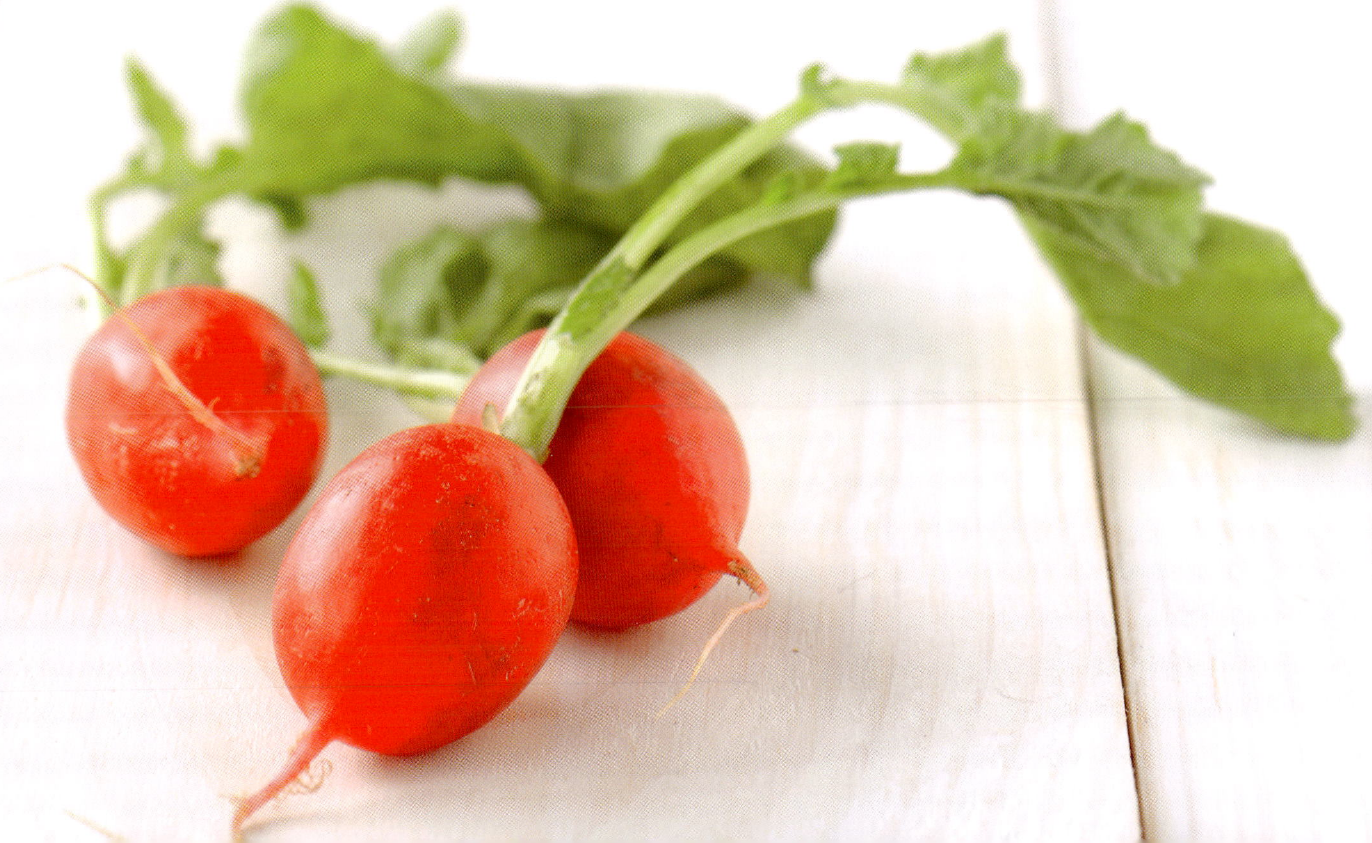

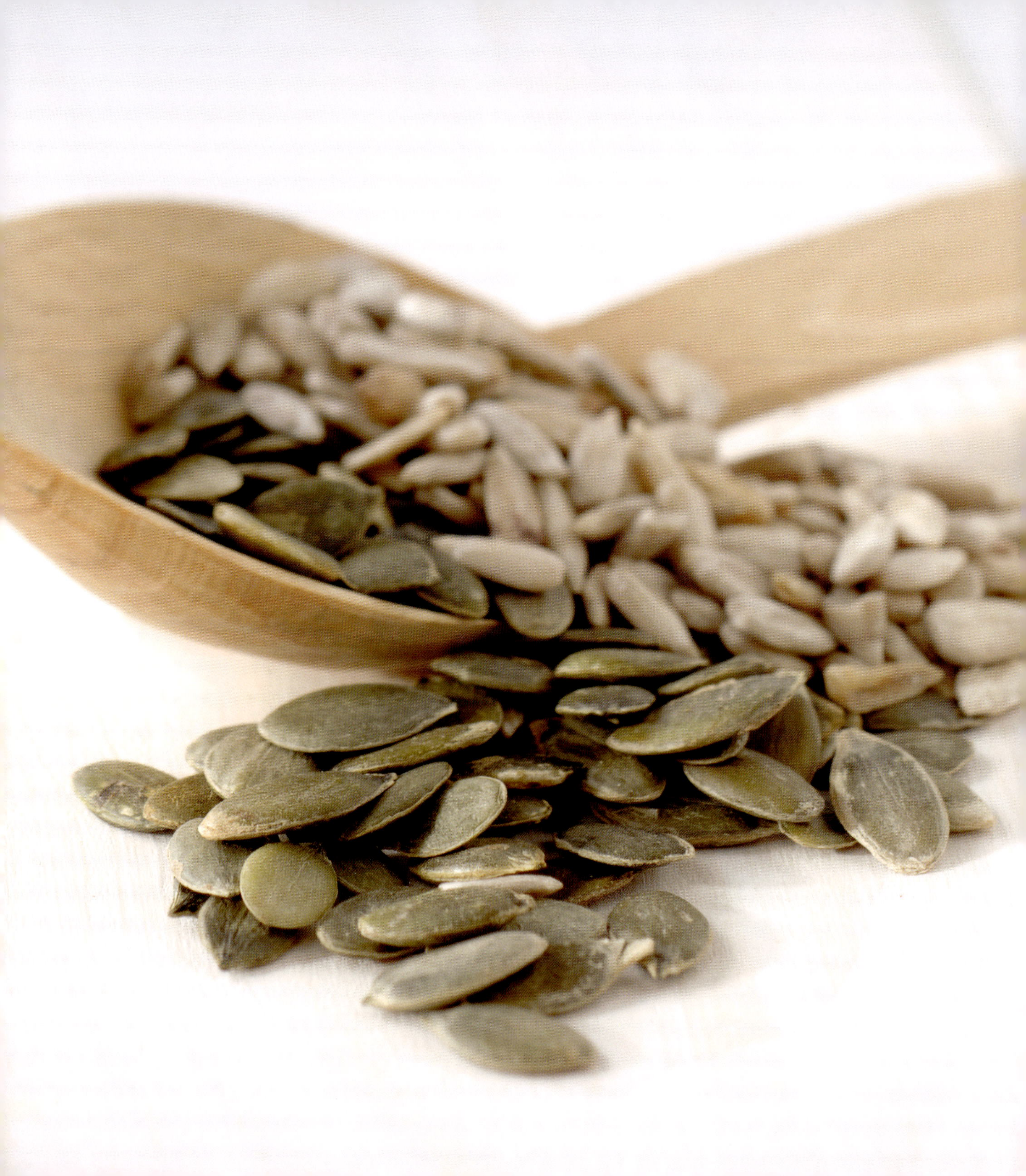

問題となること

がんと診断されれば治療として化学療法を受けることになるかもしれませんが、これにはまず間違いなく、少なからず心地よいとはいえない副作用が伴います。日常生活に大きく影響のあるものとしては、食べ物に対する認識が明らかに変わるという点が挙げられます。がんそのものだけではなく、治療の副作用にも、食習慣は影響を受けるのです。

がんの種類によって、食には様々な影響が出ます。なかでもつらいのが吐き気、嘔吐、下痢などです。多くの人が食べ物を口にすることができず、栄養不良で体重を落とします。その結果、体が弱り、回復に悪影響を与えます。がんに侵されている部分が口、のど、消化器官である場合は、食欲も激しく減退するでしょう。

化学療法や放射線治療の副作用にも、大きく影響を受けます。唾液が減って口が渇き、粘膜への影響で飲み込むのが困難になったり、痛みを伴う場合もあります。水ぶくれができて口やのどが渇いたり痛くなったりし、口の感覚がおかしくなることもあれば、薬のために便秘になることもあります。つまり、食べるということにあまり魅力を感じなくなり、不快だとさえ感じるような状況に見舞われることになるのです。

感覚の混乱

それに加え、慣れ親しんできた甘い、酸っぱい、苦い、塩辛いといった味覚が変化します。いままでの感覚や経験とはまったく異なる感覚が現れる上、多くの場合その感覚はあまり好ましいものではありません。突然、好きだった料理やおやつ、果物さえ、ひどい味に感じるようになります。水道水を酸っぱいと感じ、香辛料の香りが何かものすごく辛い味に思われるかもしれません。大変ヘルシーなはずのオレンジジュースを飲んでも、のどから胃までが焼かれているかのように感じる人もいます。

その他の感覚も、影響を受けます。食べ物のにおいに不快感を覚えるようになり、吐き気や嘔吐を引き起こすこともあります。皿に山盛りになった食べ物を見たり大量の食べ物を食べている人を見て、嫌気がさすこともあります。

食事の時間が苦痛になるのは肉体的問題のためばかりではなく、心理的作用もあります。がんの診断を受ければ怖れを感じ、混乱し、心配し、反抗的になったり、あまりのショックに現実から目をそらしたくなる場合もあるかもしれません。こうして、食べることがおっくうになるのです。食べることは痛みを伴う難しいことであり、すでに不快な状況に一層の恐怖と混乱を招くことになるのですから。

困難な状況を乗り越えるために

食事は私たちの社会において、より大きな社会的機能を持つようになりました。朝食、昼食、夕食はその日起こったことや感じたことを話す時間であり、食事をともにする全員にとって大切なものです。その中の1人ががん治療を受けていれば、メニューに細心の注意を払わなくてはなりません。料理をする人には、患者が食べられるもの、好む食べ物を知っておく必要があります。これは治療によっても、また日によっても変わります。多くの場合、ぴったりの舌触りと温度、そして辛いものがいいのか甘いものがいいのかという好みを考えることが重要です。つまり、失敗しながらもいろいろと試み、もっともよいものを見つけていくことが大切なのです。

食事パターンは、予測不能です。患者は、1口しか食べられないことに気後れし、料理をしてくれた人をがっかりさせるのではないかと心配します。まったく食べることができない場合もあれば、気が変わって何か他のものを好む場合もあります。通常の食事時間はもはや通用せず、食べられるものを食べられるときに食べることになります。けれど、治療が終わればまもなく、副作用のほとんどはなくなります。

本書の目的

1　化学療法や放射線治療を行っている患者が、体重を落とすことなくできる限り元気でいるために、食べられるときに食べられるものを食べることができるように励ますこと。

2　化学療法や放射線治療を行っている患者のための料理に使用される食材が、患者の健康にとって有益なものであるようにすること。

3　がん治療を行っている人のために料理をする人を助け、励まし、どうすればよいのかについての情報を提供すること。

4　治療の範囲内で、患者が食べ物や飲み物をできるだけ楽しめるようにすること。

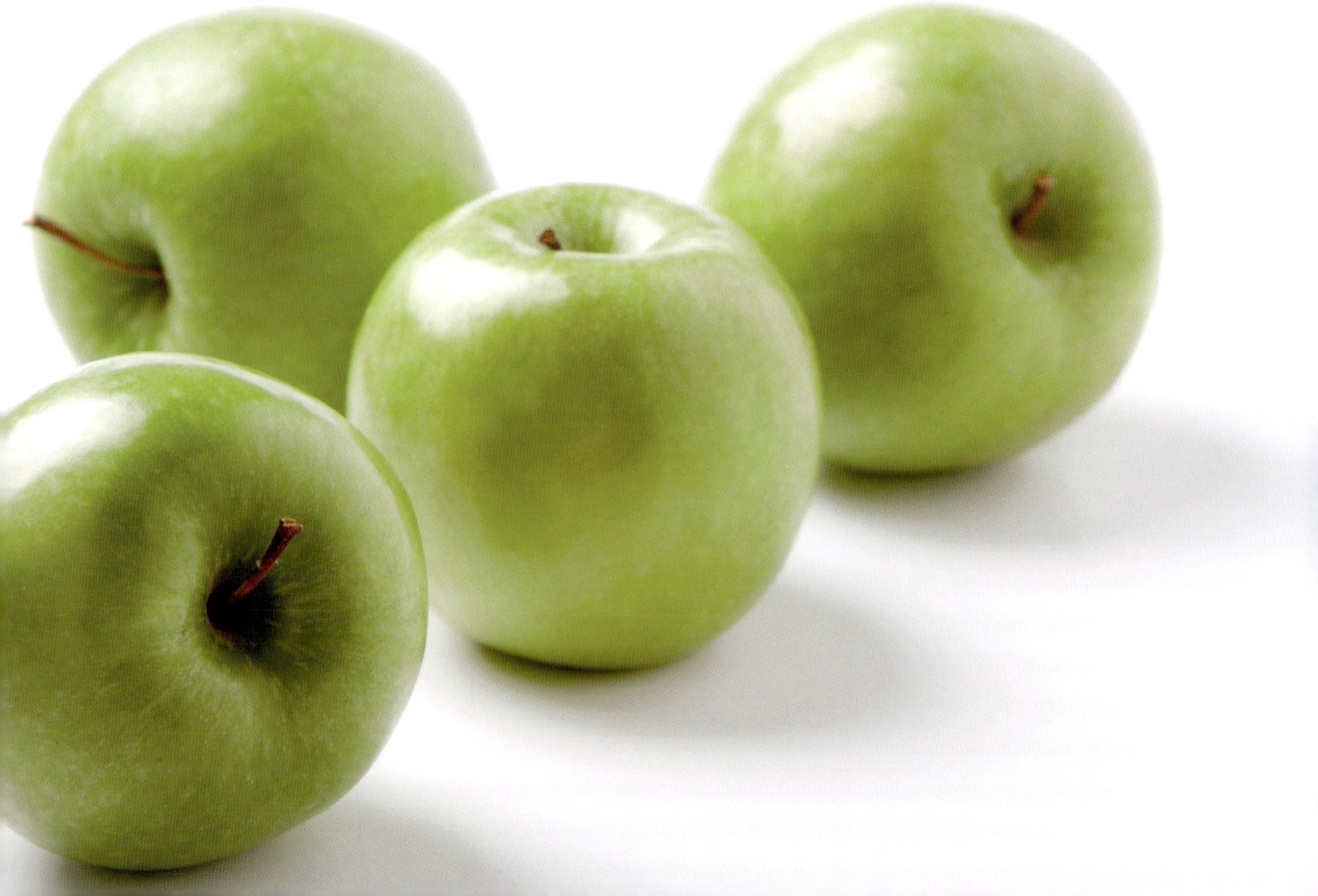

本書の活用方法

本書には、使命があります。それは、化学療法や放射線治療に通常伴う口の痛み、のどの渇き、胃腸の不調、嚥下困難、食欲不振、吐き気といった様々な食の問題を、がん患者とがん患者の世話をする人が可能な限り克服できるように助けることです。治療の期間中も、化学療法や放射線が体や心に与える影響に伴ってこれらの問題の強度は変わってきます。

本書では、食べるものに関して多くのがん患者が持つ好みに従って各章が構成されています。このような方法で構成することによって、患者や看護人は患者の好みやニーズにもっともふさわしい料理を容易に選ぶことができます。そうすれば、用意された食べ物を患者が実際に食べようと思う確率は高くなるでしょう。食事を楽しむこともできるのではないでしょうか。

舌触り

治療中、そして治療後は、患者の味覚や嗅覚は不確かなものです。患者が食べ物を実際に口にする可能性を高めるためには、食材よりも食べ物の舌触りと温度に注意を払う必要があります。本書は舌触りによって6章に分けられ、各章で栄養に富むヘルシーな料理を紹介しています。

軽いもの　Light

この章にある料理は、軽くてやわらかな舌触りのものばかりです。この章にある料理を食べるのに、かむ必要はありません。ですから口やのどに痛みのある患者も、食べることができます。

口あたりいいもの　Smooth

この章にある料理は、クリームのような舌触りです。極度にのどや口が乾燥し痛むため、かむこと、そして飲み込むことさえ難しい人にとっても、簡単にするりとのどを通る料理です。

柔らかなもの　Soft

この章にある料理は、かむことについてはさして問題を感じず、口やのどが痛む場合によいものです。かなり口が乾燥していても、簡単に食べることができます。

液体状のもの　Liquid

かんだり飲み込んだりすることに痛みを感じるほど口やのどの状態がひどい場合には、この章にあるような液体状の「食べ物」を試しましょう。

サクサクしたもの　Crispy

サクサクした食感は、食欲をそそります。何も食べたくないと感じる人さえ、これなら1口食べてみようという気になるかもしれません。サクサクした食べ物は、口やのどに痛みや渇きを感じず、苦労せずにかんだり飲み込んだりすることができる場合に試しましょう。

しっかりしたもの　Firm

この章にある料理は見た目は日常普通に口にする食べ物に近いですが、1人分のサイズが少なく、患者が量の多さにたじろぐことがありません。のどや口に何も問題がなく、かんだり飲み込んだりができる場合に試しましょう。

温 度

舌触りとともに、患者の好みがはっきりと分かれるのは食べ物の温度です。すべての章では、冷たい料理も温かい料理も、そして塩味のものから甘いものまで紹介しています。

甘いものも、デザートというより塩味のもの同様に「食事」のメニューです。大切なのは、何を患者が食べることができるか、食べたいと思うかです。もしも甘いものだけを食べたいようなら、そうしてください。このため、甘い料理も通常の料理の本のように各章の最後に載せるのではなく、いろいろなところで紹介しています。

香り

各章には、香りに大変敏感になっている患者にも味をあまり感じなくなっている患者にも好みの料理が見つかるように、マイルドなものから香りの強いものまで、さまざまな味の料理があります。

これらをすべて考慮し、各章のレシピには次のようなタイプの料理があります。

- マイルドな塩味で冷たいもの
- 香りの強い塩味で冷たいもの
- 甘くて冷たいもの
- マイルドな塩味で温かいもの
- 香りの強い塩味で冷たいもの
- 甘くて温かいもの

1人分の分量

化学療法や放射線治療を受けているがん患者は、目の前に大量の食べ物を置かれると気が滅入ってしまうことが多々あります。患者の感覚システムはいつもとはまったく違ってバランスが崩れており、大量の食事ではにおい、香り、色に圧倒されてしまって恐れさえ感じ、食べ物を心理的に完全に拒絶してしまうこともあるのです。

患者にとっては、1日に何度も少量の食事をとるほうがはるかに容易です。本書のレシピの分量は、すべて少量の2、3人分になっています。世話をする人が患者とともに食事をとれば、食事は1日の大切な時間をともに過ごす機会になり、患者が食に楽しみを見出すことになるかもしれません。栄養的価値から考えれば作りたての食べ物がもっともよいのですが、ほとんどの料理は1、2日冷蔵保存することができ、冷凍することもできます。

衛生面

侵襲性治療を受けている患者の免疫システムは、弱っています。患者に料理を作る人は食べ物の衛生面に特に気をつけ、果物や野菜、調理器具、まな板、食器、はしなど、すべて衛生的であることを確認しましょう。ふきんは、使用するたびに高温で洗いましょう。

レシピについて

本書のレシピは、子ども(乳幼児は除きます)、大人、老人など、あらゆる年齢のがん患者を対象に考案したものです。患者に食べてもらうには、ぴったりの舌触りと温度のものを見つけ、甘いものがよいのか塩味のものがよいのかを確認することが重要です。

レシピはできるだけ簡単に、なおかつ食欲をそそるようなものにしてあり、新鮮で健康的な食材を使っています。なかには日本で手に入りにくい食材もありますが、インターネットや輸入食材店で購入するか適宜代用をしてください。家族も一緒に楽しむことができるでしょう。レシピでは、患者も含めて家族4人分に必要な材料についても記してあります。

最大の目的は明確です。それは困難な状況にあっても、必要な食べ物をできる限り摂取できるようにすることです。何であろうとゼロよりはいいということを、いつも頭に入れておいてください。

うまくいくかどうか

本書に説明のある方法が、万人にうまくいくとは限りません。患者はそれぞれ異なり、状況も違えば、皆が予想通りにがん療法へも対応するわけではありません。つまり、本書は1人1人にとってできる限り適切な食事を見つける手助けをするものなのです。けれど、まったく食べ物を食べられないような状況であれば、栄養不良の危険性が大きくなります。こういう場合にはサプリメント、あるいは胃にチューブを挿入して栄養補給を行うことも検討することになるかもしれません。

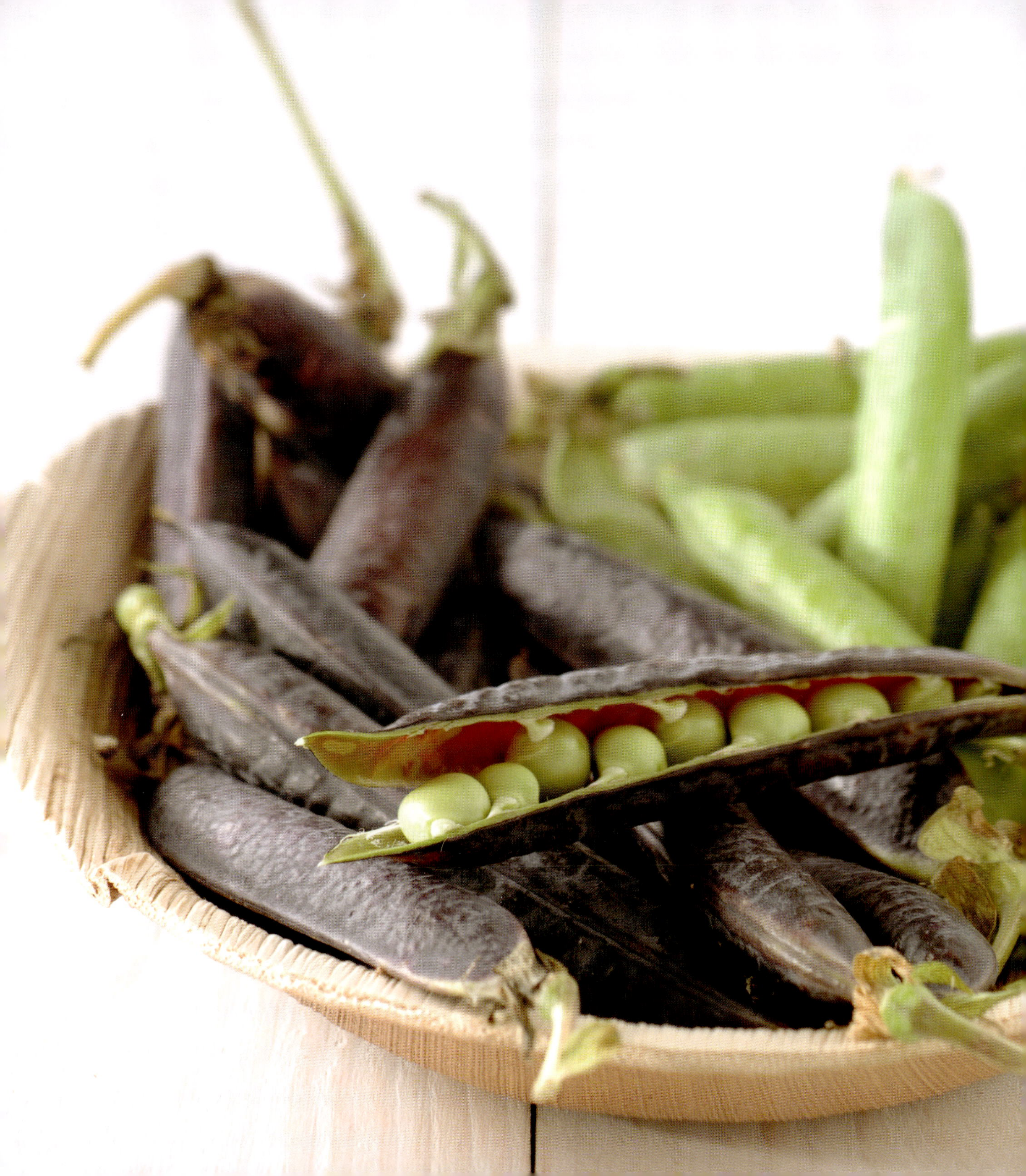

よい食べ物

使うとよいもの

アプリコット
アーティチョーク
アスパラガス
アボカド
バナナ
豆類
ビーツ
ベリー類
クロスグリ
ブラジルナッツ
醸造用イースト
ブロッコリー
キャベツ
にんじん
カリフラワー
シリアル
チェリー
かんきつ類の果物
（皮部分も含む。
ただし、グレープフルーツは除く）
たら
クランベリー
卵
魚
亜麻仁油

鶏肉
にんにく
しょうが
穀類
ぶどう
かれい
にしん
キウイ
脂肪の少ない肉
リーキ
さば
メロン
ナッツ類
EPAの多い魚
オリーブオイル
たまねぎ
有機食物
パセリ
桃
ピーマン
ザクロ果汁
かぼちゃ
ルバーブ*
ローズヒップ

鮭
いわし
すずき
種子類
ごま
さめ
甲殻類
しいたけ
大豆製品
ほうれんそう
スピルリナ
（健康食品を扱う店などで
入手可能）
スクワッシュ類
ひまわりの種
さつまいも
緑茶、ハーブティー、
ルイボスティー
トマト
まぐろ
ターメリック
野菜
小麦胚芽

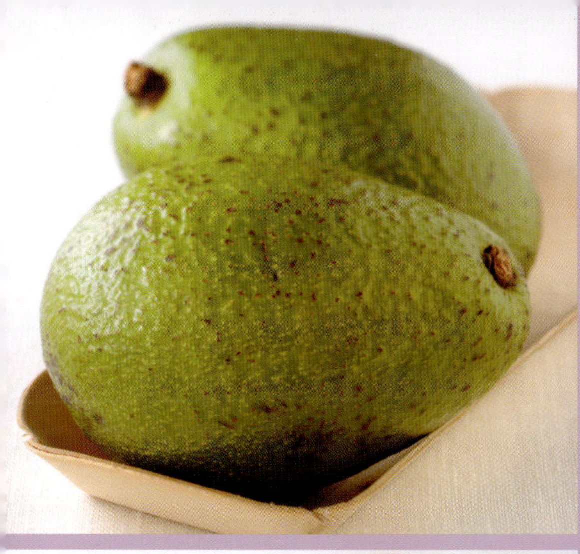

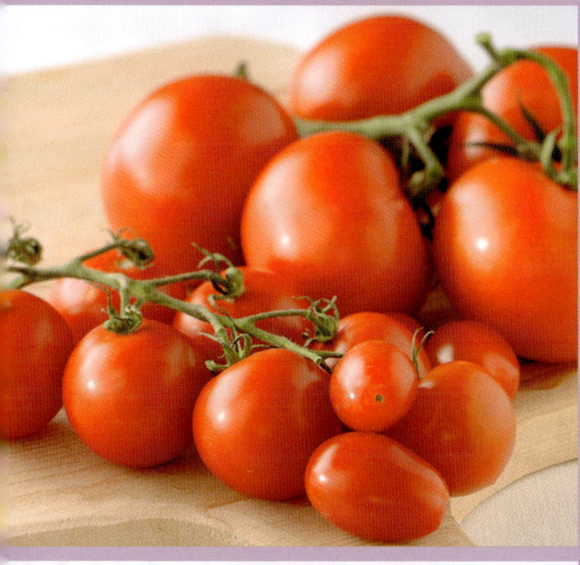

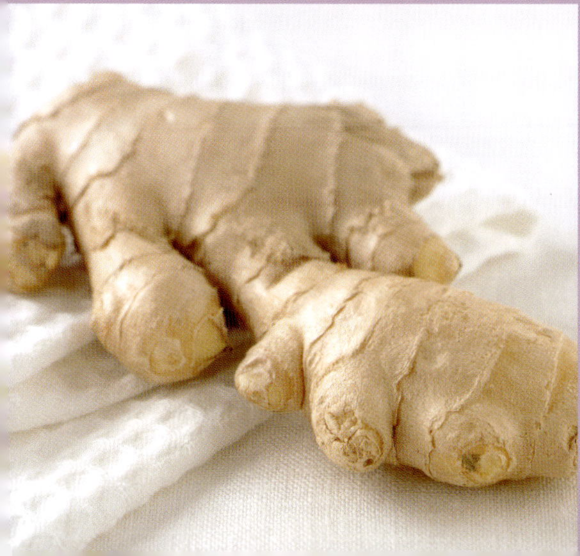

ときおり使うとよいもの

バター

コーヒー

乳製品
（無脂肪、あるいは低脂肪のものがよい。乳がん、前立腺がんの患者は摂取しない）

揚げ物
（エクストラバージンオリーブオイルを使い、適切な温度で揚げる）

はちみつ

ペースト状の肉

赤身の肉

赤ワイン

塩、天然海塩

飽和脂肪

くん製した食べ物

黒砂糖

ウイスキー
（良質のモルトウイスキーのみ）

避けたほうがよいもの

アルコール
（赤ワインと良質のモルトウイスキーを除いて、ほとんど）

バーベーキューした食べ物、焦げた食べ物

ビスケット
（自家製で良質の材料を使用したものはよい）

ケーキ
（自家製で良質の材料を使用したものはよい）

ドーナツ

ファストフード

炭酸飲料

グレープフルーツ

マーガリン
（硬化油脂のもの）

加工食品
（チーズ、ソーセージ、ホットドッグ、ハムなど）

甘味料

精白パン

精製粉

こつとヒント

食べること、飲むこと

- 食欲はときによって、大きく変わります。患者が食べたいと言えば、夜中であろうとそのチャンスを大切にしましょう。

- 1日のうち、特に食べやすい時間がある場合があります。患者がもっとも食べやすいと感じる時間帯を見つけましょう。

- 大量の食事を見ると、気分が悪くなる場合があります。ですから患者の分も、それから一緒に食べる人の分も、1人前を少量にしましょう。患者の食欲が増してくれば、1人前の分量を増やせばいいでしょう。分量を2倍、あるいは3倍にしましょう。あるいは、おかわりをするようにしてもいいでしょう。

- 食べ物をおいしく食べるため、患者は食べる前に水で口をすすぐ、あるいは濡らした歯ブラシで舌を軽く洗うといいでしょう。

- 消化を助けるため、ゆっくりとよくかんで食べましょう。

- 体の水分量を高く保つことが大切です。常に、水や緑茶を口にするように心がけましょう。食事のときには、飲みものを口にするのは控えましょう。

- 吐き気や嘔吐がつらいときには、料理しているにおいをかがないように気をつけましょう。快適でゆったりとした衣服を身につけ、食後は頭を下げずに姿勢を保ちましょう。

- 通常のナイフやフォークを使うのでは、口の中に不快な金属性の味が残るかもしれません。プラスティック製のナイフやフォークを使ってみましょう。

- 患者が楽に食べられるように、口やのどに使用する麻酔スプレー*もあります。

*胃カメラのときなどに用いられているもの。英国では使用可。

- 欲しいときにいつでも口にできるように、ヘルシーなおやつを常に手元に置いておきましょう。本書でも、おやつになるようなものをいろいろと紹介しています。

病院で

- 治療前には、ごく軽い食事をとっておきましょう。あるいは、病院までの道のりが長い場合には、行く途中に食べられるようにおやつを持参しましょう。

- 化学療法前、そして化学療法中には、水を飲むよう心がけましょう。治療後も数日は水を飲むことを心がけ、化学物質を流し出すようにします。1日8杯から10杯の水を飲むよう心がけましょう。緑茶でもいいでしょう。

- 治療後数時間は、食べないようにしましょう。

適切な料理を選ぶ

- いろいろ試して、患者にとってもっともよい食べ物を見つけていきます。本書にあるような方法で、まず舌触りを考え、次に温度や香りを考えるようにすれば、うまくいくでしょう。

- 経験上、がん患者は食事にも甘い味を好むことが多いようです。本書のレシピでは、甘いものを多く取り入れました。

- 食欲に影響する大きな要素として、他に香りと見た目が挙げられます。何が好まれ、何が嫌がられるのかに、気をつけましょう。

- 味や舌触りに関して好みの傾向がわかったら、それをもとにして料理を広げましょう。

治療中に好まれる食べ物は特定するのが難しく、また、好みが変わることもあります。とにかくいろいろ試し、柔軟な対応を心がけましょう。

可能な限り、がん患者全般によいと考えられる食材、そして特定のがんに対してよいと考えられる食材を選びましょう。p.20にあるよい食べ物のリストを参照してください。

できれば、避けたほうがよい食べ物として挙げられている食材(p.12、p.21参照)は使わないようにしましょう。けれど、患者が何も食べないよりは何か食べたほうがよいので、ときには妥協する必要もあるかもしれません。必要なら、果糖や砂糖など避けたほうがよいとされている食材を少し使ってみましょう。料理を喜んで食べてもらうために、なくてはならない食材であるかもしれません。

酸味の強い食べ物は唾液の生産を刺激し、口の渇く患者に好まれる傾向があります。

乳製品の飲食によって粘液が増えるようであれば、料理の味つけが塩味のものを作ってみましょう。塩分には、粘液を取り除く効果があります。

吐き気や嘔吐がつらい場合は、さっぱりした食べ物やマイルドな香りのものが好まれることが多いようです。朝一番には、ぱさぱさとした食べ物がいいでしょう。またしょうがは、吐き気に効果があります。ジンジャーエール、ジンジャーティー、ジンジャービスケットなどを試してみてください。

味覚がほとんど感じられないときには、いつもより料理の味つけを濃くしてみるか、あるいは、本書のレシピの中から味の濃いものを選んでみましょう。好みの味の傾向がわかるかもしれません。

ガス、おなかの張り、けいれんがある場合は、少しずつ何回にも分けて食べるといいでしょう。炭酸飲料を飲むのを控え、水分を飲むときにはストローを使います。

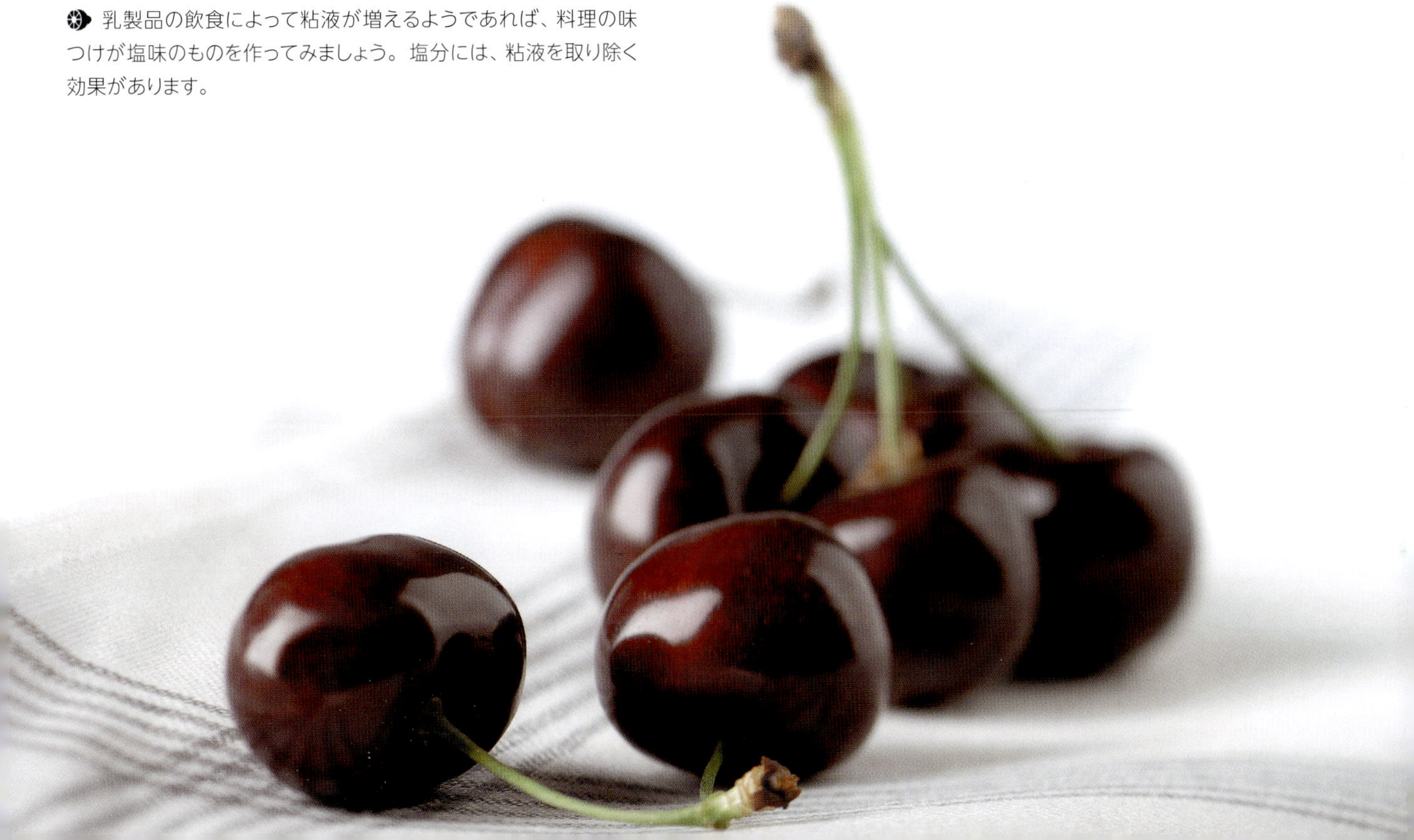

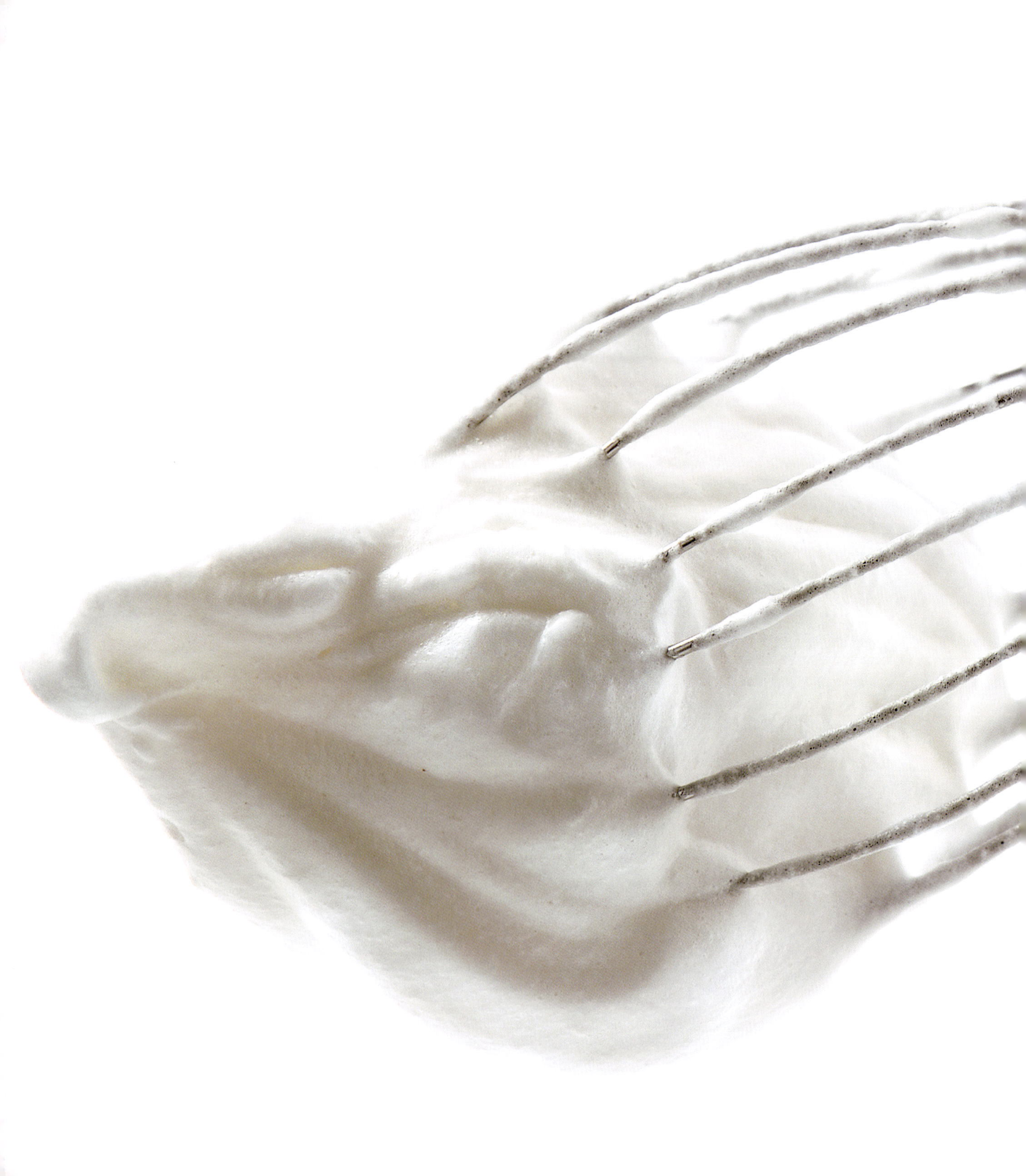

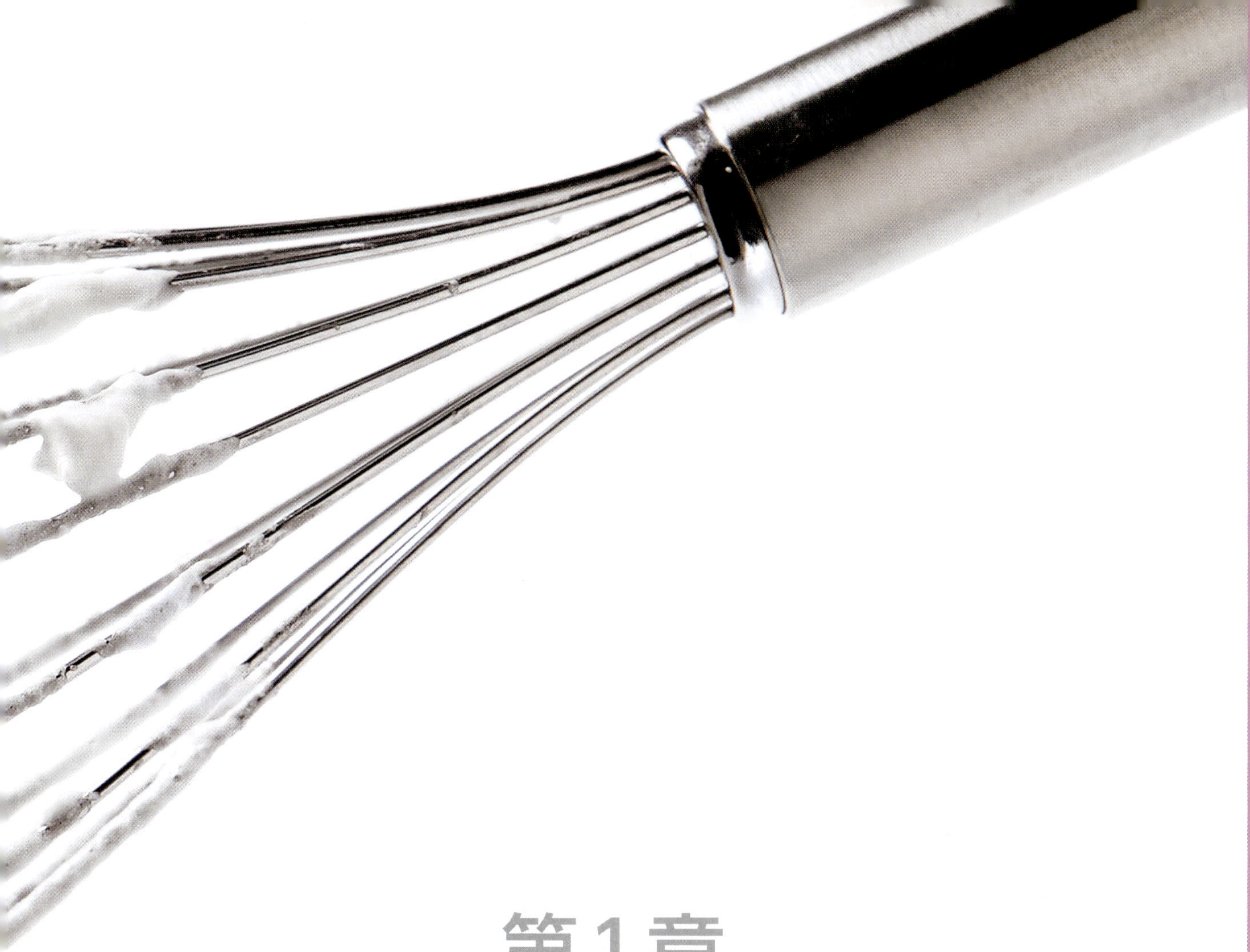

第1章

軽いもの

Light

にんじんクリーム

このレシピは、にんじんの代わりにかぼちゃ、ビーツ、カリフラワー、ブロッコリーを使って作ってもいいでしょう。
しょうがのみじん切りを加えたり、はちみつの代わりにジンジャーシロップを使って作ってみるのもいいでしょう。
香りが強いほうがよければ、ターメリックやカレーパウダーを加えてみてください。

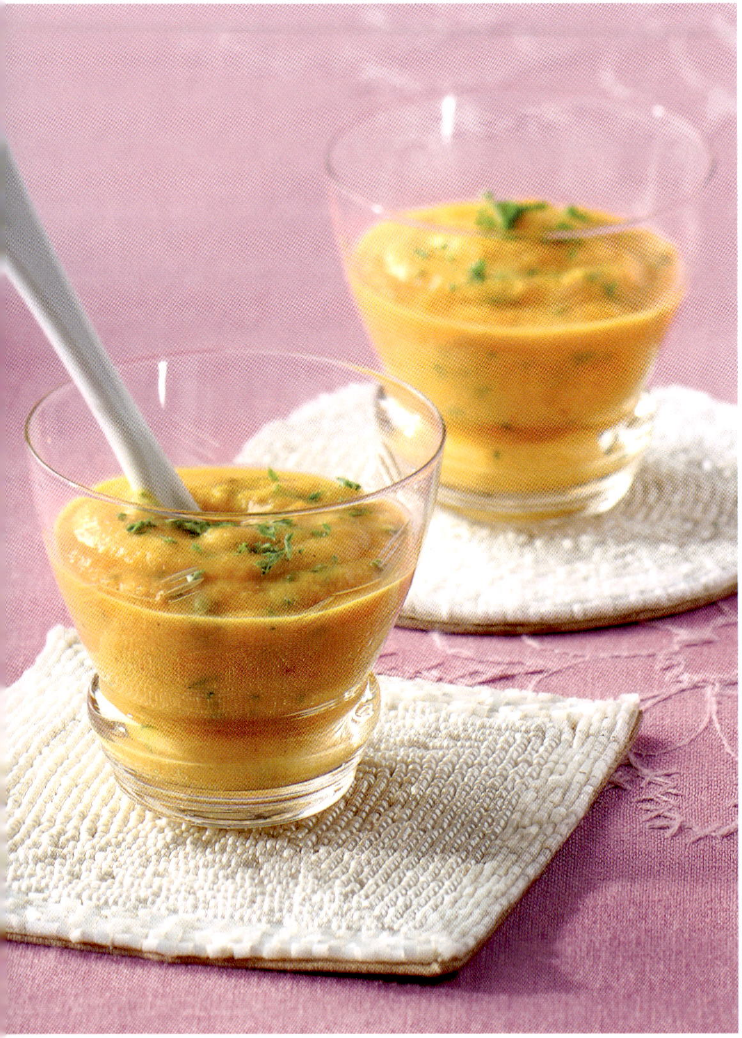

にんじん（小さいもの）.........5本
たまねぎ（小さいもの）.........1個
にんにく..........................1かけ
オレンジ..............................1個
全粒パン ....½枚
パセリ.................................3枝
オリーブオイル..................少量
はちみつ 小さじ½-1
塩 ....ひとつまみ
こしょう ....ひとつまみ
ヨーグルトあるいは
豆乳ヨーグルト.........大さじ4

少なめ2人分

にんじんの皮をむき、刻む。たまねぎ、にんにくの皮をむき、刻む。オレンジを洗い、皮をすりおろした後、絞る。全粒パンの耳を取り除き、パンを小さく角切りにする。パセリをみじん切りにする。

ソースパンにオリーブオイルを少量入れて、火にかける。にんじん、たまねぎ、にんにく、オレンジの皮のすりおろしを加え、中火で3分炒める。パンの角切り、オレンジの絞り汁を加え、ひたひたの水を加える。10-15分、にんじんが完全に柔らかくなるまで火を通す。

なめらかなピューレ状になるまで、ミキサー、あるいはフードプロセッサーにかける。小さじ½-1のはちみつ、塩、こしょうで味つけし、冷ます。

ヨーグルトとにんじんピューレをあわせ、泡立て器で混ぜる。¾の分量のパセリを加え、塩、こしょうで味を調え、さらに数分泡立て器で混ぜる。

小さなボウルかグラスにスプーンで入れ、残りのパセリを散らす。

4人家族用:
材料を6倍し、前菜として、あるいは魚料理や鶏肉料理のつけあわせとして出す。

ビーツと ゴートチーズのホイップ

良質のバルサミコ酢はほのかに甘く、マイルドです。
ビーツにとてもよく合いますが、
他の酢を代わりに使ってもよいでしょう。
その場合には、はちみつを多めに加えて
甘さと酸味のバランスをうまくとってください。

パセリ……1枝
ビーツ（加熱調理する。小さいもの）……1個
ゴートチーズあるいは豆乳ヨーグルト……大さじ8（約75g）
はちみつ……小さじ½-1
バルサミコ酢……大さじ½
塩、こしょう

少なめ2人分

パセリをみじん切りにする。

ビーツをミキサー、あるいはフードプロセッサーにかける。できるだけなめらかなピューレ状にする。パセリ以外の材料をすべて加え、ふわふわと軽い状態になるまであと数分ミキサー、あるいはフードプロセッサーにかける。塩とこしょうで味を調える。

小さなボウルかグラスにスプーンで入れ、パセリを散らす。

ヒント：このレシピは加熱調理したにんじん、かぼちゃ、ズッキーニ、なすを使って作ってもよい。

4人家族用：
材料を4倍し、前菜として出す。

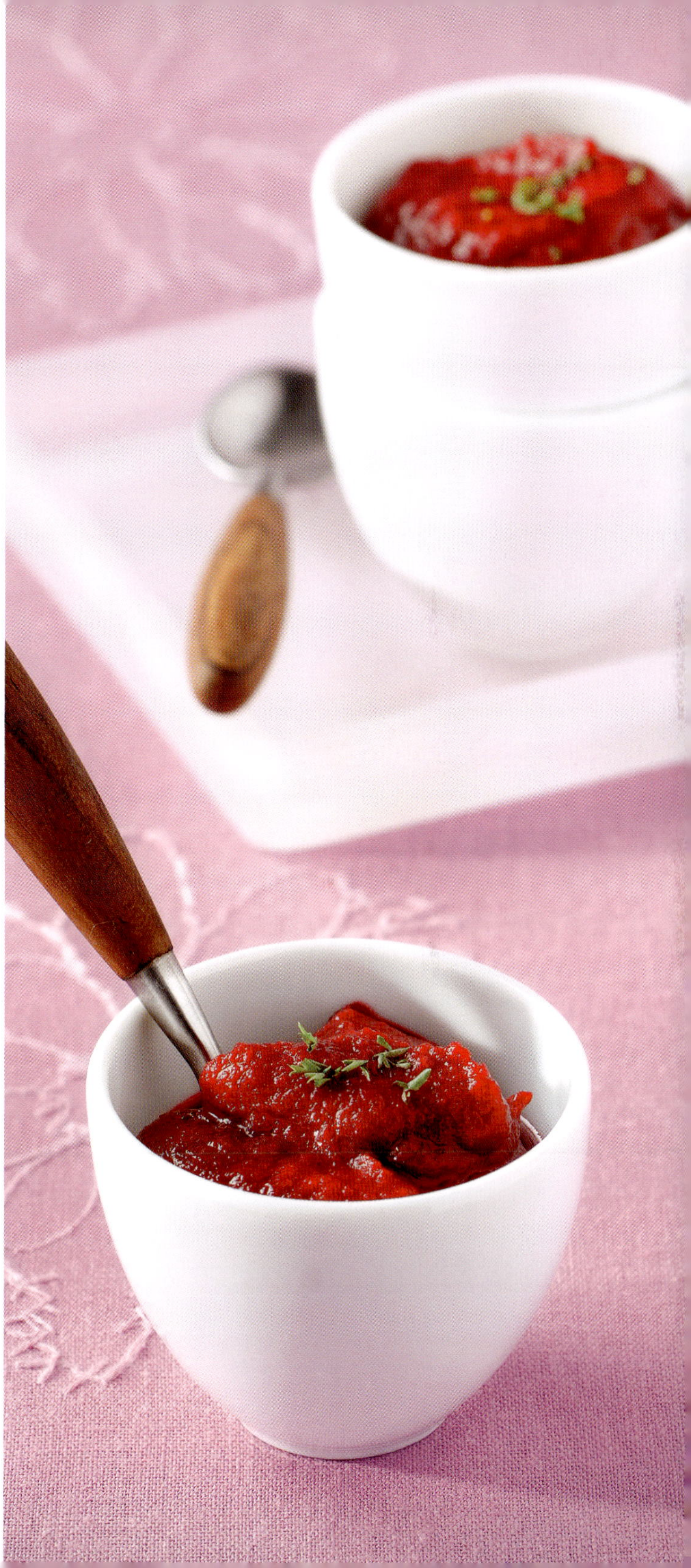

ふわふわトマトクリーム

このクリームには、チャイブの小口切りを散らします。チャイブはクリームに混ぜ込んでもよく、また、チャイブの代わりにセロリの葉やディルを使ってもいいでしょう。

チャイブ	2本
生クリームあるいは豆乳生クリーム	大さじ8
ヨーグルトあるいは豆乳ヨーグルト	大さじ2
パッサータ（裏ごししたトマトピューレ）	150cc
塩	ひとつまみ
こしょう	ひとつまみ
カレーパウダー	ひとつまみ

少なめ2人分

チャイブを小口切りにする。

生クリーム、ヨーグルト、パッサータ、塩、こしょう、カレーパウダーをあわせて、クリーム状にふわふわになるまで泡立て器で混ぜる。

小さめのグラス2個に分け、上にチャイブを散らす。

ヒント：カレーパウダーはなくてもよい。カレーパウダーにはターメリックが入っているので、カレーパウダーの代わりにターメリックを使ってもよい。

4人家族用：
材料を4倍し、前菜として出す。

おやつ

市販食品で軽くて柔らかなおやつとして勧められるのが、サーモンなどのテリーヌやフィッシュムース、デザートのムースです。市販スナックを買う場合は保存料の入っていないもの、そしてできれば硬化油脂の入っていないものにしましょう。可能であれば、有機製品を購入しましょう。

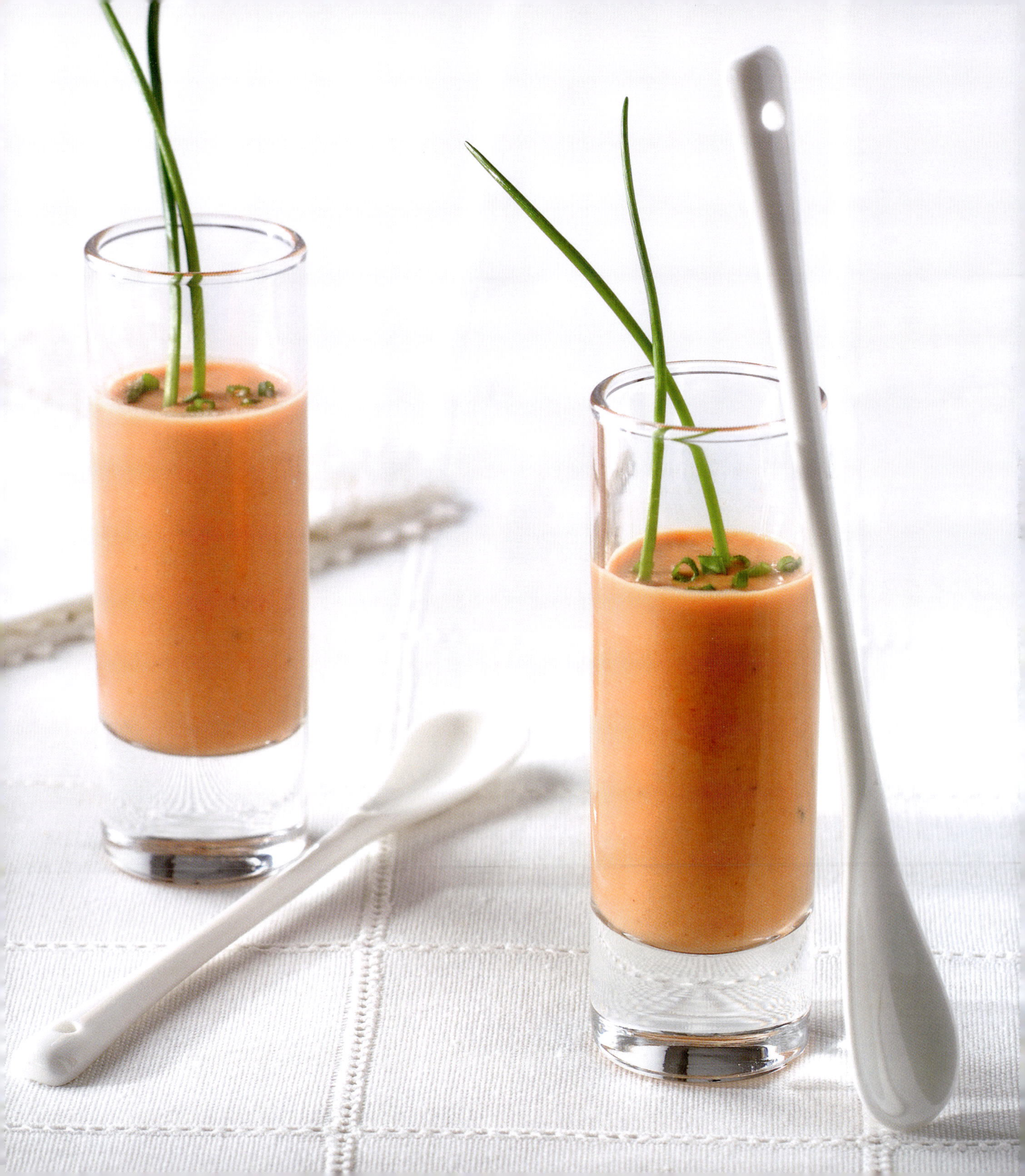

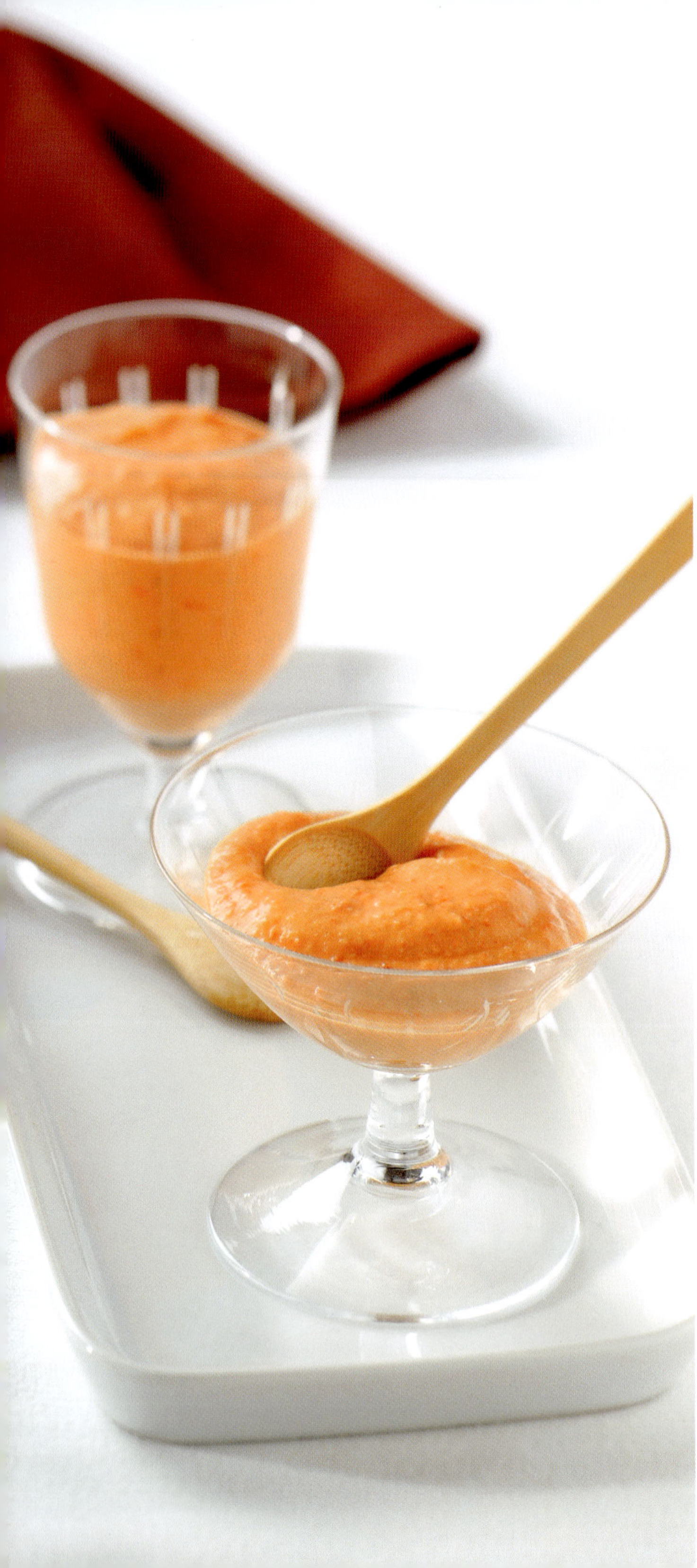

軽いもの：冷たい／塩味／香りが強い

スモークチキンと アーモンドのムース

この料理は前もって作っておくこともできますが、その場合は出す直前に生クリームを泡立ててペーストに加えるといいでしょう。

スモークチキン……約50g
アーモンドパウダー……大さじ2
マヨネーズ……大さじ½
ケチャップ……大さじ½
塩、こしょう
生クリームあるいは豆乳生クリーム……大さじ5

少なめ2人分

スモークチキンとアーモンドパウダーをあわせて、ミキサーかフードプロセッサーにかける。できるだけ、なめらかにする。ボウルに移し、マヨネーズとケチャップを加える。塩、こしょうで味つけする。

生クリームをふわふわになるまで泡立てる。スモークチキンとアーモンドのペーストに泡立てた生クリームを加え、切るように混ぜる。

ムースを小さめの皿2枚に分ける。

ヒント：豆乳生クリームを使う場合は、生クリームほどしっかりと泡立たない。ヨーグルトや豆乳ヨーグルトを代わりに使うこともできる。その場合は、ムースはそれほどふわふわとしたできあがりにはならない。

4人家族用：
材料を4倍し、前菜として出す。

ツナとオレンジのホイップ

軽い舌触りにするには、できるだけなめらかになるまでツナとオレンジをミキサーかフードプロセッサーにかけてください。必要なら、盛りつける前に裏ごししましょう。ツナの代わりに、加熱調理した鮭、あるいは鮭缶や、加熱調理したえびを使ってもいいでしょう。

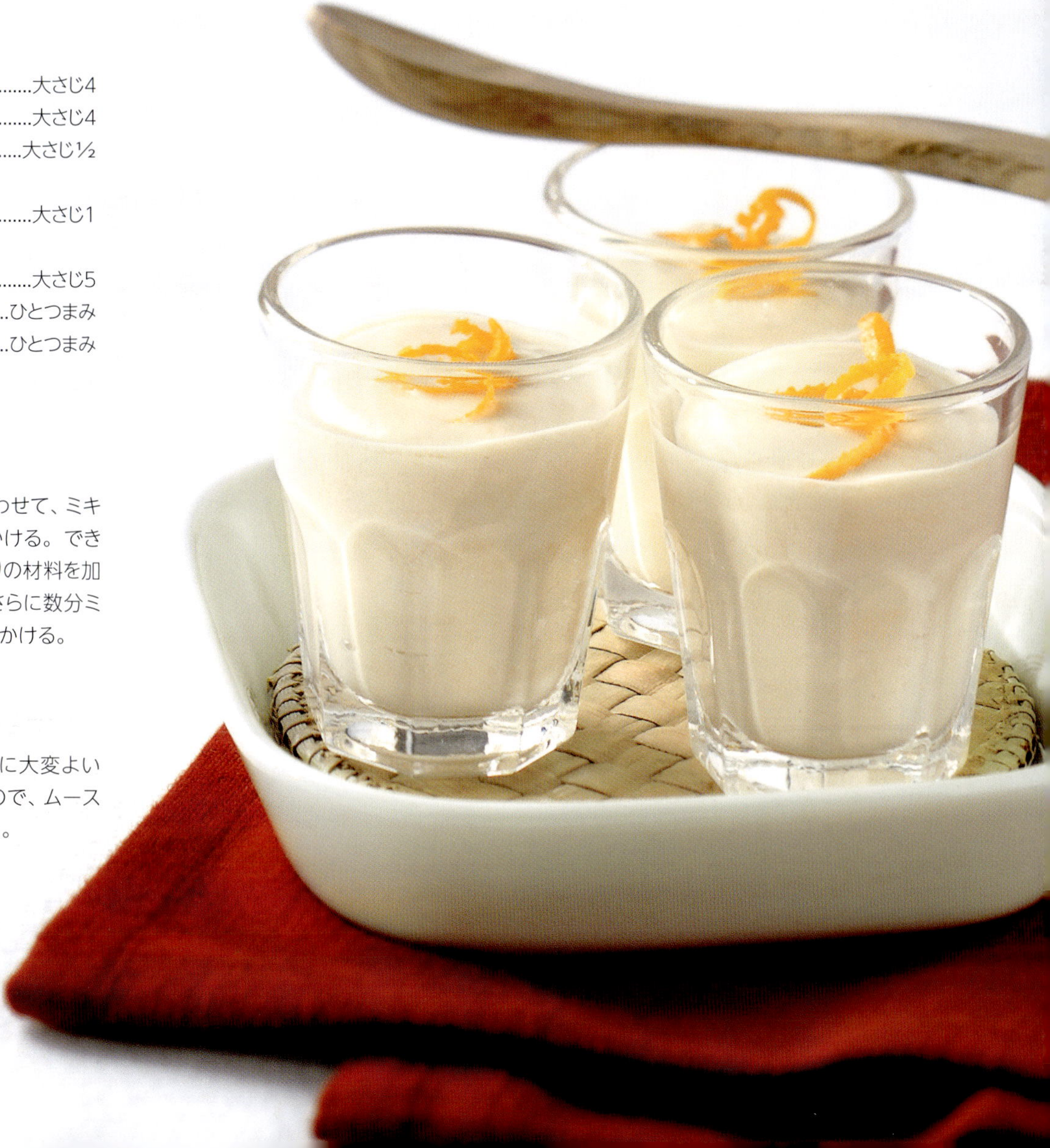

加熱調理したまぐろ、
　あるいはツナ缶……大さじ4
オレンジの絞り汁……大さじ4
マヨネーズ……大さじ½
ヨーグルトあるいは
　豆乳ヨーグルト……大さじ1
生クリームあるいは
　豆乳生クリーム……大さじ5
塩……ひとつまみ
こしょう……ひとつまみ

少なめ2人分

オレンジの絞り汁とツナをあわせて、ミキサーかフードプロセッサーにかける。できるだけ、なめらかにする。残りの材料を加え、軽くふわふわになるまでさらに数分ミキサーかフードプロセッサーにかける。

ムースをグラスに分ける。

ヒント：オレンジの皮は健康に大変よいと考えられており、味もいいので、ムースにオレンジの皮を飾ってもよい。

4人家族用：
材料を4倍し、前菜として出す。

ブルーベリーヨーグルトクリーム

ブルーベリーの代わりに、他のベリー類や柔らかな果物を使ってもいいでしょう。
このレシピは、冷凍フルーツを使って作ることもできます。その場合は、まず冷凍フルーツを解凍します。
はちみつの代わりに、100%フルーツのジャム（砂糖を加えていないもの）を使って甘味をつけてもいいでしょう。

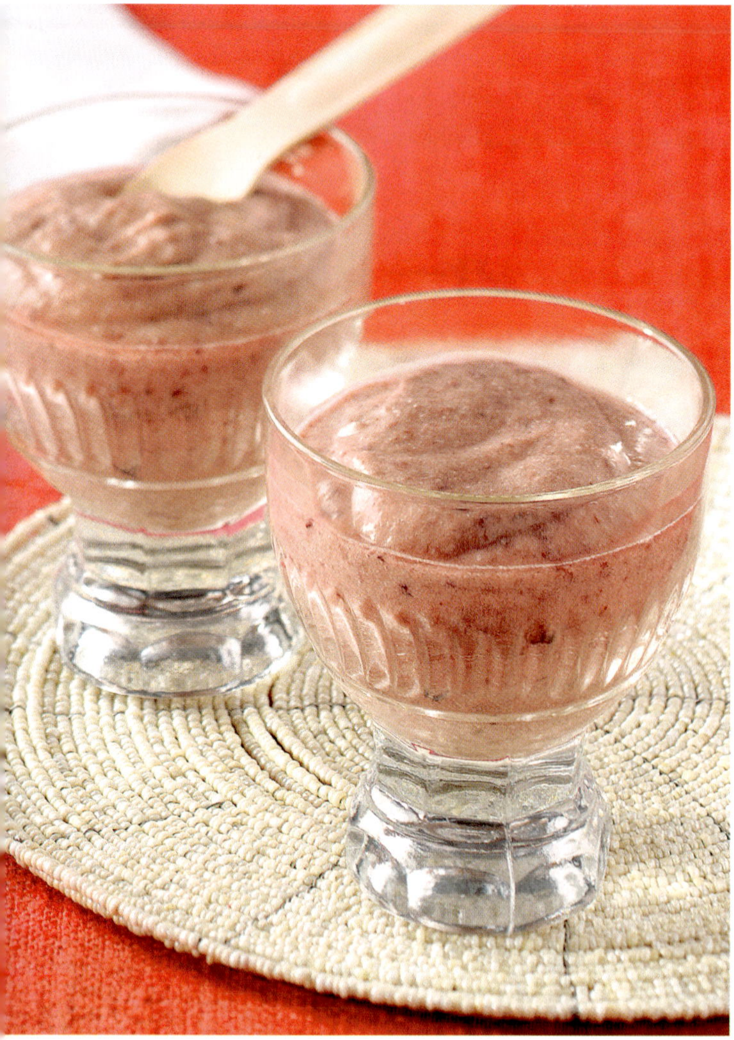

ブルーベリー……100g
ヨーグルトあるいは豆乳ヨーグルト……150cc
はちみつ……大さじ½-1
生クリームあるいは豆乳生クリーム……大さじ5

少なめ2人分

ブルーベリーをきれいに洗い、キッチンペーパーでふく。

ブルーベリーをミキサーかフードプロセッサーにかける。できるだけなめらかなピューレ状にする。ヨーグルトとはちみつを加え、さらに1分ミキサーかフードプロセッサーにかける。

大きめのボウルで生クリームを泡立てる。（豆乳生クリームを使う場合は、生クリームほどしっかりと泡立たない）。ブルーベリーのピューレを加え、切るように混ぜる。

クリームをグラス2個に分ける。

4人家族用：
材料を4倍し、デザートとして出す。

いちじくとバナナのクリーム

バナナの変色を防ぐためには、バナナにレモンの絞り汁を振りかけます。その場合は少し余分にはちみつを加え、クリームに甘味を加えましょう。

ドライいちじく	2個
バナナ	½本
ヨーグルトあるいは豆乳ヨーグルト	150cc
はちみつ	小さじ½-1
生クリームあるいは豆乳生クリーム	大さじ5

少なめ2人分

ドライいちじくの先の固い部分を切り取る。バナナの皮をむく。

いちじくとバナナを、できるだけなめらかなピューレ状になるまでミキサーかフードプロセッサーにかける。ヨーグルトとはちみつを加え、さらに1分ミキサーかフードプロセッサーにかける。

大きめのボウルで生クリームを泡立てる。(豆乳生クリームを使う場合は、生クリームほどしっかりと泡立たない)。バナナのピューレを加え、切るように混ぜる。

クリームをグラスあるいはボウル2個に分ける。

ヒント：ドライいちじくの代わりに、デーツやプルーンを使ってもよい。

4人家族用：
材料を4倍し、デザートとして出す。

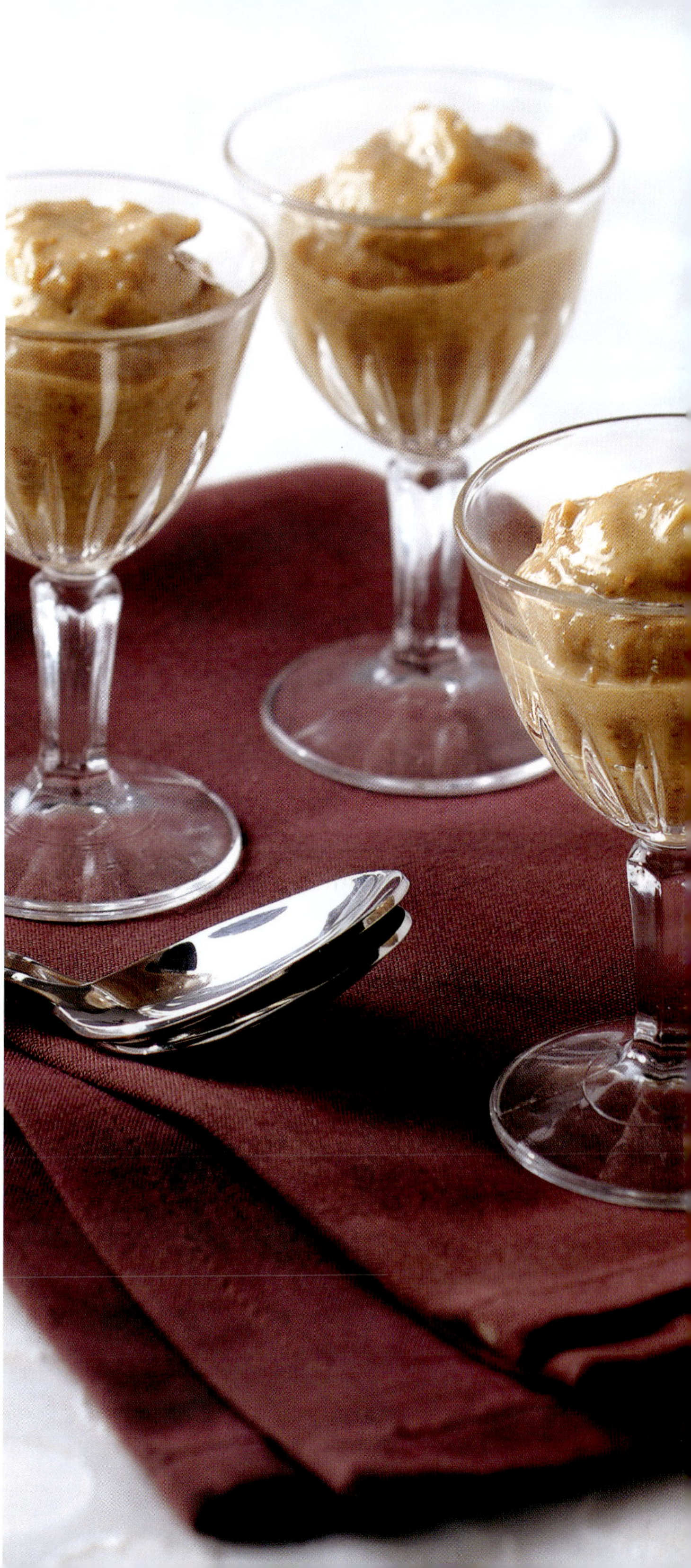

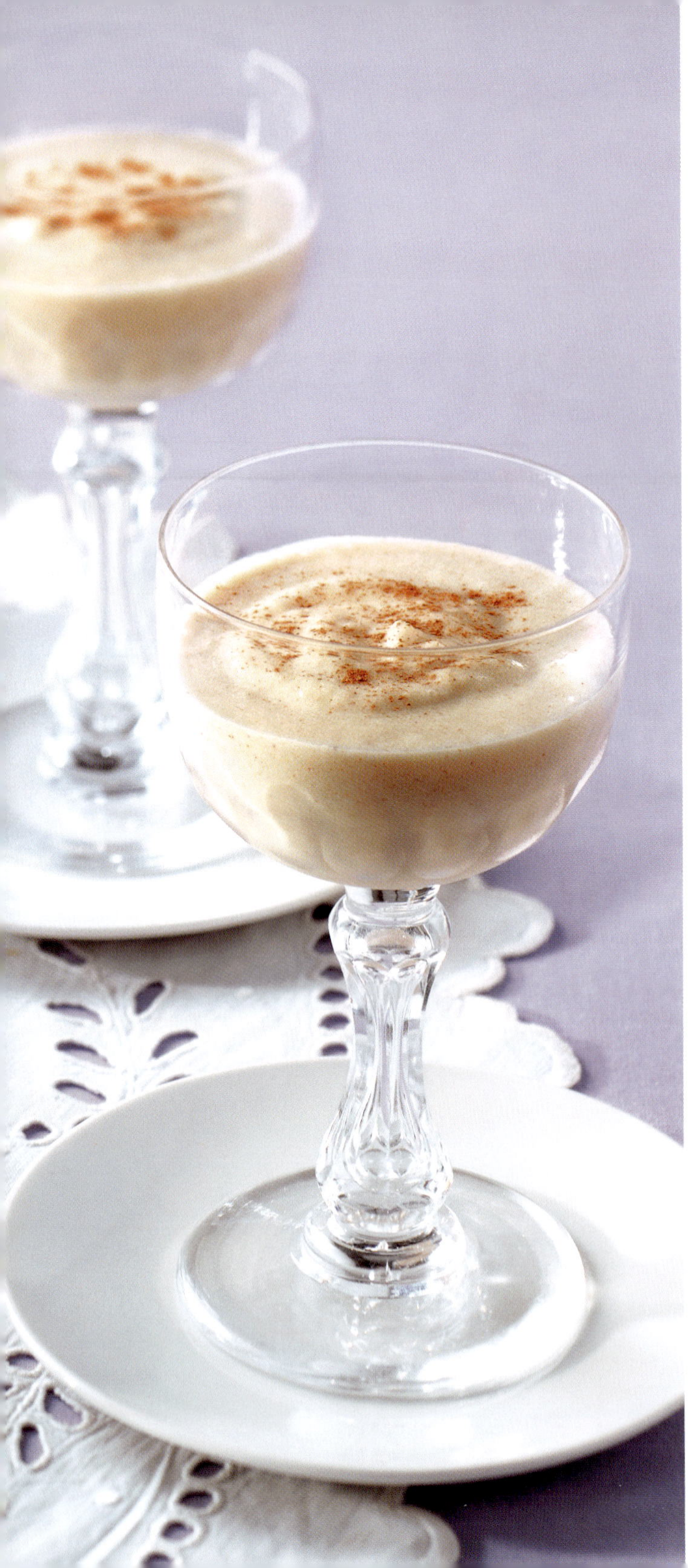

りんごと
シナモンのホイップ

このレシピは、びん入りアップルソースを使って簡単に作ることができます。自分でアップルソースを作る場合は、砂糖ではなくはちみつを使って甘くしましょう。

アップルソース……大さじ8
バニラアイスクリーム……3すくい
シナモン……小さじ½

少なめ2人分

すべての材料をあわせ、なめらかでふわふわになるまでミキサーかフードプロセッサーにかける。

グラス2個に分ける。

ヒント：アップルソースの代わりに、アプリコットのコンポートを使ってもよい。

4人家族用：
材料を3倍し、デザートとして出す。

ラズベリームース

このムースはとても柔らかく、太めのストローで飲むこともできます。
ラズベリーの種が気になるようなら、生クリームとあわせる前にラズベリーのピューレを裏ごししましょう。

ラズベリー……100g
市販のカスタードクリーム……100cc
はちみつ……小さじ1
生クリームあるいは豆乳生クリーム……大さじ5

少なめ2人分

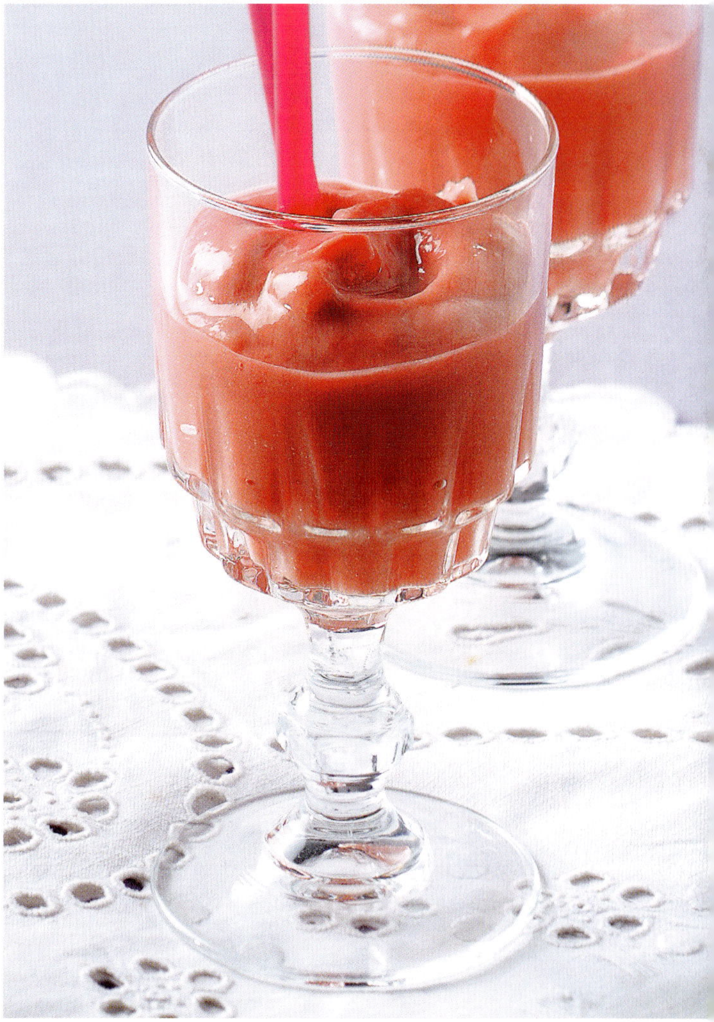

ラズベリーをきれいに洗い、キッチンペーパーでふく。

ラズベリーをミキサーかフードプロセッサーにかける。できるだけなめらかなピューレ状にする。カスタードクリームとはちみつを加え、さらに1分ミキサーかフードプロセッサーにかける。

大きめのボウルで生クリームを泡立てる。ラズベリーのピューレを加え、切るように混ぜる。

ムースを小さめのボウルあるいはグラス2個に分ける。

ヒント：豆乳生クリームを使う場合は、生クリームほどしっかりと泡立たない。ヨーグルトや豆乳ヨーグルトを代わりに使うこともできる。その場合は、ムースはそれほどふわふわとしたできあがりにはならない。

4人家族用：
材料を4倍し、デザートとして出す。

ターキー、くるみ、ほうれんそうのムース

このレシピには生のほうれんそうを使用していますが、冷凍ほうれんそう30gで代用することもできます。その場合はターキーを炒める際に冷凍ほうれんそうも一緒に入れ、ほうれんそうが解凍されて熱くなるまで加熱します。

ターキーの胸肉(鶏肉で代用できる)
……約50g
オリーブオイル……少量
塩……ひとつまみ
こしょう……ひとつまみ
ほうれんそう……50g
卵……1個
くるみ……大さじ2
全粒パン……1枚
クレームフレッシュ
あるいは豆乳生クリーム……大さじ2

少なめ2-3人分

オーブンを180度に温めておく。

ターキーを小さく切る。

大きめのフライパンにオリーブオイルを入れて、火にかける。ターキーと塩、こしょうをそれぞれひとつまみ入れ、5分炒める。ほうれんそうを加え、さらに3分炒める。

卵を卵黄と卵白に分ける。

くるみが細かくなるまで、ミキサーかフードプロセッサーにかける。全粉パンを加え、ふたたびミキサーかフードプロセッサーにかけてパン粉を作る。炒めたターキーとほうれんそう、クレームフレッシュ、卵黄を加える。ミキサーかフードプロセッサーで、なめらかなクリーム状にする。

卵白に塩ひとつまみを加え、しっかり泡立てる。ターキーのクリームに加え、切るように混ぜる。ラメキンなどの小型耐熱容器で2-3個に油をひき、ターキークリームを入れる。オーブンで、火が通って固まるまで15分焼く。

温かいうちに出す。

ヒント：クリームフレッシュの代わりに、ゴートチーズを使ってもよい。

4人家族用：
材料を3倍し、前菜として出す。

オリーブオイルの効果

冷たい料理には、亜麻仁油かオリーブオイルを使いましょう。亜麻仁油もオリーブオイルも、消化器官にとてもよいものです。温かい料理には、エクストラバージンオリーブオイルを使用しましょう。健康にとてもよいと考えられています。

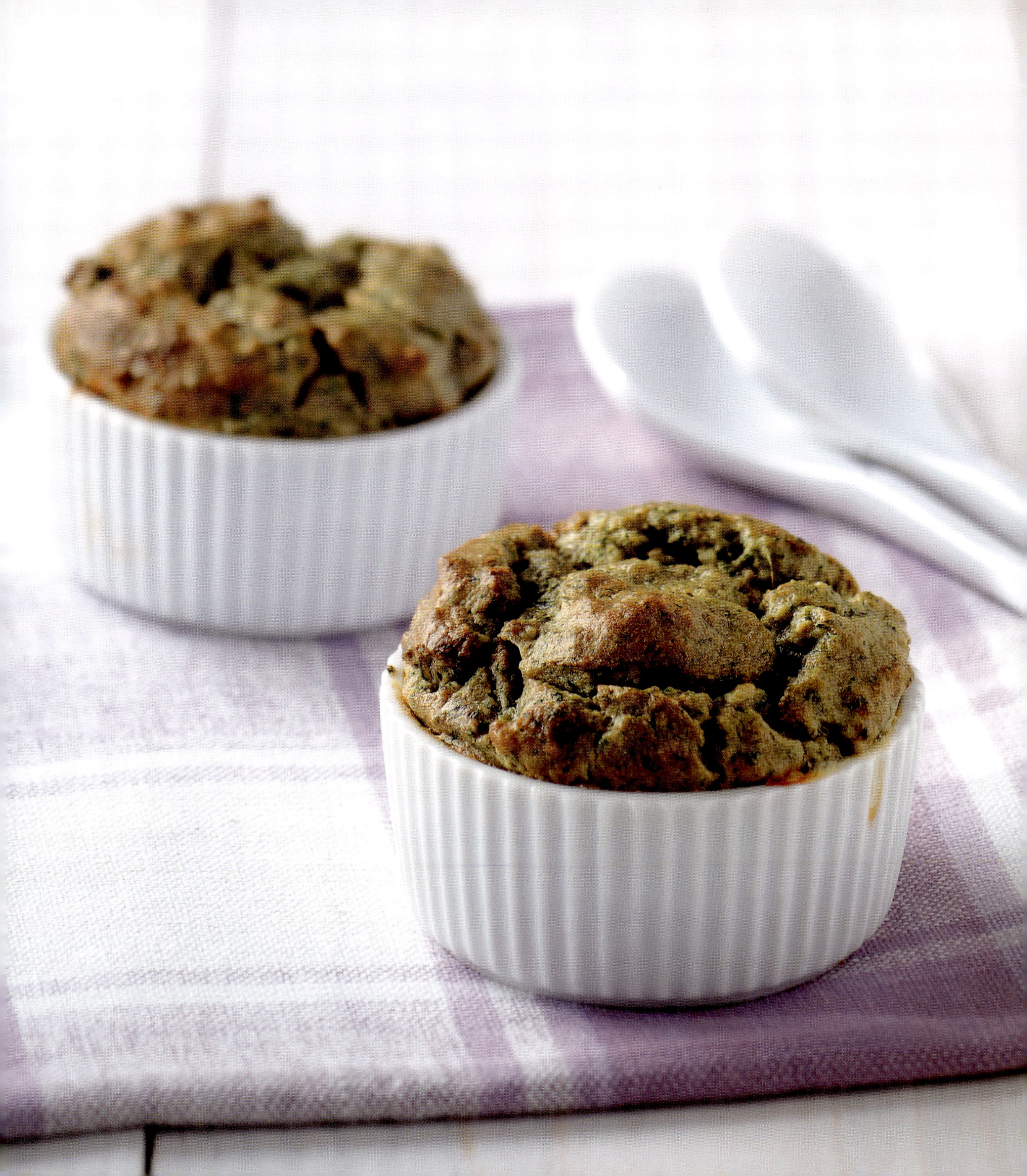

ハーブ風味のなすのムース

このムースは温かいままでも冷たくしてもおいしく、
野菜やパンのディップとして食べてもいいでしょう。

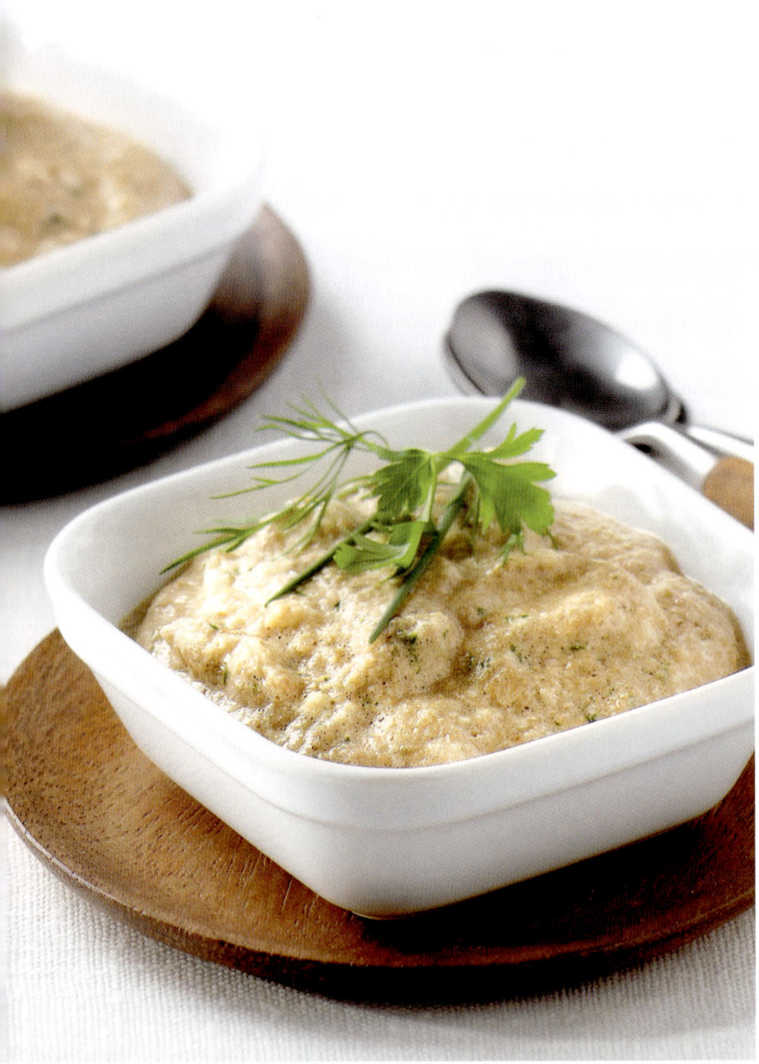

万能ねぎ……1本
なす……¼個
オリーブオイル……少量
塩……ひとつまみ
こしょう……ひとつまみ
卵……1個
全粒パン……½枚
パセリ……1枝
チャイブ……1本
ディル……1枝
プラムトマト（缶詰）……1個

少なめ2人分

万能ねぎを洗い、小口切りにする。なすを洗い、角切りにする。

大きめのフライパンにオリーブオイルを入れて火にかけ、万能ねぎを加えて中火で2分炒める。なすを加え、弱火にして5分炒める。塩、こしょうをそれぞれひとつまみ加える。

卵を卵黄と卵白に分ける。

全粒パンとハーブ類をミキサーかフードプロセッサーにかけ、ハーブ風味のパン粉を作る。トマト、炒めたなす、卵黄を加え、なめらかなクリーム状になるまでミキサーかフードプロセッサーにかける。

二重なべ、あるいはボウルになすのクリームを入れ、これを沸騰したお湯の入ったなべに入れ、常に混ぜながら5分火にかける。塩、こしょうで味を調える。

卵白を泡立てる。なすのクリームに加えて切るように混ぜ、さらに数分火にかける。

ムースを小さめの皿2枚に分け、すぐに出す。

ヒント：ムースにヨーグルト、あるいは豆乳ヨーグルトを添えて出せば、一層さわやかな風味になる。

4人家族用：
なすは小さめのものを1個、その他の材料は3倍にして作り、前菜あるいはつけあわせとして出す。

軽いもの：温かい／塩味／香りが強い

スチームチキンとアプリコットのカレームース

鶏胸肉の代わりにスモークチキン、あるいはハムを使ってもいいでしょう。好みでターメリックを加えてもいいです。

たまねぎ（小さいもの）……1個
鶏胸肉……約50g
ドライアプリコット……2個
オリーブオイル……少量
塩ひとつまみ
こしょう……ひとつまみ
カレーパウダー……ひとつまみ
卵……1個
全粒パン……½枚

少なめ2人分

たまねぎの皮をむき、刻む。鶏肉とアプリコットを、小さく切る。

フライパンにオリーブオイルを入れて火にかけ、たまねぎを加えて中火で3分炒める。鶏肉、塩、こしょう、カレーパウダーを加え、さらに5分炒める。

卵を卵黄と卵白に分ける。

全粒パンをミキサーかフードプロセッサーにかけ、パン粉を作る。炒めた鶏肉、アプリコット、卵黄を加え、なめらかなクリーム状になるまでミキサーかフードプロセッサーにかける。

卵白に塩ひとつまみを加え、しっかり泡立てる。鶏肉のクリームに混ぜ、切るように混ぜる。

ラメキンなどの小型耐熱容器2個に油をひき、鶏肉のクリームを入れる。耐熱容器にアルミホイルをかぶせる。なべに湯を沸騰させ、なべの中のラックに耐熱容器を並べてふたをし、固まるまで10分ほど蒸す。

小さめの皿に耐熱容器をのせ、温かいうちに出す。

ヒント：ムースの仕上がりがさほど軽くならなくても、全粒パンを使うほうがよい。食パンを使って作ってもよいが、健康面では劣る。

4人家族用：
材料を4倍し、前菜として出す。

クリーミーフィッシュスフレ

白身魚と異なり、さばには必須脂肪酸が含まれています。
気分を変えたければ、ます、鮭、まぐろなど、脂肪分の多い他の魚を使って作ってみましょう。

卵 2個
全粒パン ....½枚
パセリ..3枚
さば(蒸す、あるいはスモークする) 75g
ロースト赤ピーマン(びん詰め) 1個
塩、こしょう

少なめ2人分

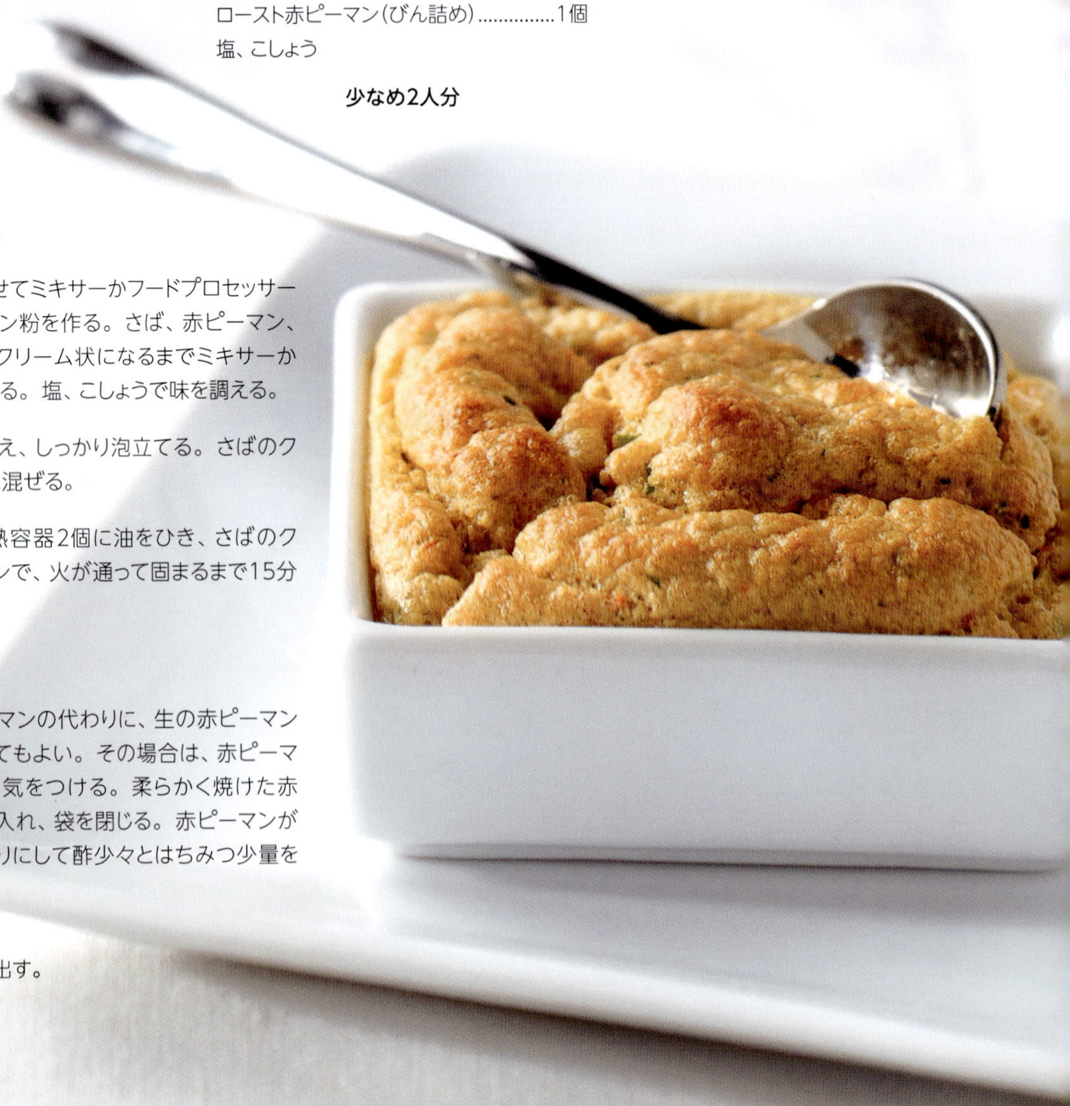

オーブンを
220度に温めておく。

卵を卵黄と卵白に分ける。

全粒パンとパセリをあわせてミキサーかフードプロセッサーにかけ、ハーブ風味のパン粉を作る。さば、赤ピーマン、卵黄を加え、なめらかなクリーム状になるまでミキサーかフードプロセッサーにかける。塩、こしょうで味を調える。

卵白に塩ひとつまみを加え、しっかり泡立てる。さばのクリームに混ぜ、切るように混ぜる。

ラメキンなどの小型耐熱容器2個に油をひき、さばのクリームを入れる。オーブンで、火が通って固まるまで15分焼く。

すぐに出す。

ヒント：びん詰め赤ピーマンの代わりに、生の赤ピーマンをオーブンで焼いて使ってもよい。その場合は、赤ピーマンが黒く焦げないように気をつける。柔らかく焼けた赤ピーマンをビニール袋に入れ、袋を閉じる。赤ピーマンが冷めたら皮をむき、角切りにして酢少々とはちみつ少量を混ぜる。

4人家族用：
材料を3倍し、前菜として出す。

マッシュルームのムース

これは、スフレのような料理です。このレシピでは
オーブンで焼いていますが、オーブンを使わず
蒸して作ったり、二重なべで作ることもできます。

マッシュルーム……………………150g
たまねぎ（小さいもの）…………1個
にんにく……………………………1かけ
オリーブオイル……………………少量
卵……………………………………………1個
全粒パン（薄切り）…………………1枚
塩、こしょう

少なめ2人分

オーブンを180度に温めておく。

マッシュルームをふき、刻む。たまねぎ、にんにくの皮をむき、刻む。

大きめのフライパンにオリーブオイルを入れて火にかけ、たまねぎを加えて中火で3分炒める。にんにくとマッシュルームを加え、さらに5分炒める。

卵を卵黄と卵白に分ける。

全粒パンをミキサーかフードプロセッサーにかけ、パン粉を作る。炒めたマッシュルームと卵黄を加え、なめらかなクリーム状になるまでミキサーかフードプロセッサーにかける。塩、こしょうで味つけする。

卵白に塩ひとつまみを加え、しっかり泡立てる。マッシュルームのクリームに混ぜ、切るように混ぜる。

エッグカップ、ラメキンなどの小型耐熱容器2個に油をひき、マッシュルームクリームを入れる。オーブンで、火が通って固まるまで15分焼く。

熱いうちに出す。

ヒント：このレシピはどんなきのこで作ってもよく、いくつかの種類を混ぜて作ってもよい。なかでもしいたけは、特によい。

4人家族用：
材料を2倍し、前菜として出す。

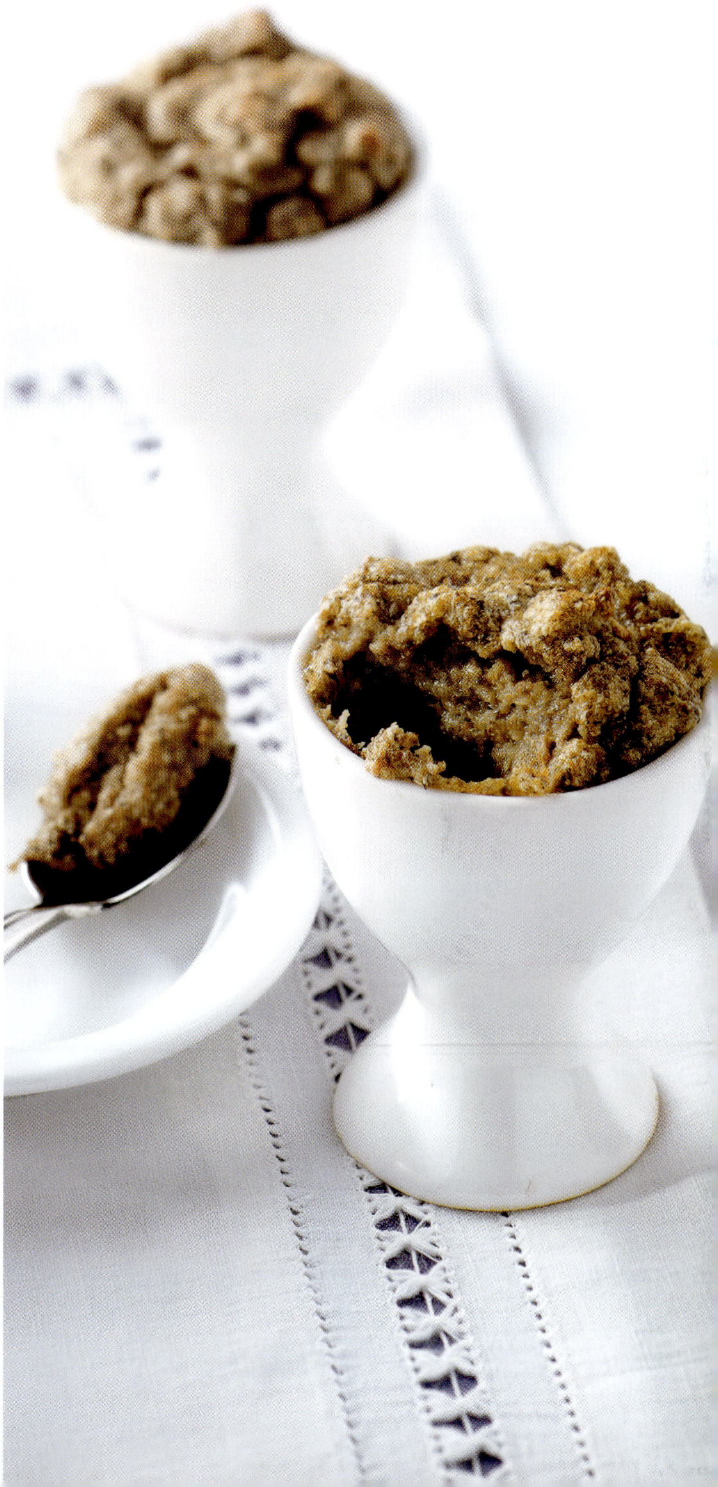

ピーチメルバ・メレンゲ添え

このレシピでは、メレンゲをオーブンで簡単に作ります。
メレンゲは、沸騰直前のお湯に入れて作ることもできます。
その場合はメレンゲを2、3すくいお湯に落とし、数分ゆでればできあがりです。

卵白……1個分
砂糖……25g
塩 ……ひとつまみ
桃（よく熟したもの）……1個
はちみつ ……小さじ½-1
ラズベリー（生あるいは冷凍）……50g

少なめ2、3人分

オーブンを100度に温めておく。

卵白に塩ひとつまみと砂糖を加え、しっかり泡立てる。オーブン皿にベーキングシートを敷き、卵白を泡立てたものをスプーンですくい、十分な間隔をあけて6-9個並べる。オーブンで約1時間半焼く。

桃の皮をむき、なめらかなピューレ状になるまでミキサーかフードプロセッサーにかける。はちみつを少量加え、小さめのソースパンに入れる。

ラズベリーを洗い、キッチンペーパーでふく。なめらかなピューレ状になるまで、ミキサーかフードプロセッサーにかける。（桃をピューレ状にした後、ミキサー、あるいはフードプロセッサーを洗う必要はない）。ラズベリーの種が気になるようであれば、ざるでこす。はちみつを少量加え、別のソースパンに入れる。

桃、ラズベリーのピューレの入ったそれぞれのソースパンを火にかける。桃のピューレを小さめの皿2、3枚に分ける。ラズベリーのピューレも加え、ナイフで渦巻き状に描く。メレンゲを上にのせる。

ヒント：卵白をしっかりと泡立てるには、酢をふりかけたキッチンペーパーで使用する調理器具をふき、油分のない状態にして使う。

4人家族用：
材料を2倍し、デザートとして出す。

代用食材

必ずしも、すべてレシピ通りに作る必要はありません。身近にレシピにある食材がなければ、何か似たようなものを代わりに使いましょう。たとえばこのレシピの場合は、桃の代わりにマンゴーを使えばいいでしょう。

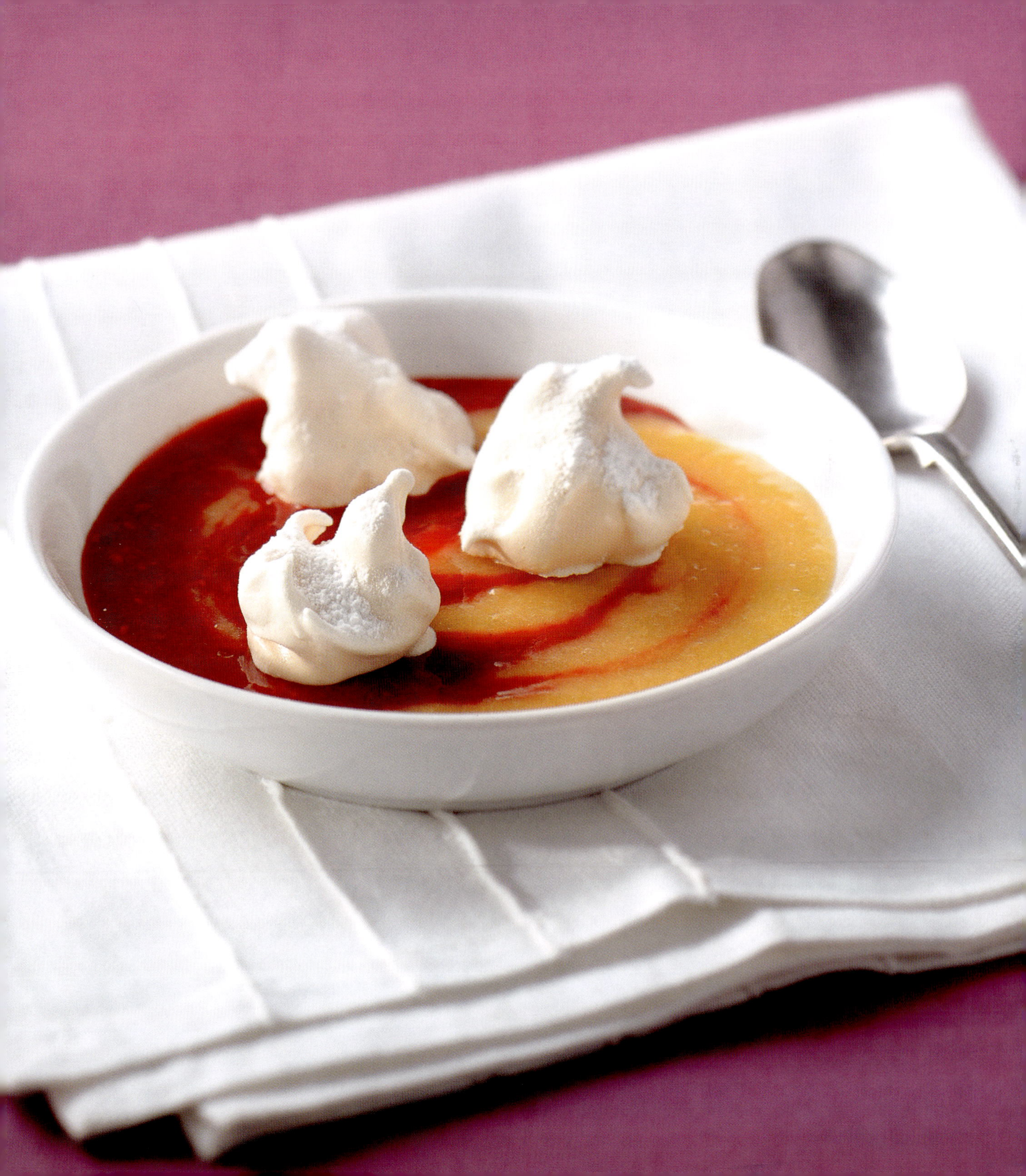

ベイクドバニラムース

このレシピは、チョコレートを使って作ることもできます。その場合は、仕上がりがバニラムースほど軽くはなりません。チョコレートムースにする場合、レモンの絞り汁は入れません。チョコレート50g、生クリーム、そしてバニラシュガーの代わりに大さじ½のはちみつを使い、なべに入れて弱火で溶かしてから使います。

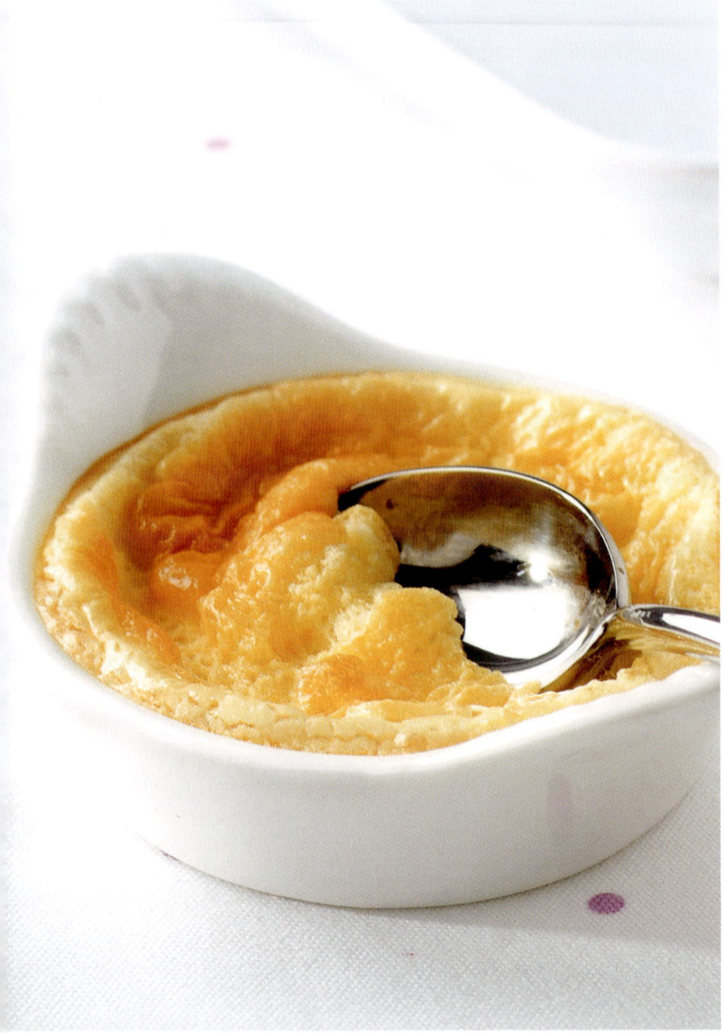

卵……1個
カスタードクリームパウダー……大さじ2
生クリームあるいは豆乳生クリーム……大さじ5
バニラシュガー……大さじ2
レモンの絞り汁……少量
塩……ひとつまみ

少なめ2人分

オーブンを160度に温めておく。

卵を卵黄と卵白に分ける。

カスタードクリームパウダーに水大さじ1を加える。

卵黄とカスタードクリームパウダー、生クリーム、バニラシュガー、レモンの絞り汁をあわせて、バニラシュガーが溶けるまで泡立て器で混ぜる。

卵白に塩ひとつまみを加え、しっかり泡立てる。バニラクリームに混ぜ、切るように混ぜる。

小型耐熱容器2個に油をひき、バニラクリームを入れる。オーブンで、火が通って固まるまで20分焼く。

温かいままで、あるいは冷たく冷やして出す。

ヒント：バニラシュガーの代わりにはちみつで甘味をつけてもよい。その場合は、バニラエッセンスを加える。

4人家族用：
材料を3倍し、デザートとして出す。

クランベリーとはちみつのホットムース

腹部放射線治療を受けている患者は、膀胱に影響が出て放射線膀胱炎になることがあります。そういうときには、砂糖不使用のクランベリージュースを摂りましょう。ただ、クランベリーはワルファリン（抗凝結剤）の副作用を助長することがあるので、ワルファリンを服用されている場合はクランベリージュースを控えます。

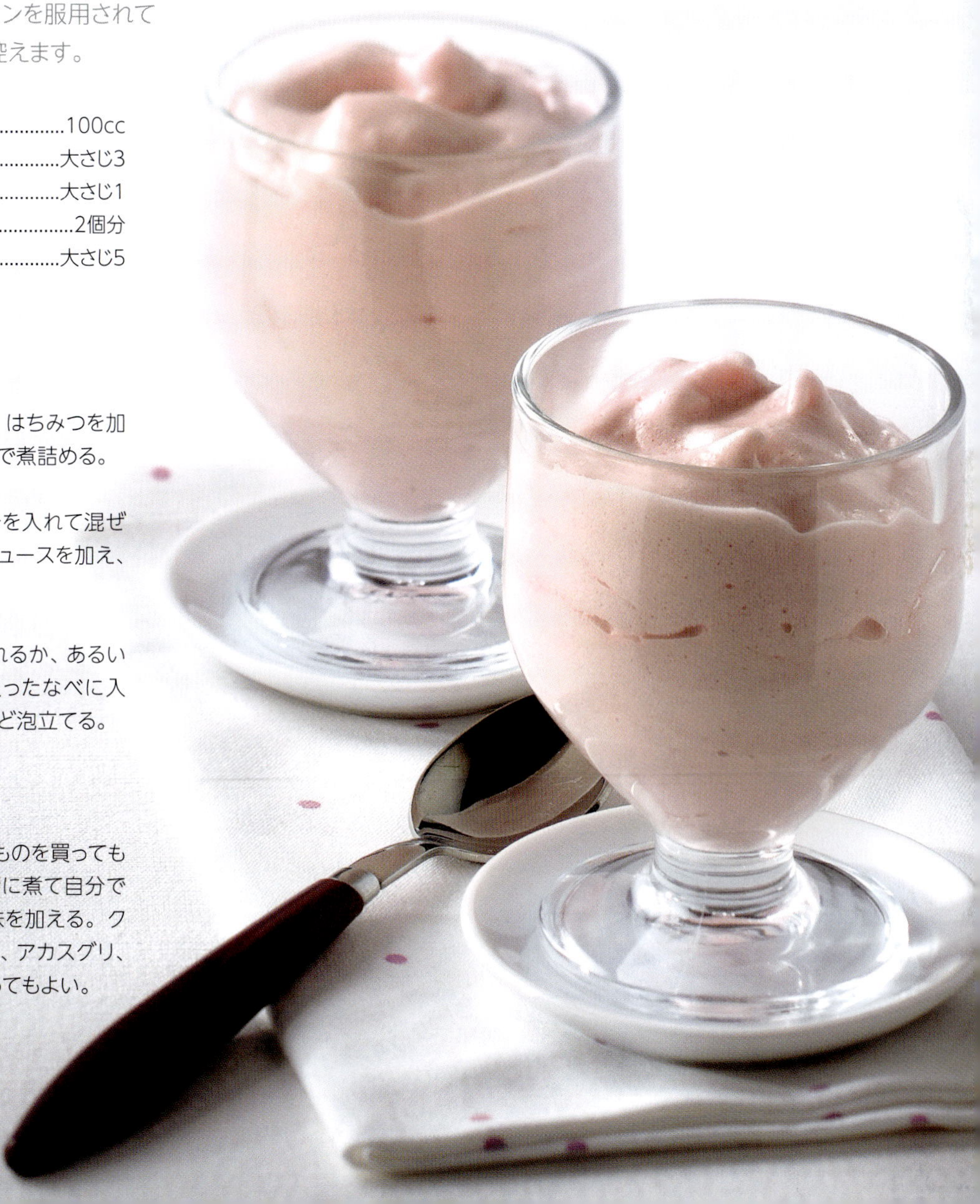

クランベリージュース	100cc
はちみつ	大さじ3
コーンスターチ	大さじ1
卵白	2個分
生クリームあるいは豆乳生クリーム	大さじ5

少なめ2人分

クランベリージュースをなべに入れる。はちみつを加えて火にかけ、煮立たせて半量になるまで煮詰める。

別のなべに水大さじ1とコーンスターチを入れて混ぜる。卵白、生クリーム、クランベリージュースを加え、泡立て器で混ぜる。

クランベリークリームを二重なべに入れるか、あるいはボウルに入れて沸騰させたお湯の入ったなべに入れ、もったりとなめらかになるまで5分ほど泡立てる。

ムースをグラス2つに分け、すぐに出す。

ヒント：クランベリージュースは市販のものを買ってもよいし、クランベリーを同量の水と一緒に煮て自分で作ってもよい。裏ごしし、必要なら甘味を加える。クランベリージュースの代わりに、ザクロ、アカスグリ、ブルーベリー、オレンジのジュースを使ってもよい。

4人家族用：
材料を3倍し、デザートとして出す。

ホットレモンムース

このムースは二重なべで作り、10分ほど泡立てる必要があります。
レモンのクリームを入れたなべを固定させ、下のなべに入っている水がレモンクリームの中に入らないように気をつけましょう。泡立てには、電動泡立て器を使ってもいいでしょう。

レモン(小さいもの)……1個
はちみつ……大さじ1
カスタードクリームパウダー……大さじ½
卵……2個
生クリームあるいは豆乳クリーム……大さじ5

少なめ2-3人分

レモンを絞り、絞り汁をなべに入れる。はちみつを加えて火にかけ、煮立たせて半量になるまで煮詰める。別のなべに水を入れて煮立たせ、レモンの絞り汁の入ったなべをなべごと入れる。

カスタードクリームパウダーに水大さじ1を加える。これをレモンの絞り汁の入ったなべに加え、さらに卵を加えてもったりとなめらかになるまで5-10分泡立てる。

生クリームを泡立て、レモンムースに加えて切るように混ぜる。

ムースを皿2、3枚に分け、すぐに出す。

ヒント：レモンの代わりにオレンジかライムを使ってもよい。

4人家族用：
材料を3倍し、デザートとして出す。

がんのタイプによる食べ物

がんのタイプ別に何を食べればいいのか、何を食べてはいけないのか、がん専門栄養士や専門家に常に相談しましょう。

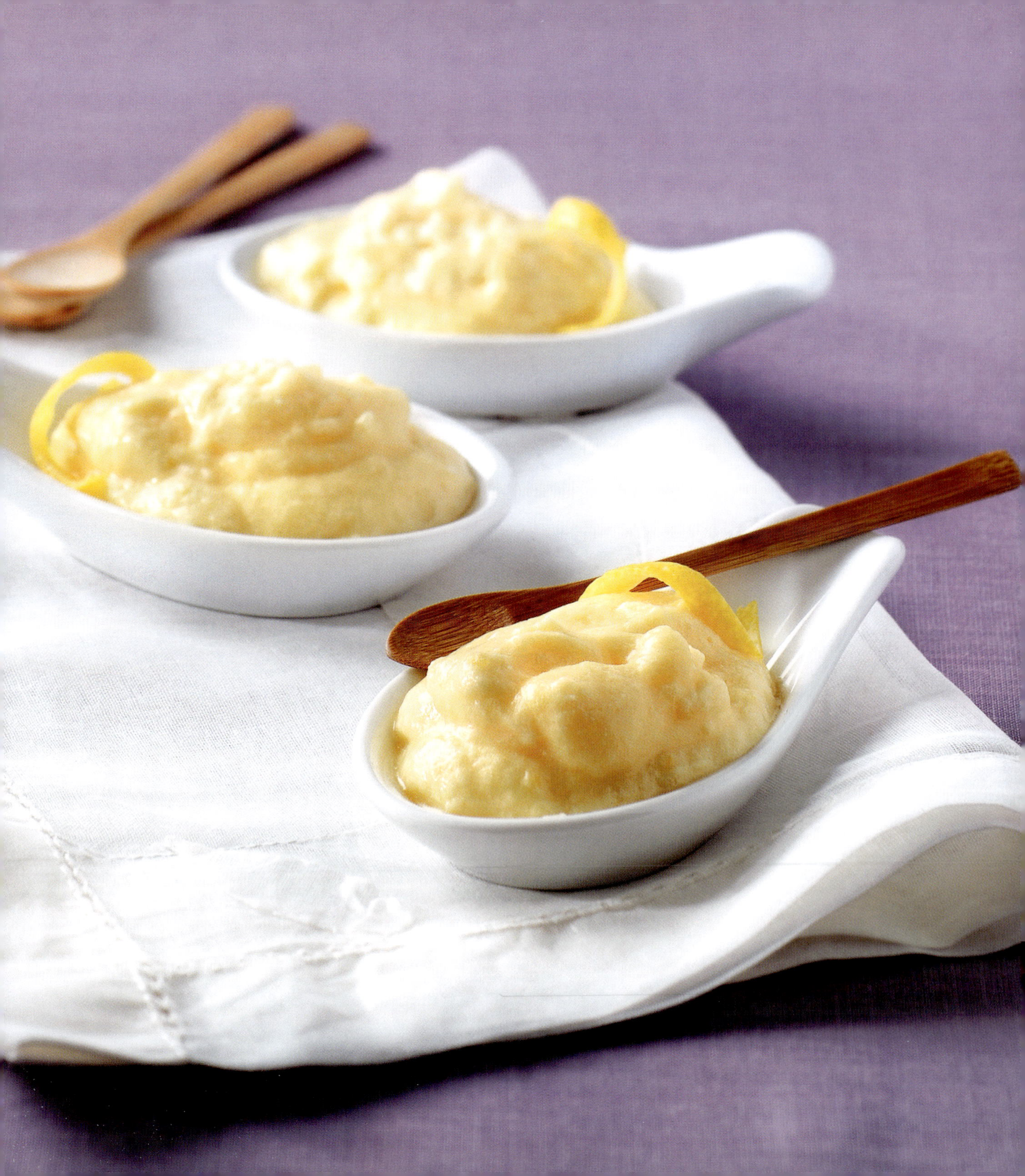

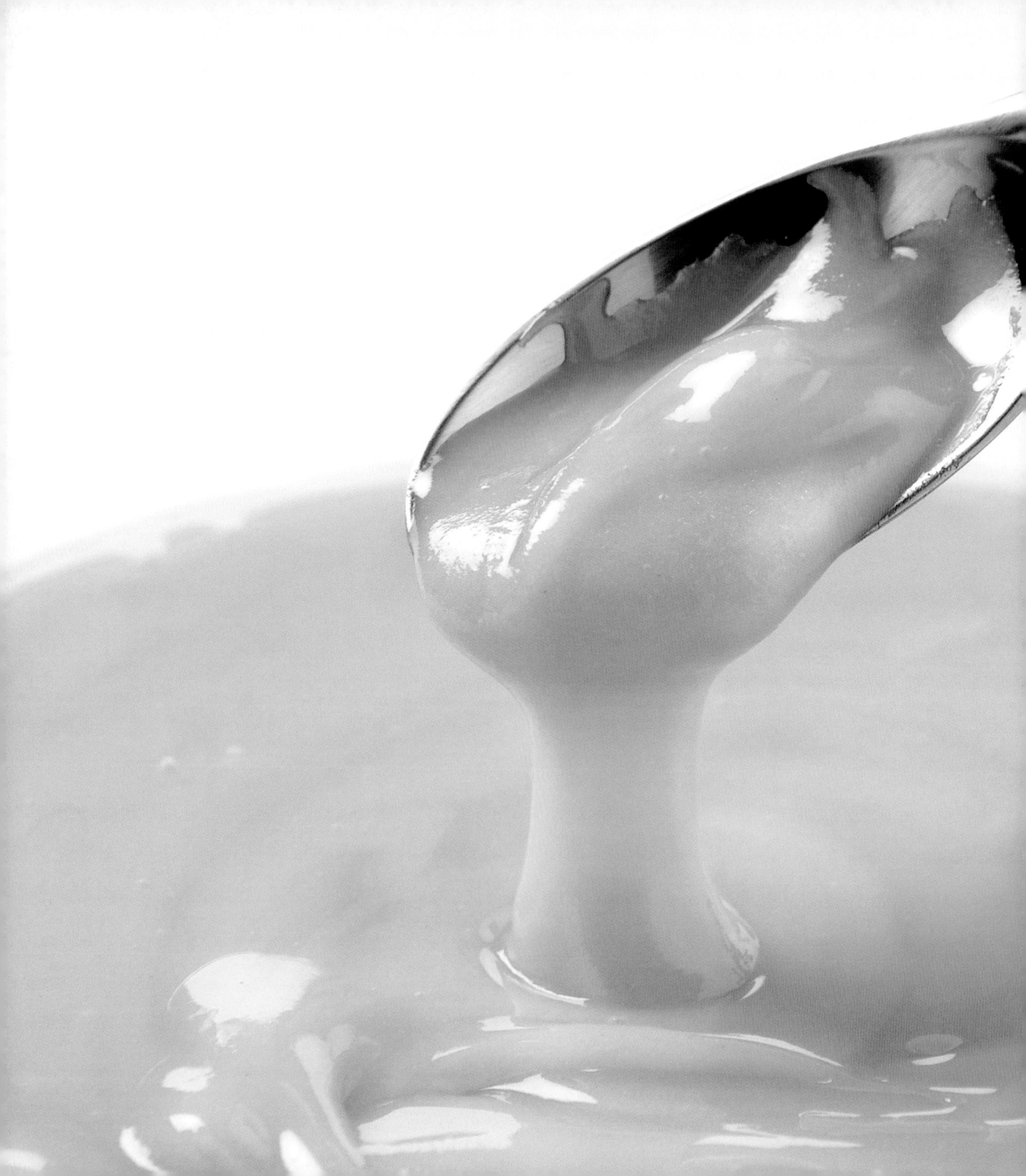

第2章

口あたりいいもの

Smooth

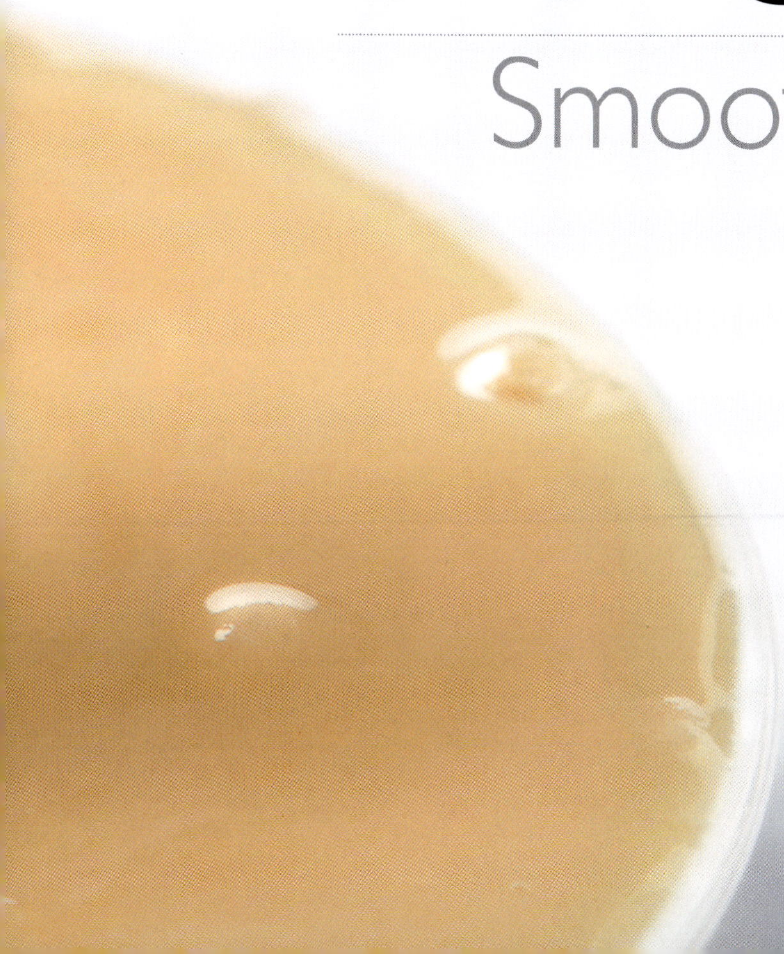

口あたりいいもの：冷たい／塩味／マイルド

アスパラガスとえびのクリーム

ホワイトアスパラガスの代わりにグリーンアスパラガスを使ってもいいでしょう。
ディルは入れなくてもよいし、また、パセリ、フェンネル、チャービルを代わりに使ってもいいでしょう。

ディル……1枝
ホワイトアスパラガス
（缶詰あるいは生。
細く小さいもの）……5本
全粒パン……½枚
えび（加熱調理したもの）……約100g
マヨネーズ……大さじ1
レモンの絞り汁……少々
塩……ひとつまみ
こしょう……ひとつまみ

少なめ2人分

ディルをみじん切りにする。

生アスパラガスを使う場合は皮をむき、根元を曲げ、自然に折れた部分は使わず捨てる。塩を加えた水の中にアスパラガスを入れて柔らかくなるまで10-15分ゆで、冷ます。ゆで汁を大さじ2、とりわけておく。

全粒パンをミキサーかフードプロセッサーにかけ、パン粉を作る。えび、アスパラガス、生アスパラガスを使う場合はゆで汁大さじ2、缶詰を使う場合は缶汁大さじ2を加え、なめらかなクリーム状になるまでミキサーかフードプロセッサーにかける。マヨネーズ、レモンの絞り汁、ディル、塩、こしょうを加えて、混ぜる。

クリームを小さめのグラス、あるいはボウル2個に入れる。

4人家族用：
材料を4倍し、前菜として出す。

おやつ

おやつを購入する場合は、できる限り保存料不使用で化学処理をしていない製品を買いましょう。砂糖が入っているかどうか、ラベルで確認しましょう。アップルソース、カスタードクリーム、フルーツヨーグルト、ルバーブのコンポート、熟した柿、熟したプラム、熟したメロンなどが、すぐに食べられて口あたりのいい、よいおやつになります。

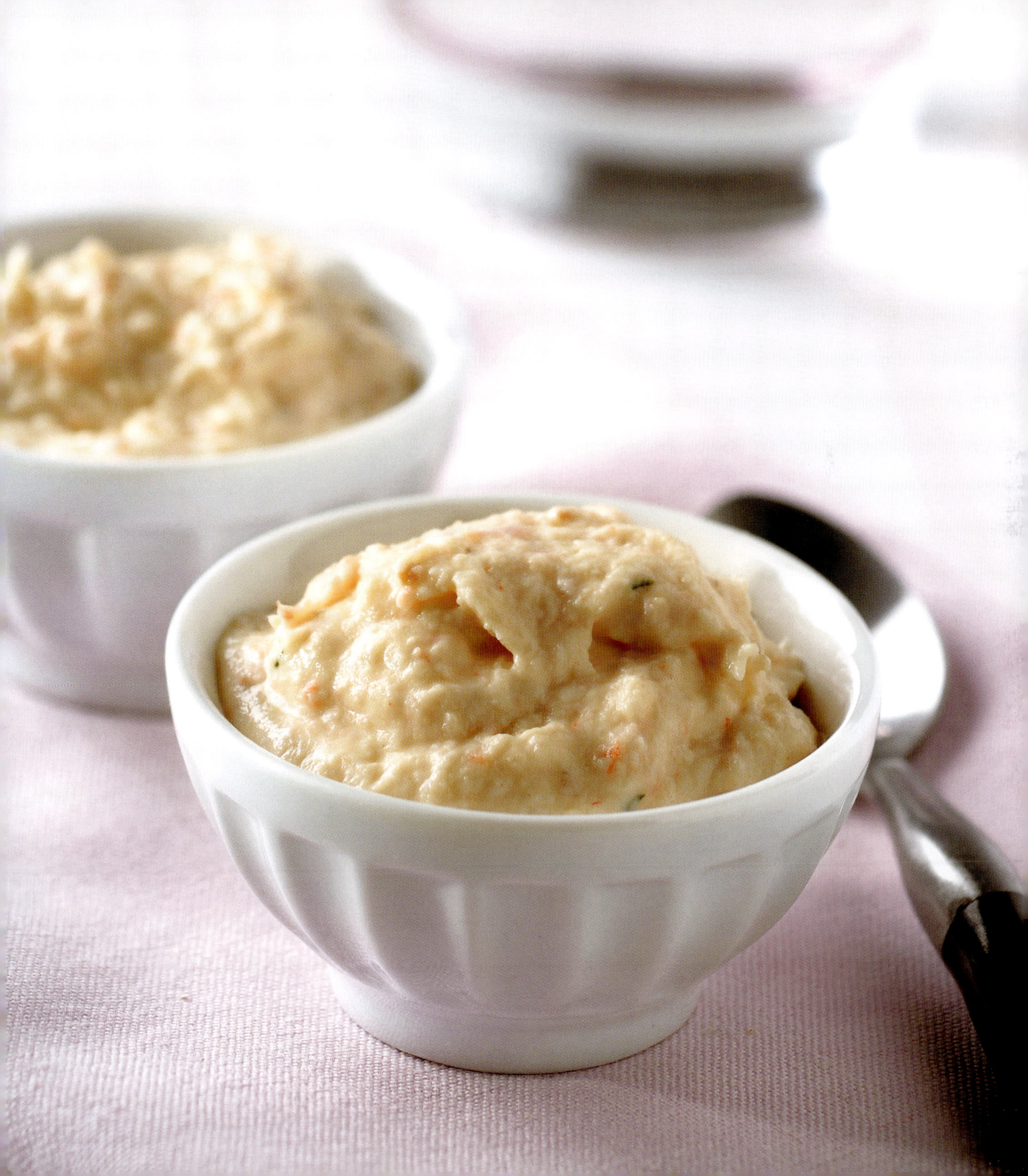

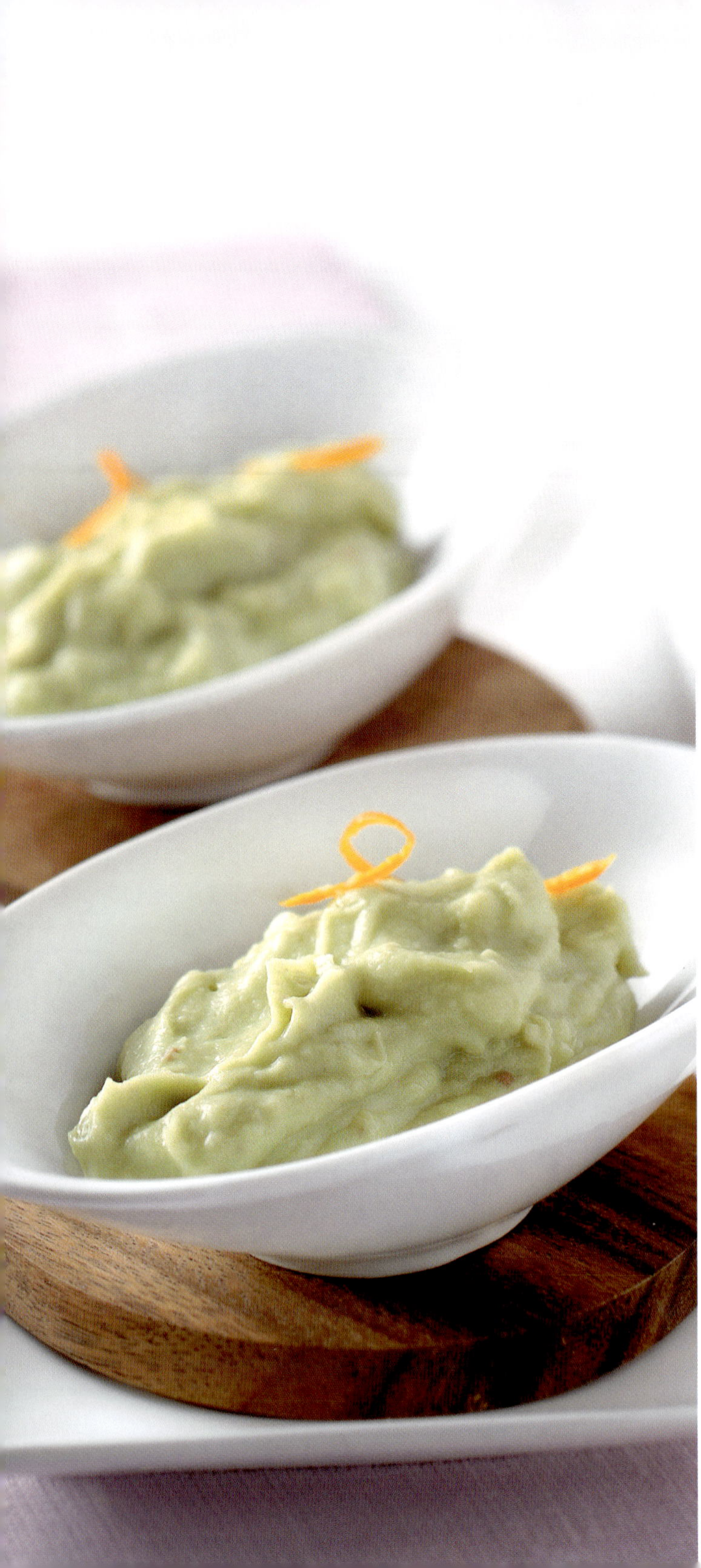

口あたりいいもの：冷たい／塩味／マイルド

オレンジ入り
アボカドピューレ

アボカドは、できるだけ熟したものを買いましょう。
経験上、買ってからしばらくおいても
アボカドはなかなか熟さず、
かといってまだ固いアボカドを使っても、
がっかりするできあがりになるだけです。

アボカド(よく熟した小さいもの)……1個
オレンジジュース……大さじ4
サワークリームあるいは
　豆乳生クリームあるいはマヨネーズ……大さじ2
塩……ひとつまみ
こしょう……ひとつまみ

少なめ2-3人分

アボカドを半分に切り、芯を取って果肉を取り出す。

アボカドとオレンジジュースをあわせ、なめらかなクリーム状になるまでミキサーかフードプロセッサーにかける。サワークリーム、あるいは豆乳生クリームかマヨネーズを加え、切るように混ぜる。塩とこしょうをそれぞれひとつまみ加える。

ピューレを小さめのグラス、あるいは皿2、3枚に入れる。

4人家族用：
材料を2倍し、前菜として出す。

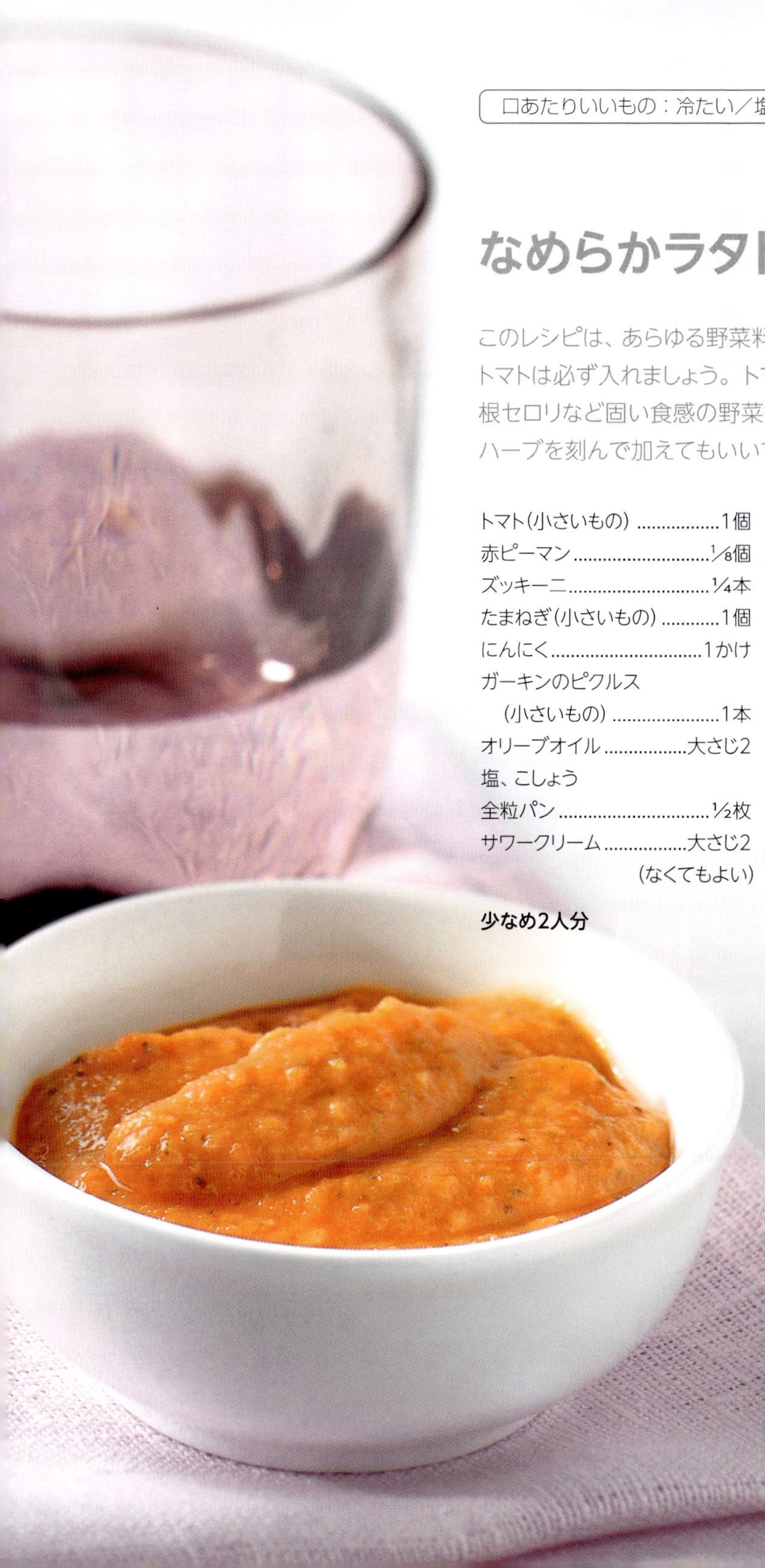

口あたりいいもの：冷たい／塩味／香りが強い

なめらかラタトゥイユ

このレシピは、あらゆる野菜料理の基本となるものです。
トマトは必ず入れましょう。トマトと一緒に、にんじん、ブロッコリー、
根セロリなど固い食感の野菜を選びます。
ハーブを刻んで加えてもいいでしょう。

トマト（小さいもの）……1個
赤ピーマン……⅛個
ズッキーニ……¼本
たまねぎ（小さいもの）……1個
にんにく……1かけ
ガーキンのピクルス
（小さいもの）……1本
オリーブオイル……大さじ2
塩、こしょう
全粒パン……½枚
サワークリーム……大さじ2
（なくてもよい）

少なめ2人分

トマト、赤ピーマン、ズッキーニを洗う。赤ピーマンの種を取る。たまねぎとにんにくの皮をむく。以上の野菜とガーキンのピクルスを細かく刻む。

オリーブオイルをフライパンに入れて火にかけ、細かく刻んだ野菜をすべて加えて、絶えずかき混ぜながら中火で3分炒める。塩、こしょうで味つけする。水200ccを加え、弱火にして10分煮込む。

全粒パンをミキサーかフードプロセッサーにかけ、パン粉を作る。できたラタトゥイユを加え、なめらかなクリーム状になるまでミキサーかフードプロセッサーにかける。冷まして、塩、こしょうで味を調える。

ラタトゥイユを小さめのグラス、あるいは皿2枚に分ける。冷たくして出す。好みで、サワークリームをスプーン1杯加える。

4人家族用：
材料を4倍し、前菜として出す。

しいたけクリーム

このクリームはそのまま食べるだけでなく、柔らかいパンに添えたり、トーストに塗ったり、小さなクレープに入れて食べてもいいでしょう。スープストックを加えれば、スープになります。

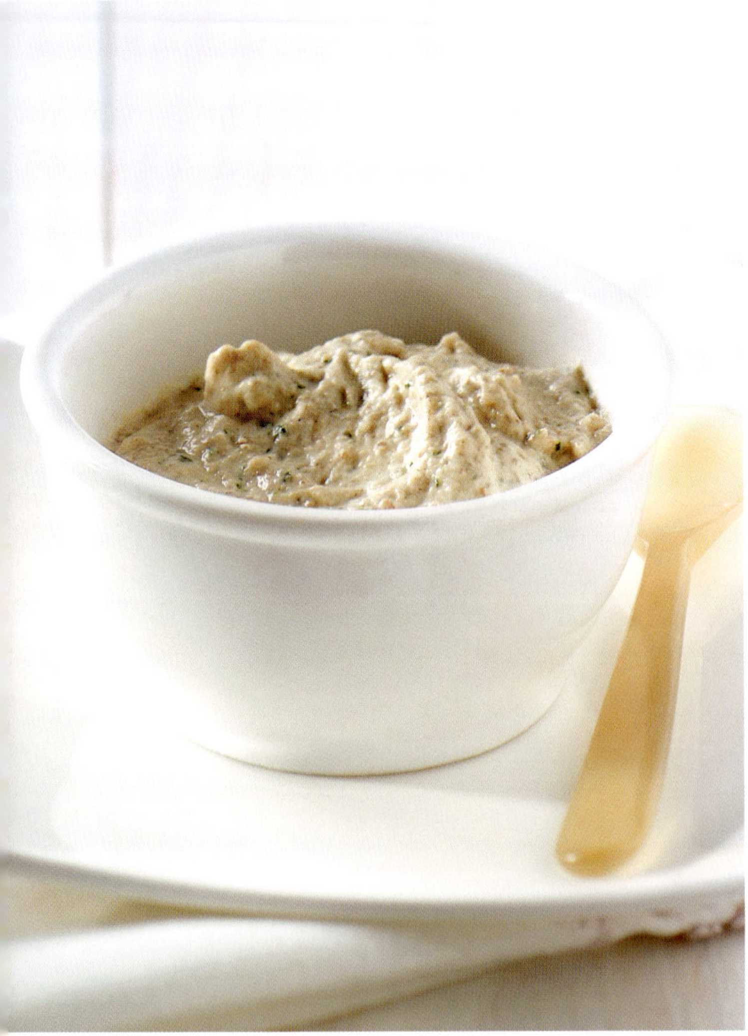

きのこ類(マッシュルームと
　しいたけ)......................75g
たまねぎ(小さいもの)......½個
にんにく........................½かけ
オリーブオイル ....少量
パセリ................................2枚
全粒パン..........................½枚
クレームフレッシュ
　あるいは豆乳生クリーム
　................................大さじ2
塩、こしょう

少なめ2人分

きのこ類をふいて、刻む。たまねぎとにんにくの皮をむいて刻む。

大きめのフライパンにオリーブオイルを入れて火にかけ、たまねぎときのこ類を加えて中火で5分炒める。にんにくを加え、さらに3分炒める。

パセリをみじん切りにする。

全粒パンをミキサーかフードプロセッサーにかけ、パン粉を作る。炒めたきのことパセリを加え、なめらかなクリーム状になるまでミキサーかフードプロセッサーにかける。冷ます。

きのこのクリームにクレームフレッシュを加え、塩、こしょうで味つけする。

クリームを小さな皿2枚に入れる。

ヒント：塩の代わりにしょうゆで味つけしても、香りがあってよい。

4人家族用：
材料を3倍し、前菜として出す。

口あたりいいもの：冷たい／塩味／香りが強い

ミント風味のツナとグリーンピース

よりなめらかで飲み込みやすく仕上げたければ、
マヨネーズを加える前にクリームを
細かいざるでこしてください。

グリーンピース
（生あるいは冷凍）...........100g
ミント......................................1枝
ツナ（まぐろを加熱調理したもの、
あるいは缶詰）.............大さじ6
カクテルオニオン
（小たまねぎのピクルス、
できるだけ小さいもの）......3個
マヨネーズ..................大さじ1 ½

少なめ2人分

なべに水を入れて沸騰させ、グリーンピースを加えて柔らかくなるまで10分ほどゆでる。冷水にさらし、冷ます。

ミントをみじん切りにする。

グリーンピース、ツナ、カクテルオニオン、ミントをあわせ、なめらかなクリーム状になるまでミキサーかフードプロセッサーにかける。マヨネーズ、カクテルオニオンのつけ汁少々を加える。

クリームを小さめのグラス、あるいは皿2枚に入れる。

ヒント：ツナの代わりに、加熱調理した鮭やえびを使って作ってもよい。

4人家族用：
材料を3倍し、前菜として出す。

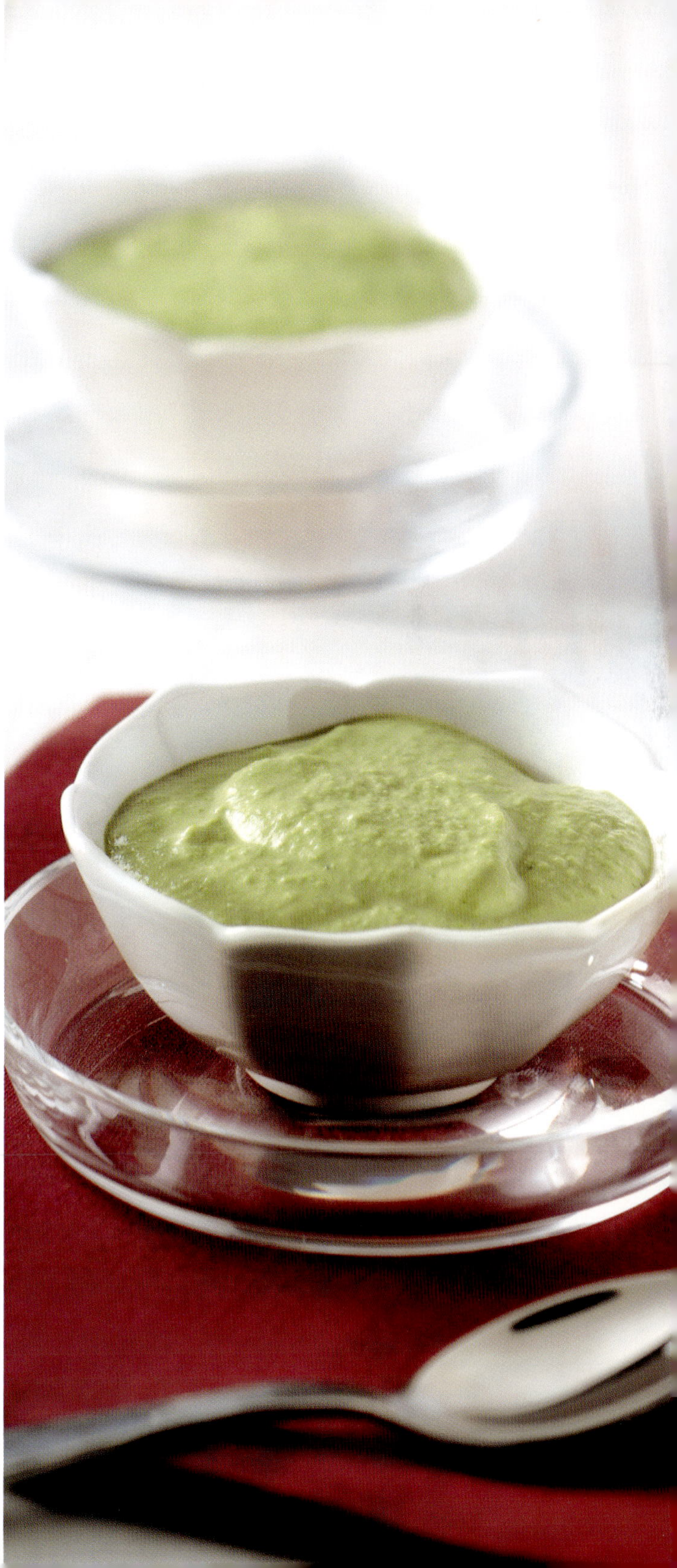

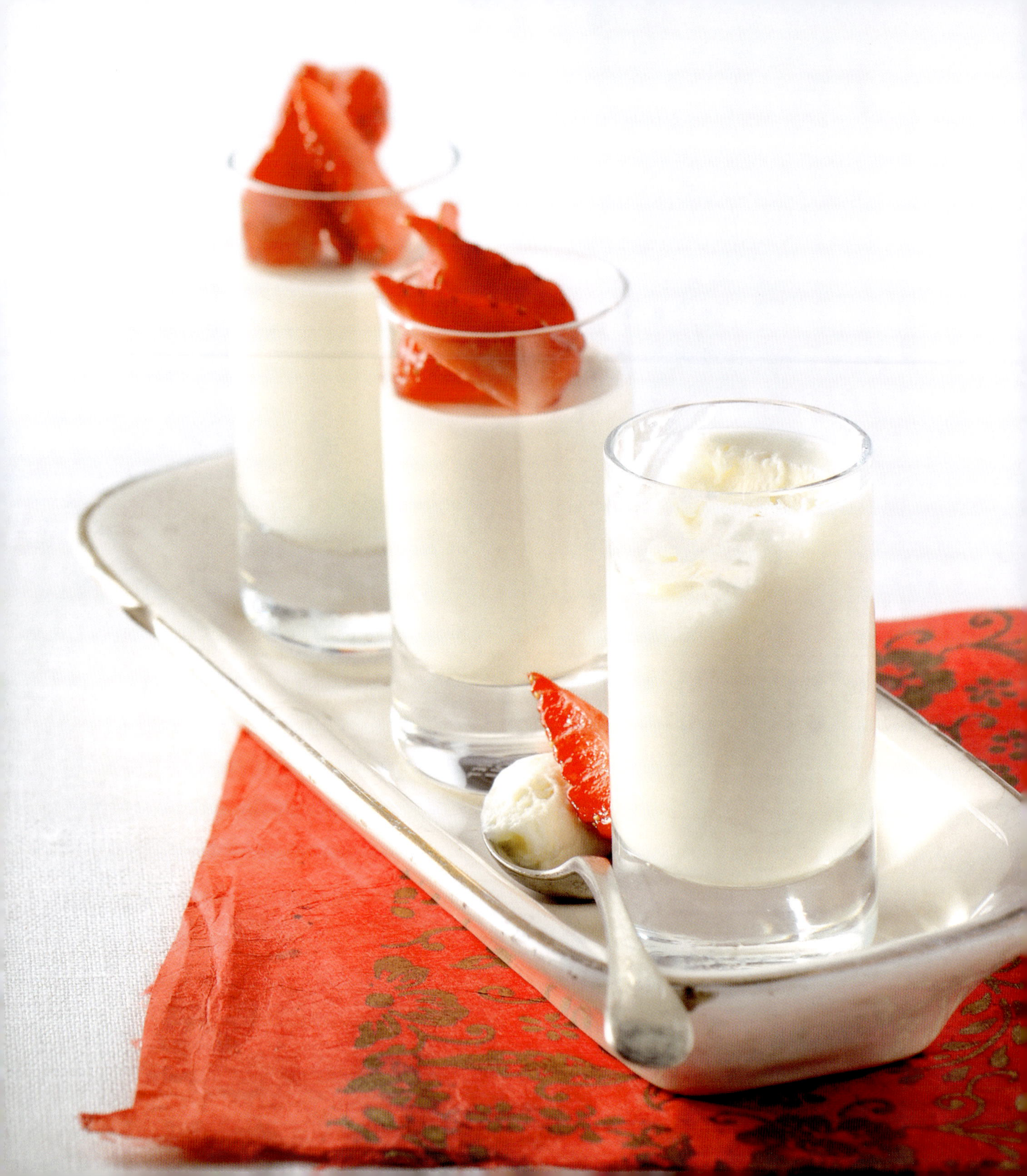

はちみつ入りパンナコッタ・いちご添え

なめらかでクリーミーなプディングです。3日間は日持ちしますが、日がたつにつれて少し固くなります。
ゼラチンは、ヨーグルトに加えるときに冷たく、なおかつまだ液体状であるよう気をつけましょう。
ゼラチンが固まりかけている場合は、もう1度熱を加えて溶かしてから使います。

ゼラチンパウダー ....3g、
　　あるいは板ゼラチン 2枚
生クリームあるいは豆乳生クリーム..125cc
はちみつ 大さじ2
ヨーグルトあるいは豆乳ヨーグルト...150cc
いちご 6個

少なめ2-3人分

パッケージの表示に従って、ゼラチンをふやかす。

小さめのソースパンに生クリームの半量とはちみつを入れて火にかける。煮立ったらソースパンを火からおろして混ぜる。ゼラチンを加えて、溶かす。ときどきかき混ぜながら、冷ます。固まるまで冷やさないように、気をつける。

冷ましている間に残りの生クリームを八分立てに泡立て、素早くヨーグルトを加える。ゼラチンを加えた生クリームを加え、素早く混ぜる。小さめのボウル、あるいはグラス2、3個に分ける。冷蔵庫で、固まるまで2時間以上冷やす。

いちごを洗い、半分に切る。パンナコッタの上に飾る。

ヒント：いちごの代わりに、好みの柔らかな果物を使ってもよい。生のものでも、冷凍のものでもよい。

4人家族用：
材料を2倍し、デザートとして出す。

カロリーのことは考えない
治療の間は、カロリーについて考えることはやめましょう。食べること自体が難しいのですから、ヘルシーな材料をできるだけいろいろ使うことのほうに精力を注ぎましょう。

がん治療中の食事

りんごとシナモンのなめらかコンポート

コンポートは、りんごだけでなくブラックベリー、
ブルーベリー、クランベリーを加えて
作ってもいいでしょう。

りんご(紅玉など)……2個
レモンの絞り汁……少量
はちみつ……大さじ½、好みによって加減
シナモン……ひとつまみ

少なめ2-3人分

りんごの皮をむき、半分に切って芯を取り刻む。

小さめのソースパンにりんご、レモンの絞り汁、はちみつ、水大さじ3、シナモンを入れる。中火で5-8分、ときどきかき混ぜながらコンポートが柔らかくなるまで煮る。冷ます。

コンポートを小さめのグラス、あるいは皿2枚に入れ、シナモンを少し振りかける。

4人家族用：
材料を3倍し、デザートとして出す。

バナナとレモンのムース

このムースはとても簡単で、
しかも柔らかでよく完熟した果物であれば、
どんな果物を使っても作ることができます。
りんごや洋梨のような固い果物も使えますが、
その場合はまずなべに少量の水を入れた中で果物を
煮てから使いましょう。生クリームの代わりに、
市販のカスタードクリームや豆乳を使ったバニラ味の
デザートなどを使うこともできます。
その場合は、はちみつは加えません。

レモン(小さいもの)……1個
バナナ……1本
はちみつ……大さじ½-1
生クリームあるいは豆乳生クリーム……100cc

少なめ2-3人分

レモンを絞る。バナナの皮をむく。

バナナ、はちみつ、レモンの絞り汁の半量をあわせ、なめらかなピューレ状になるまでミキサーかフードプロセッサーにかける。さらにレモンの絞り汁を加える。

生クリームを泡立て、バナナピューレに加えて切るように混ぜる。

ムースをグラス2、3個に分け、すぐに出す。

4人家族用：
材料を3倍し、デザートとして出す。

ハーフフローズンフルーツヨーグルト

この料理は、前日に作っておくこともできます。その場合は食べる30分前に冷凍庫から出し、解凍しておきましょう。冷凍の果物を使ってピューレを作る場合は、冷凍庫に入れずにそのまま出すことができます。

赤い色の果物
（ベリー類やチェリー。
生、あるいは冷凍）............50g
100%フルーツのいちごジャム
....................................大さじ2

生クリームあるいは
豆乳生クリーム............大さじ5
ヨーグルトあるいは
豆乳ヨーグルト............大さじ8

少なめ2人分

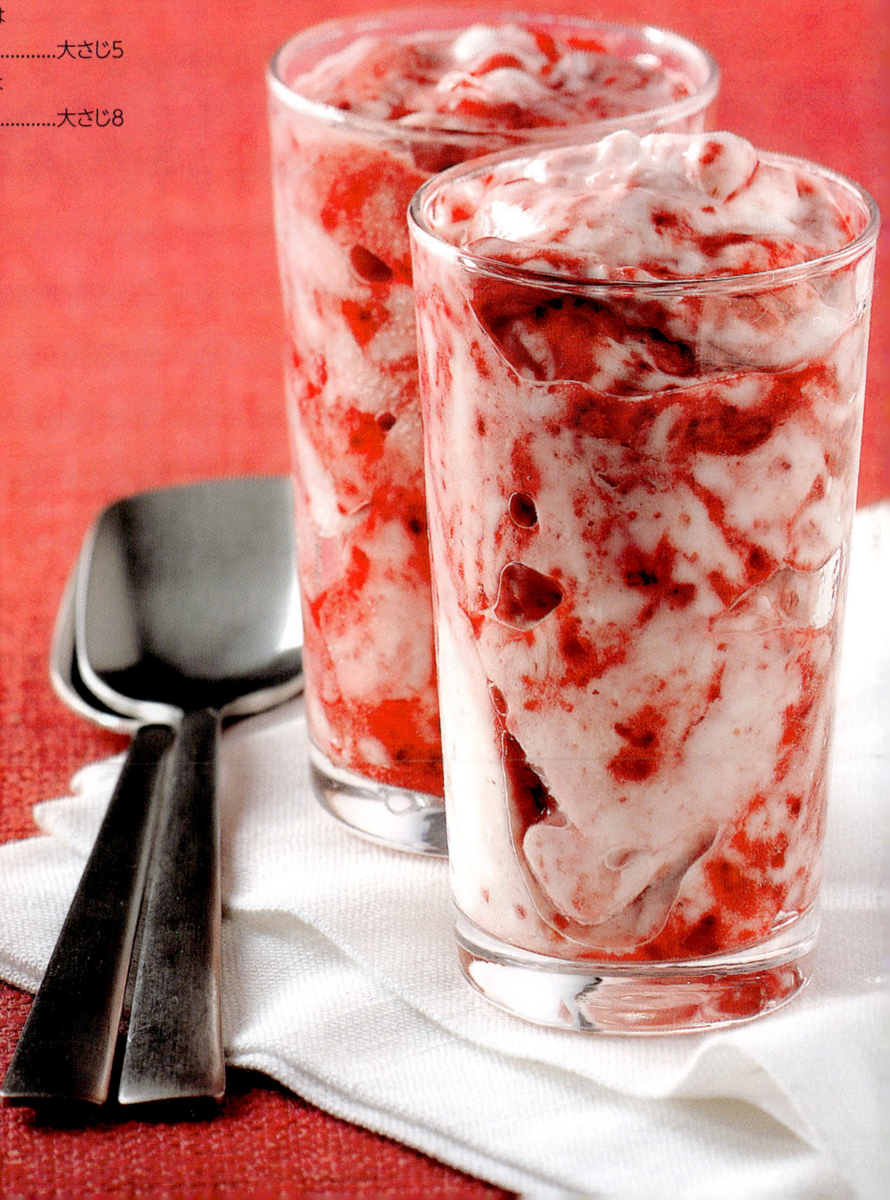

果物を洗い、ジャムとあわせてなめらかなピューレ状になるまでミキサーかフードプロセッサーにかける。

生クリームを八分立てに泡立て、ヨーグルトに加える。果物のピューレを加え、完全に混ざってしまわない程度にさっくりと切るように混ぜる。

ヨーグルトを小さめのボウルあるいはグラス2個に分け、冷凍庫で1-2時間冷やす。

ヒント：赤い色の果物の代わりに、アプリコット、黄桃、マンゴーなどオレンジ色の果物を使ってもよい。

4人家族用：
材料を4倍し、デザートとして出す。

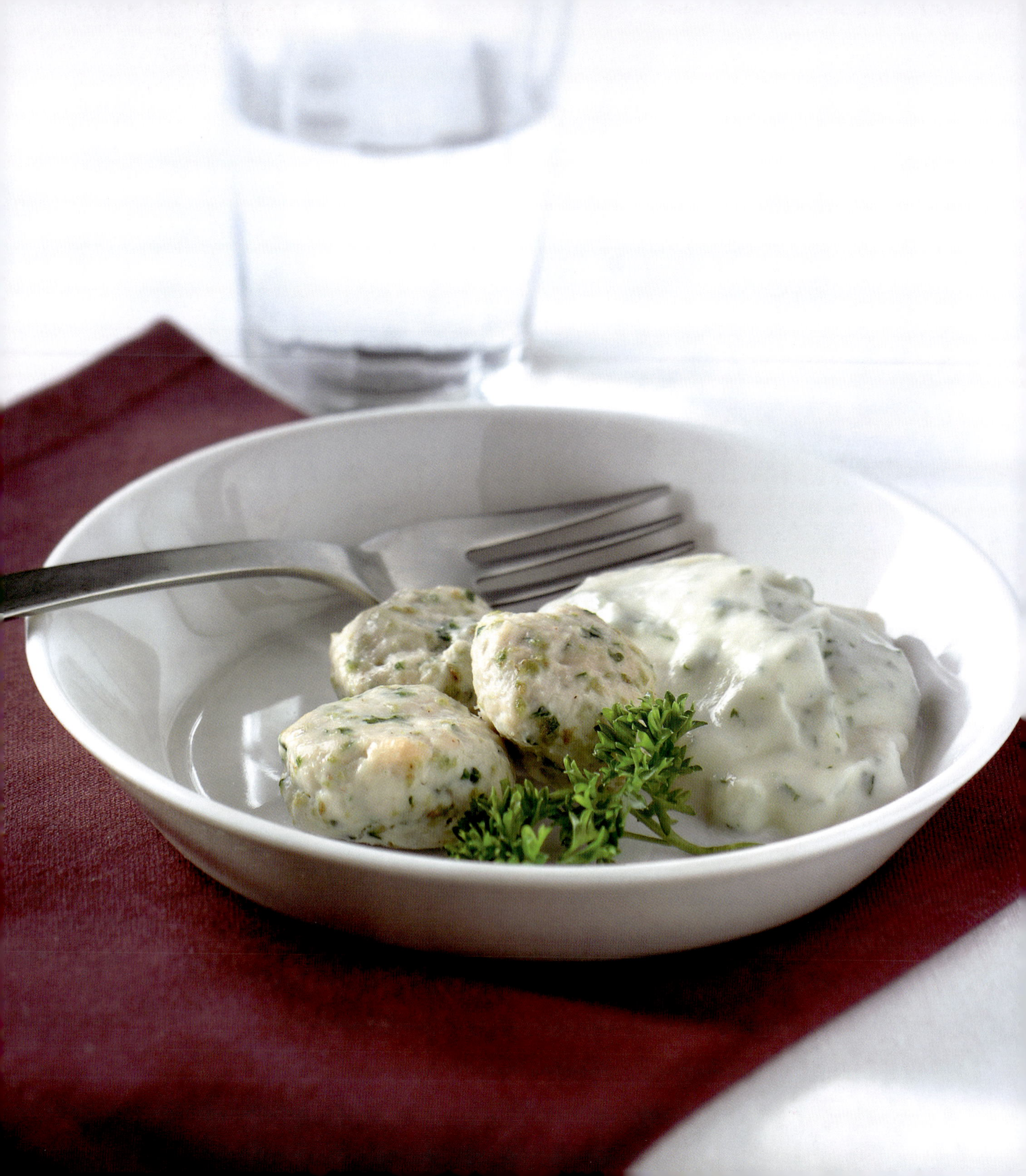

カリフラワークリーム・チキンパテ添え

カリフラワーはがん患者にとってよい栄養素に富んでいますが、
化学療法中の患者は料理中のにおいに気分が悪くなる場合があります。においを最小限に抑えるには、
カリフラワーをゆでるときになべに殻つきのくるみかパンを1枚、一緒に入れるといいでしょう。
あるいは、カリフラワーをオーブンで焼くか蒸してもいいでしょう。アルミなべや鉄なべを使うのは、
あまりよくありません。カリフラワーをアルミなべで調理すると特に嫌なにおいを放ち、
クリーム色のカリフラワーが黄色くなります。鉄なべで調理すると、青緑色か茶色に変色します。

カリフラワー......................小さいものを5房
塩、こしょう
パセリ..3枝
全粒パン ....½枚
鶏ひき肉...50g
クリームチーズ
（できればライトタイプのもの）.....大さじ2

少なめ2人分

水と塩ひとつまみをなべに入れて火にかけ、沸騰したらカリフラワーを入れて柔らかくなるまで約8分ゆでる。水気をしっかり切る。

パセリをみじん切りにする。

全粒パンとパセリをあわせてミキサーかフードプロセッサーにかけ、パン粉を作る。作ったパン粉大さじ2と鶏ひき肉、塩ひとつまみ、こしょうひとつまみ、クリームチーズ大さじ1を混ぜる。6等分して、それぞれパテに形作る。

なべに湯を沸騰させ、なべの中のラックにパテを並べてふたをし、火が通るまで3-4分蒸す。

カリフラワーが熱いうちに残りのパン粉に加え、なめらかなクリーム状になるまでミキサーかフードプロセッサーにかける。残りのクリームチーズとパセリを加える。塩、こしょうで味つけし、もう1度温める。

パテとカリフラワークリームを小さめのボウル2個に入れる。

ヒント：チキンパテはとても柔らかく繊細な舌触りだが、それでも火を通したひき肉を飲み込むのが難しい場合は、カリフラワーと一緒にミキサーにかければよい。チキンパテは、皿に入れて電子レンジ調理してもよい。その場合は数分で調理できる。

4人家族用：
カリフラワー750g、全粒パン4枚、パセリ小さめ1束、鶏ひき肉300g、クリームチーズ150gを使う。鶏ひき肉をパンの¼量、クリームチーズの¼量と混ぜる。主菜として出す。

ハムとチャイブ入りスクランブルエッグ

スクランブルエッグの固さには各自好みがあるでしょうが、
このレシピではクリーミーななめらかさを保つために、あまり卵に火を通しすぎないほうがいいでしょう。
ハムとチャイブは入れなくてもよいし、代わりにスモークサーモンとディルを使ってもいいでしょう。

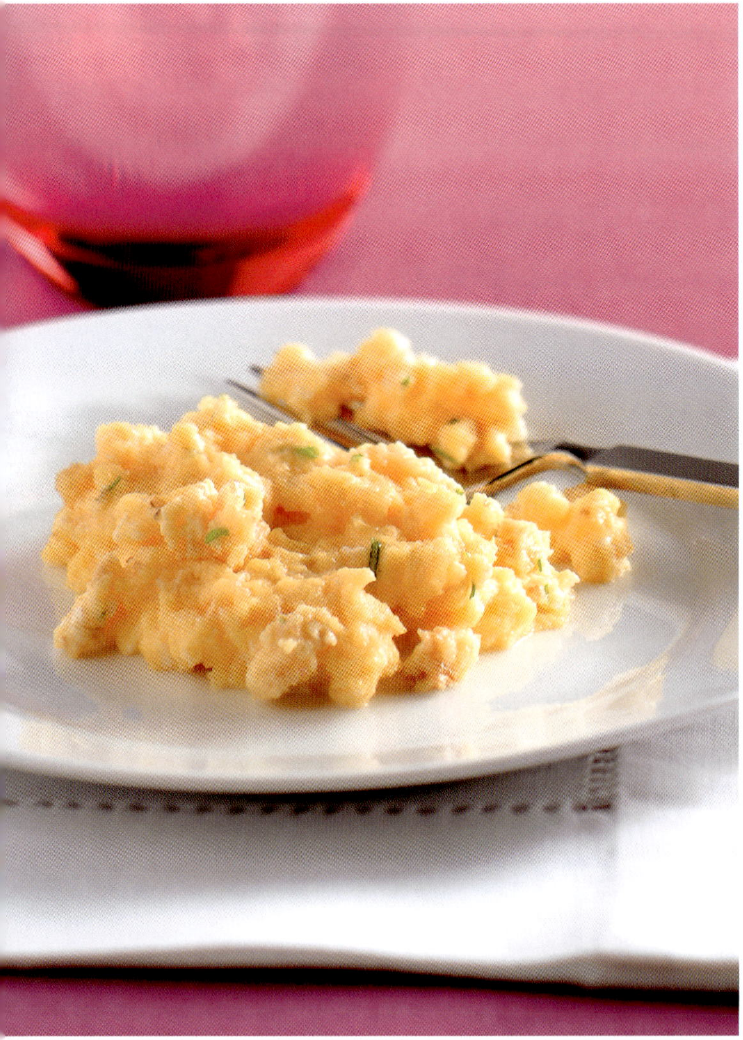

チャイブ……3枝
全粒パン……½枚
ハム（薄切り）……1枚
卵……2個
バター……大さじ2
塩……ひとつまみ
こしょう……ひとつまみ

少なめ2人分

全粒パンとハム、チャイブをあわせてミキサーかフードプロセッサーにかけ、パン粉を作る。

卵を軽く泡立て器で混ぜ、小さめのソースパンに入れる。バターとパン粉を加える。弱火にかけ、常にかき混ぜながら卵に軽く火が通るまで調理する。

塩、こしょうをそれぞれひとつまみ加える。

小さめの皿2枚に分ける。

4人家族用：
材料を3倍し、朝食として出す。

ベーコン入りじゃがいもとキャベツ炒め

この料理では食材を大変細かくすりつぶしますが、とはいえ少し食感が残ります。
もっとなめらかにしたい場合は、クリーム状になるまでミキサーかフードプロセッサーにかけましょう。
そうすれば、じゃがいもがねばねば、ぱさぱさすることはありません。

キャベツ……………………約150g
じゃがいも…………………2個
塩、こしょう
たまねぎ（小さいもの）…………1個
ベーコン……………………1枚
オリーブオイル……………大さじ2
サワークリームあるいは
　豆乳生クリーム……大さじ1 ½

少なめ2人分

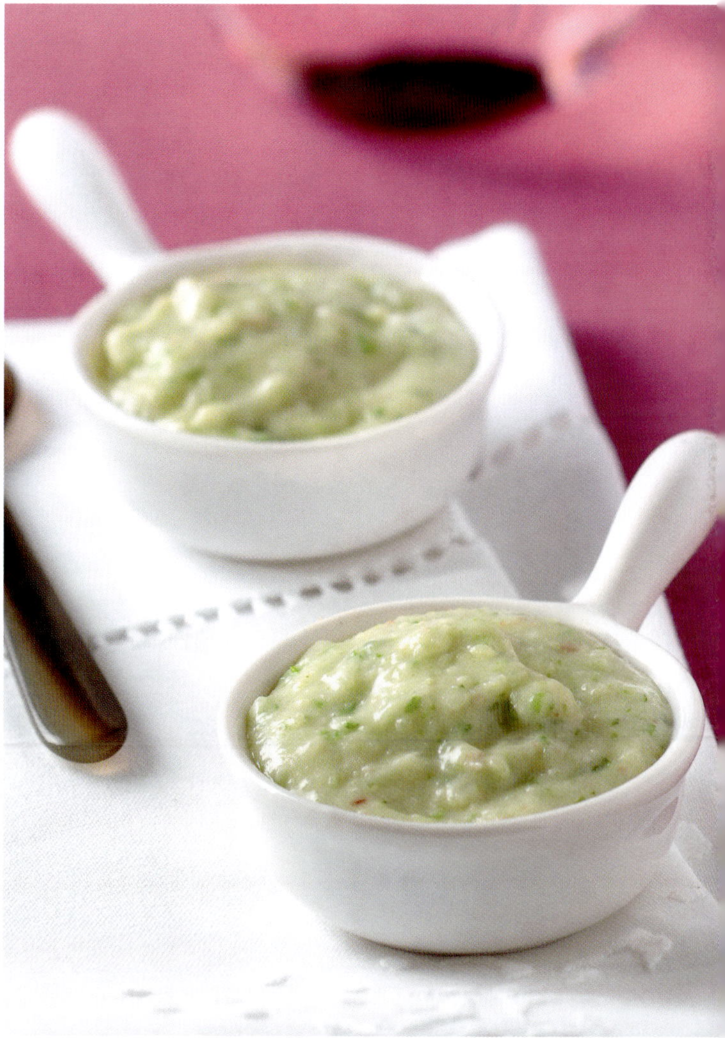

キャベツを洗い、細かく刻む。じゃがいもの皮をむき、4つ切りにする。キャベツ、じゃがいもと塩ひとつまみを小さめのなべに入れる。ひたひたの水を加える。キャベツとじゃがいもが柔らかくなるまで15-20分ゆでる。水気をしっかり切る。

たまねぎの皮をむき、刻む。ベーコンを小さく切る。

フライパンにオリーブオイルを入れて火にかけ、たまねぎとベーコンを加えて弱火で3分炒める。

水気を切ったキャベツとじゃがいもに炒めたたまねぎとベーコンを加え、ピューレ状になるまでミキサーかフードプロセッサーでマッシュする。生クリームを加え、塩、こしょうで味つけする。

小さめの皿かボウル2個に分ける。

ヒント：小さめのりんごの皮をむき、芯を取って刻んで加えても、風味が変わってよい。その場合はじゃがいもをゆでる際、ゆで上がる10分前に刻んだりんごをなべに加える。

4人家族用：
キャベツ750g、じゃがいも1kg、大きめのたまねぎ2個、ベーコンスライス6枚、オリーブオイル大さじ4、サワークリームか豆乳生クリーム大さじ6を使う。主菜として出す。

口あたりいいもの：温かい／塩味／香りが強い

スモークサーモン入りじゃがいもとブロッコリーのマッシュ

スモークの香りがするスモークトラウトサーモンが入ることで、食をそそる一品となります。スモークサーモンの代わりに、スモークフィッシュ、スモークハム、スモークベーコン、スモークソーセージなど、スモークした他の食材を使ってもいいでしょう。

じゃがいも……………………………2個
塩、こしょう
ブロッコリー……小さいものを4房
スモークトラウトサーモン……75g
チャイブ………………………………3枝
サワークリームあるいは
　豆乳生クリーム…………大さじ2

少なめ2人分

じゃがいもの皮をむいて、4つ切りにする。じゃがいもと塩ひとつまみをなべに入れ、ひたひたの水を加える。じゃがいもが柔らかくなるまで15-20分ゆでる。じゃがいもがゆで上がる5分ほど前に、ブロッコリーを加える。水気を切る。

スモークトラウトサーモンをみじん切りにする。骨に気をつける。チャイブをみじん切りにする。

じゃがいもとブロッコリーをミキサーかフードプロセッサーでマッシュする。スモークトラウトサーモンとチャイブを加え、生クリームを入れる。塩、こしょうで味つけする。

ヒント：じゃがいもとブロッコリーをミキサーにかけるときに、サーモンも一緒に入れてもよい。こうすれば、サーモンも細かくマッシュされる。

4人家族用：
じゃがいも1kg、ブロッコリー600g、スモークトラウトサーモン片身4枚、チャイブ小さいもの1束、サワークリームあるいは豆乳生クリーム大さじ8を使う。主菜として出す。

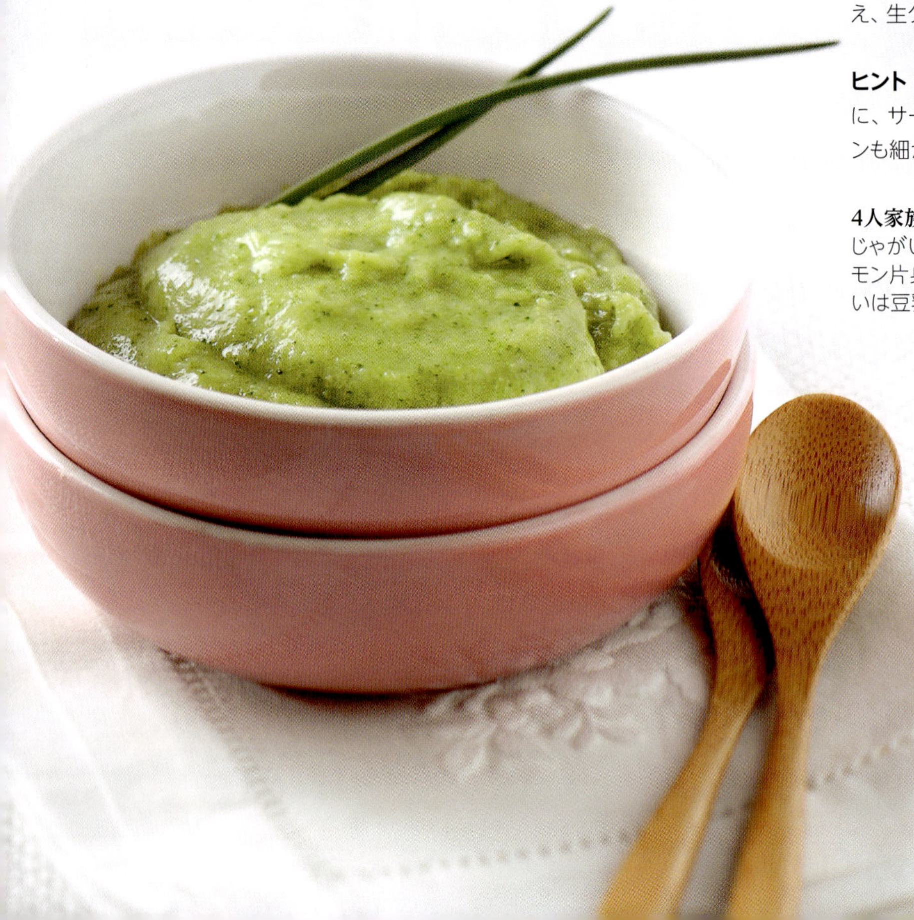

チーズ入りいろいろ野菜

このレシピは、いろいろな野菜を使って作ることができます。
好みの野菜をいろいろと組み合わせて、作ってみましょう。前もって作っておく場合は、
食べる直前に温めてからチェダーチーズを加えます。チーズなしで作ってもいいでしょう。

にんじん（小さいもの）........................6本
リーキ..15cm
じゃがいも..2個
塩、こしょう
にんにく..1かけ
オリーブオイル..............................大さじ1
クリームチーズ
（できればライトタイプのもの）
....大さじ2
おろしチェダーチーズ..................大さじ2

少なめ2人分

にんじんの皮をむき、刻む。リーキを洗い、みじん切りにする。じゃがいもの皮をむき、4つ切りにする。

にんじん、リーキ、じゃがいもと塩ひとつまみを小さめのなべに入れ、ひたひたの水を加える。にんじん、じゃがいもが柔らかくなるまで15-20分ゆでる。水気を切る。

にんにくの皮をむき、刻む。小さめのフライパンにオリーブオイルを入れて火にかけ、にんにくを1分炒める。

水気を切った野菜ににんにくを加え、ミキサーかフードプロセッサーでマッシュする。クリームチーズとチェダーチーズを加える。塩、こしょうで味つけする。

小さめの皿2枚に分ける。

4人家族用：
にんじん500g、リーキ4個、じゃがいも1kg、にんにく3かけ、オリーブオイル大さじ2、ライトタイプのクリームチーズ大さじ8、おろしチェダーチーズ大さじ8を使う。主菜として出す。

試してみる

この本のレシピは、読む人のインスピレーションを刺激するように考えられています。想像力を働かせ、好みの食材や、今までの経験を考えあわせて、いろいろ試してみてください。

洋梨のホットクリーム

砂糖は、あまり多く使わないように気をつけましょう。
甘味が足りなければ、食べるときに少しはちみつを加えて甘くして食べてもいいでしょう。

洋梨(半分にしてポーチドペアにする。
　ヒントを参照)……………………………1個、
　あるいは缶詰の洋梨
　(できるだけ砂糖を使っていないもの)
　……………………………………半切りを2切れ
クレームフレッシュあるいは豆乳生クリーム
　……………………………………………大さじ4
カスタードクリームパウダー………大さじ½
シナモン …………………………………小さじ½

少なめ2人分

洋梨をなめらかなクリーム状になるまでミキサーかフードプロセッサーにかける。ざるでこす。小さめのソースパンに入れ、クレームフレッシュ、あるいは豆乳生クリームを加える。火にかけ煮立たせる。

缶汁、あるいはポーチドペアのつけ汁スプーン1杯にカスタードパウダーを加えて混ぜる。洋梨のクリームに加え、ときどきかき混ぜながら弱火で数分とろりと煮詰める。

カップ2個に入れてシナモンを振りかけ、すぐに出す。

ヒント：ポーチドペアを作るには、水100ccにつきはちみつ小さじ1とレモンの絞り汁少々を加えたものに皮をむいて半分に切り芯を取った洋梨を入れ、柔らかくなるまで10-20分煮る。

4人家族用：
材料を4倍し、デザートとして出す。

**温かいものか、
それとも冷たいものか**
患者に何が食べたいのかを聞くと、「何か温かいもの」とか「何か冷たいもの」という答えが返ってくることが多いはずです。本書の各章では、温かいレシピも冷たいレシピも紹介しています。

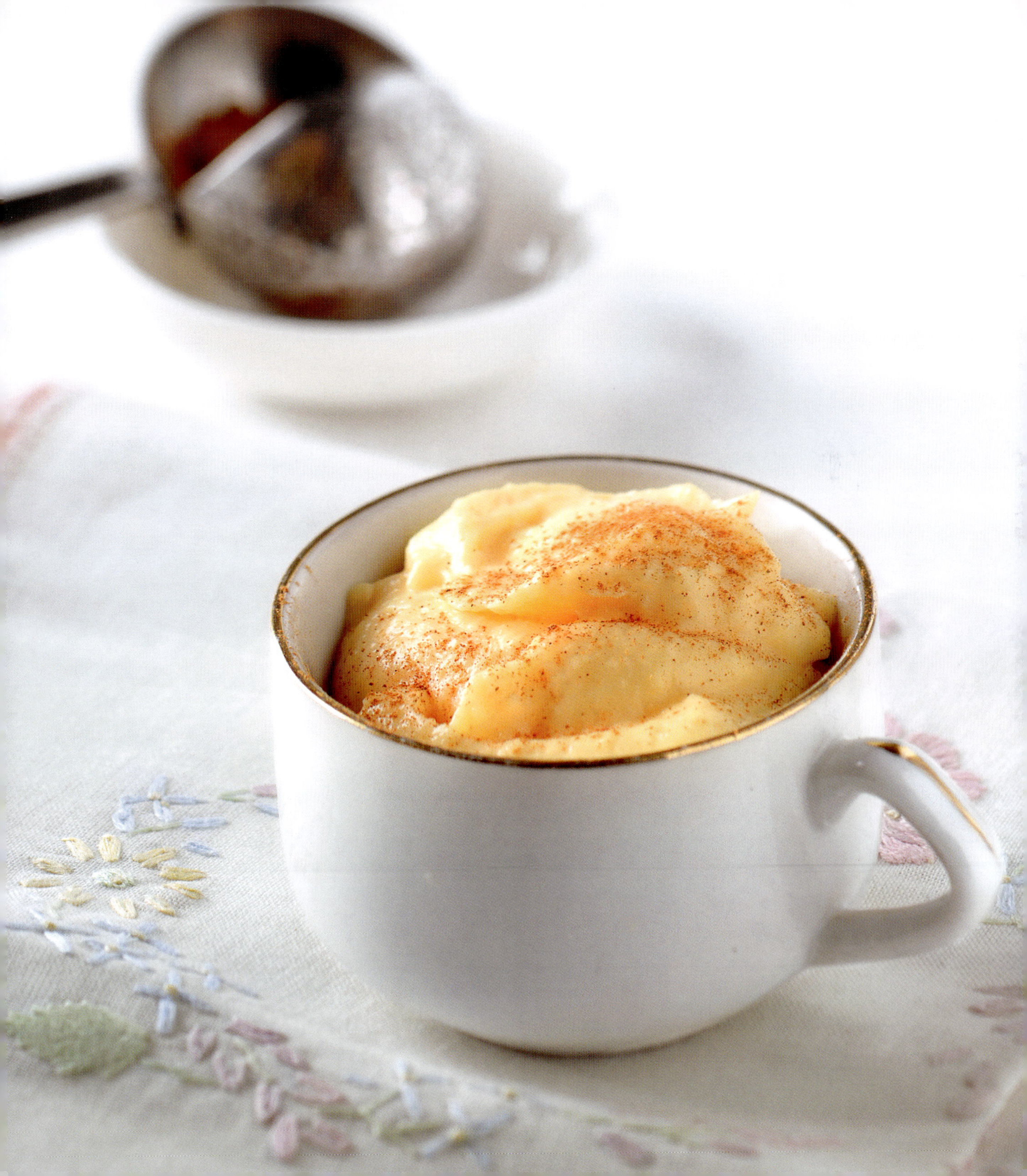

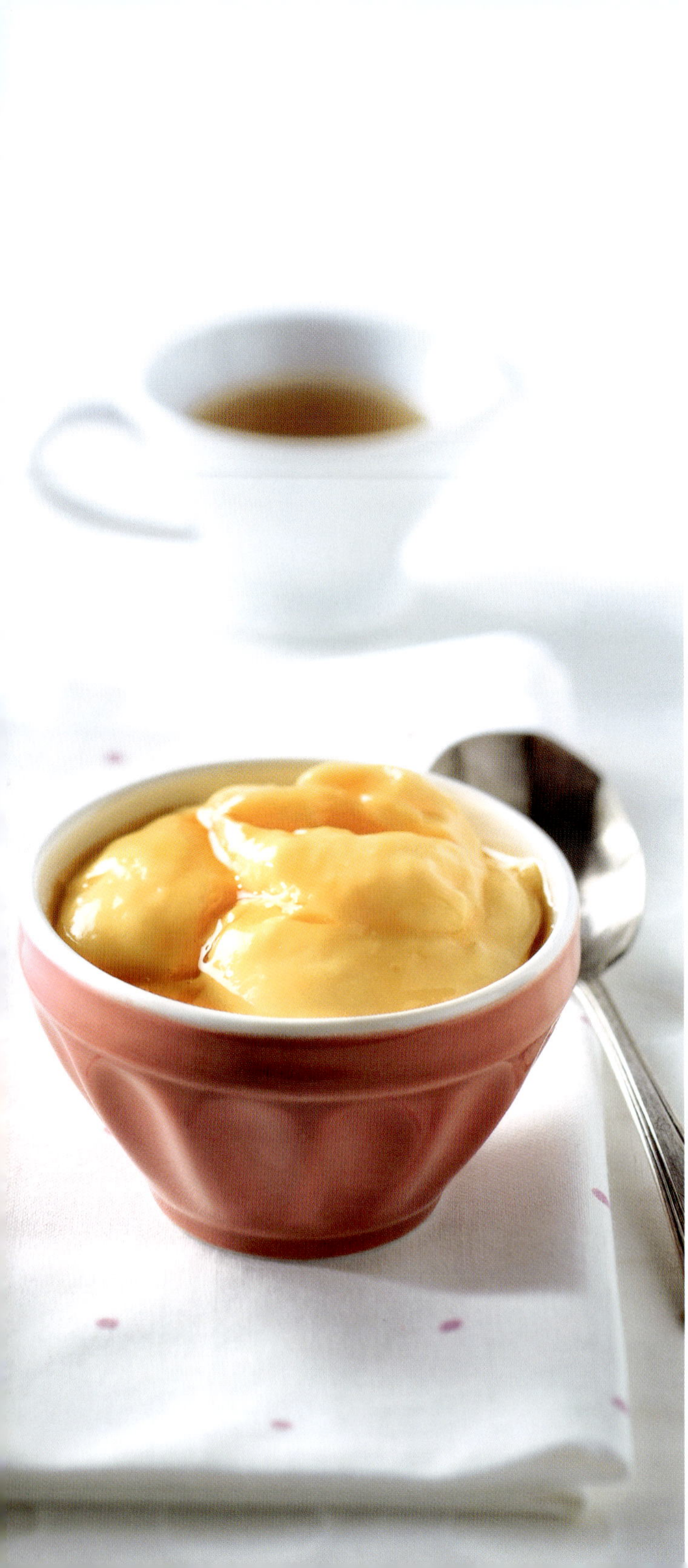

ハニーカスタード

このレシピはとても簡単で、なおかつおいしいものです。
はちみつの代わりにヘーゼルナッツパウダーや
クリスタライズジンジャー（しょうがの砂糖漬け）を
みじん切りにしたものなど、
風味のある食材を加えてもいいでしょう。
カスタードクリームをもっと濃厚にしたければ、
スキムミルクの¼量分だけ
生クリームか豆乳生クリームを使って作りましょう。

スキムミルクあるいは豆乳 250cc
はちみつ 大さじ2
カスタードクリームパウダー 大さじ1

少なめ2人分

ミルク大さじ2をカップに入れてよけておく。残りのミルクにはちみつの半量を加え、煮立たせる。

カスタードクリームパウダーを冷たいミルク大さじ2の入ったカップに入れて、混ぜる。これを温めたミルクに加えて混ぜ、ときどきかき混ぜながら、弱火で数分とろりと煮詰める。

温かいカスタードクリームを小さめのボウル2個に入れ、残りのはちみつをかける。

4人家族用：
材料を3倍し、デザートとして出す。

アプリコットのホットスムージー

スムージーは、あらゆる果物のピューレで作ることができます。
手元にある果物をいろいろ使いましょう。
スムージーはドライアプリコット、生のプラム、
プルーンで作ることもできます。種を取って使いましょう。

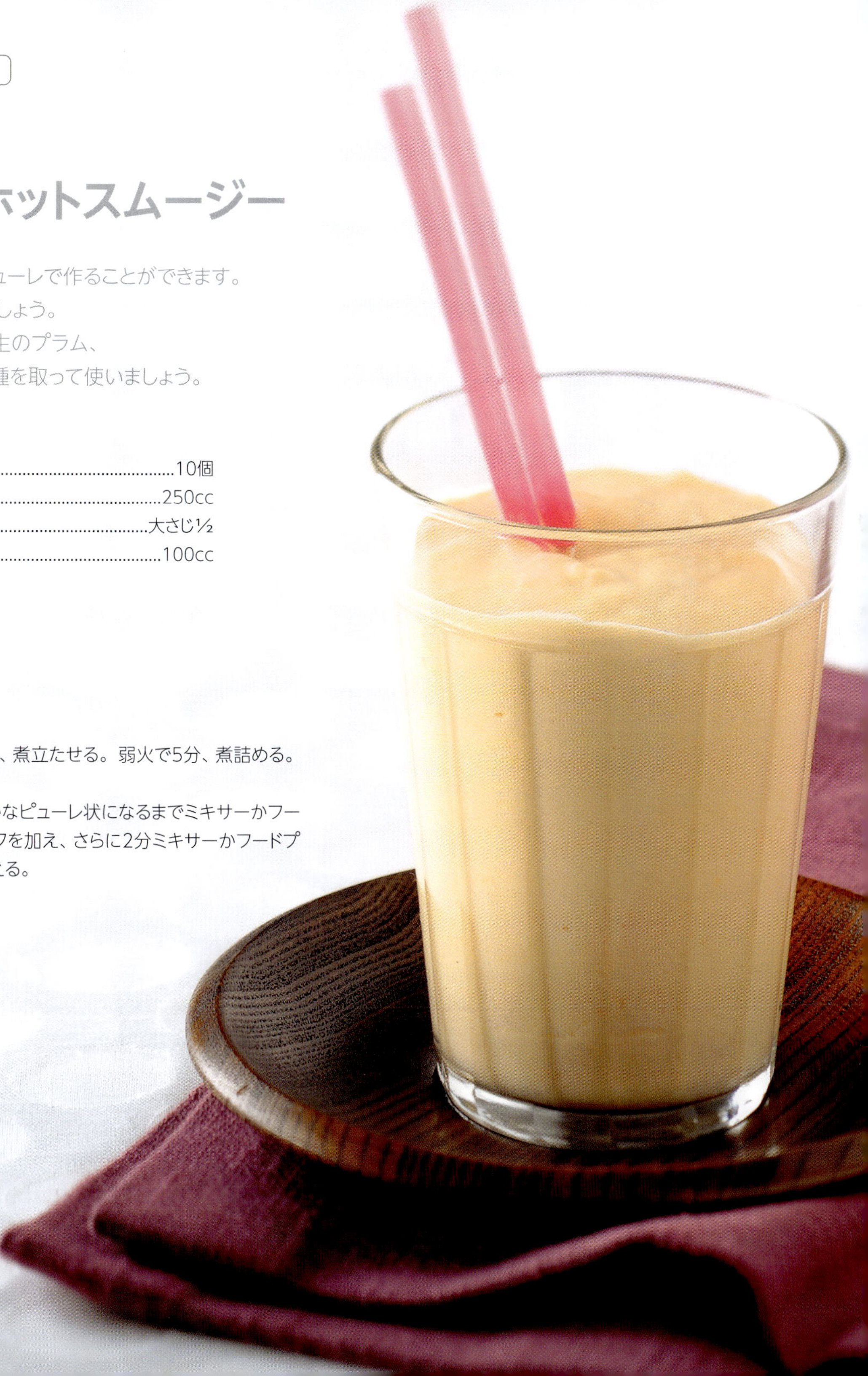

アプリコット（よく熟したもの）……10個
スキムミルクあるいは豆乳……250cc
はちみつ……大さじ½
ヨーグルトあるいは豆乳ヨーグルト……100cc

少なめ2-3人分

アプリコットを洗い、種を取り除く。

ミルクにアプリコットとはちみつを加え、煮立たせる。弱火で5分、煮詰める。

アプリコットとミルク少量を、なめらかなピューレ状になるまでミキサーかフードプロセッサーにかける。残りのミルクを加え、さらに2分ミキサーかフードプロセッサーにかける。ヨーグルトを加える。

グラスかマグカップ2、3個に入れる。

4人家族用：
材料を4倍し、デザートとして出す。

桃のムース

このレシピでは温かいものを出していますが、室温程度に冷まして、あるいは冷たくして出してもいいでしょう。
その場合は、温かいものより舌触りがしっかりとします。
桃の代わりにりんごやいちごなど、他の果物でも試してください。

桃（半分にしてポーチドピーチにする。
P.66のヒントを参照）........................1個、
あるいは缶詰の桃
（できるだけ砂糖を使っていないもの）
....半切りを2切れ
カスタードクリームパウダー.............大さじ2
卵 2個
生クリームあるいは
豆乳生クリーム.............................大さじ3
ゴールデンシロップ..........................大さじ2

少なめ2-3人分

桃の皮をむく。

桃をなめらかなピューレ状になるまでミキサーかフードプロセッサーにかける。

カスタードクリームパウダーに冷水大さじ2を加えて混ぜる。カスタードクリームパウダー、卵、生クリーム、ゴールデンシロップをあわせ、クリーム状になるまで約5分泡立てる。桃のピューレに加え、切るよう混ぜる。

小さめのラメキン2、3個に分ける。アルミホイルをかぶせる。なべに湯を沸騰させ、なべの中のラックに並べてふたをし、固まるまで約10-15分蒸す。なべから出して、アルミホイルを取る。

ラメキンを小さな皿に置き、温かいうちに出す。

4人家族用：
材料を2倍し、デザートとして出す。

食べられるものを食べる

人によって、食べられるものは異なります。ヘルシーな食べ物がいいのはもちろんですが、何も食べないのと砂糖の入ったものを食べるのとでは、砂糖が入っていようが食べるほうを選んでください。

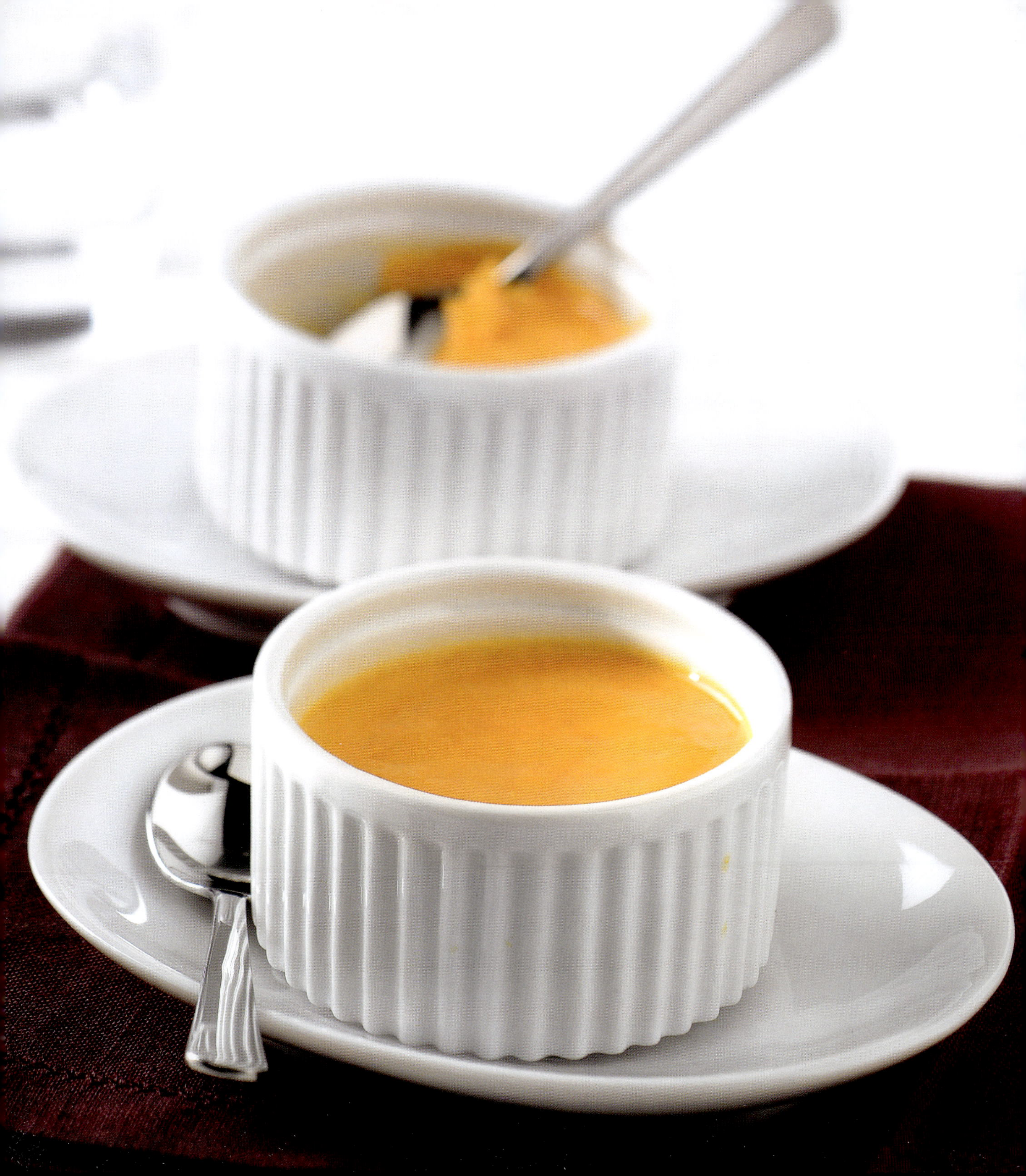

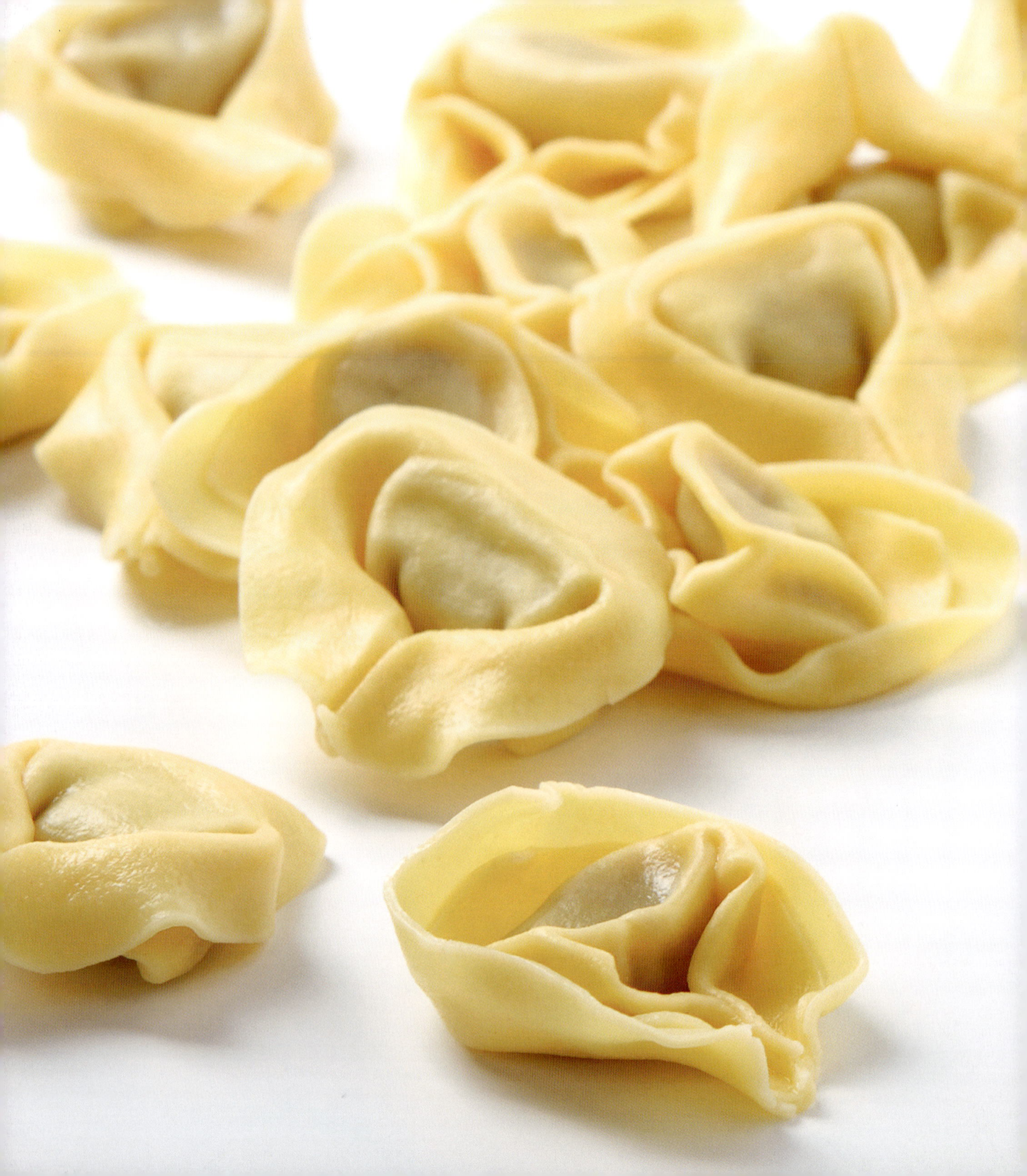

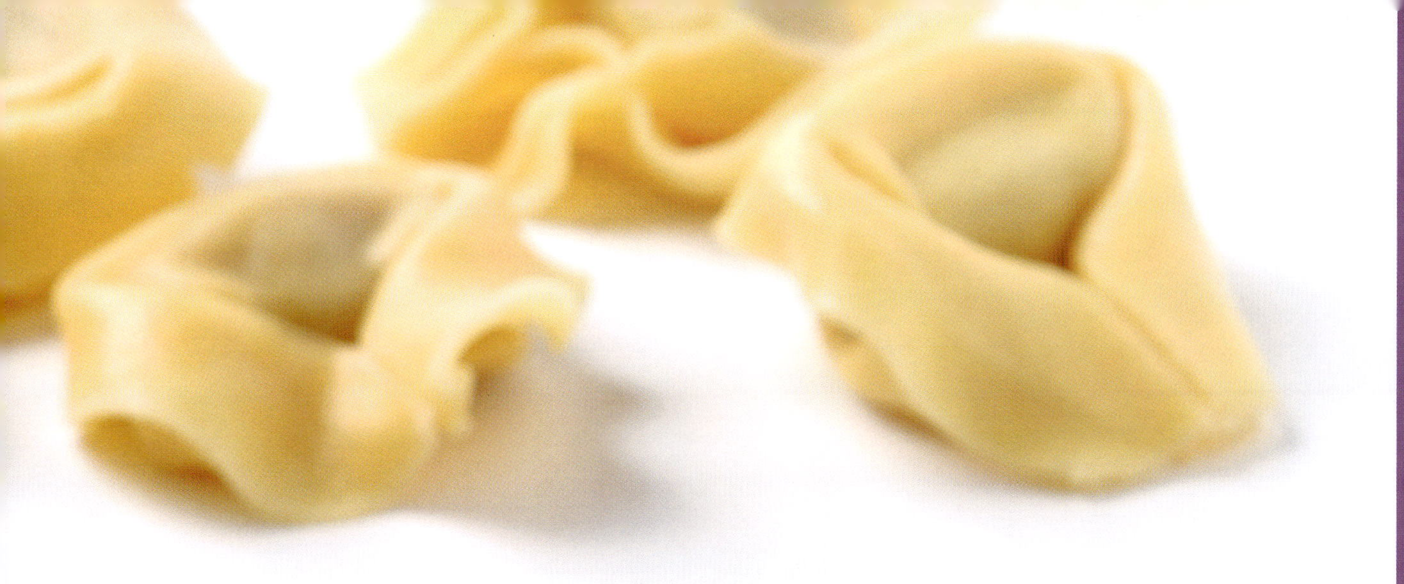

第3章
柔らかなもの
Soft

ポテトサラダ

豪華なポテトサラダを作りたければ、
ハムを小さく刻んだものや加熱調理したえびを刻んで加えましょう。

じゃがいも（小さいもの）	2個
にんじん	1本
万能ねぎ	1本
パセリ	2枝
塩	ひとつまみ
卵	1個
マヨネーズ	大さじ1
こしょう	ひとつまみ

少なめ2人分

じゃがいもの皮をむき、小さく切る。にんじんの皮をむいて小さく刻み、万能ねぎを洗って小口切りにする。パセリを刻む。

じゃがいもとにんじんを、なべに入れる。野菜がしっかりかぶるくらいに水を入れ、塩ひとつまみを加える。なべを火にかけて沸騰させ、じゃがいもが柔らかくなるまで10-15分ゆでる。万能ねぎを加えて、さらに1分ゆでる。水気を切り、冷ます。

卵を8分ゆでる。冷水にさらす。冷めれば殻をむき、刻む。

じゃがいも、にんじん、万能ねぎ、卵、パセリの半量、マヨネーズを混ぜる。塩、こしょうで味を調える。

小さめのボウル2個に入れ、残りのパセリを散らす。

ヒント：パセリの代わりにチャイブやセロリの葉など、他のハーブ類を使ってもよい。何種類かのハーブを混ぜて使ってもよい。

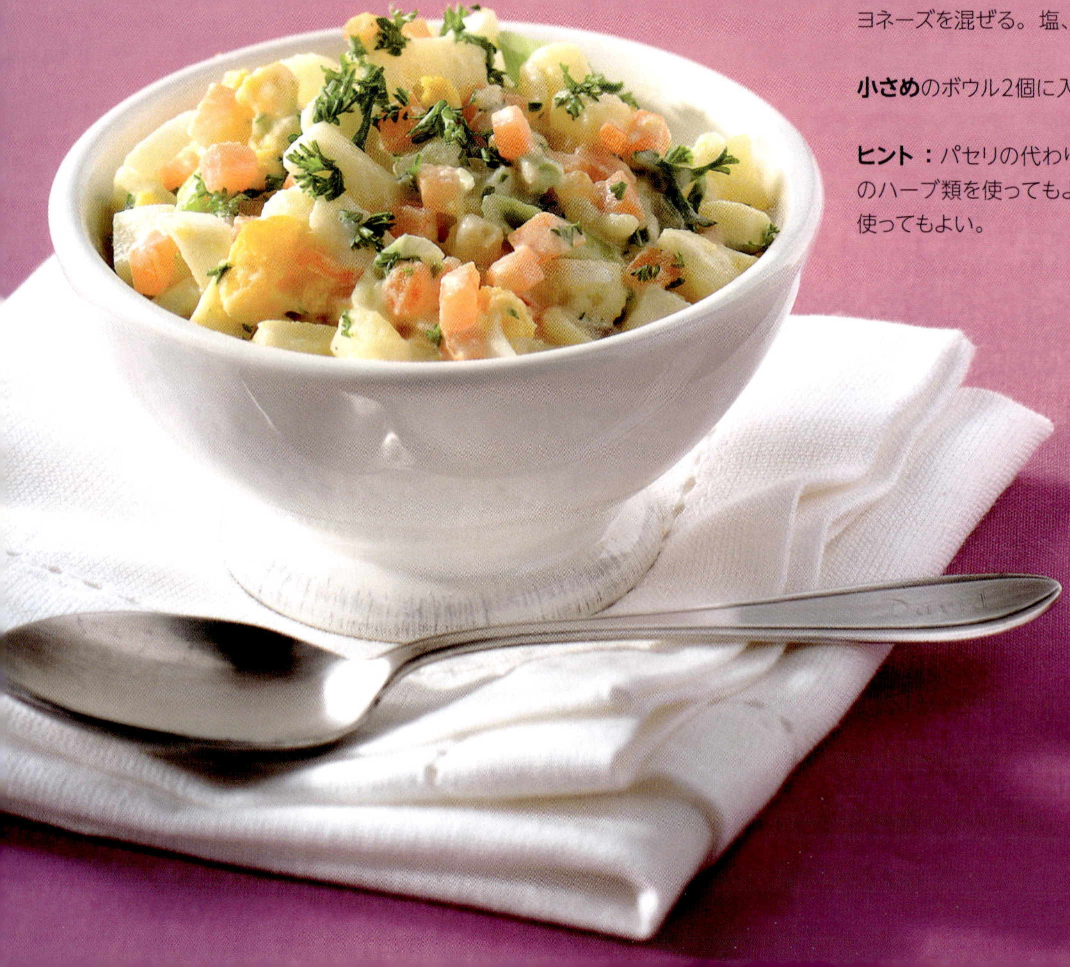

4人家族用：
卵4個、小さめのじゃがいも8個、にんじん6本、万能ねぎ6本、パセリ小さめ1束、マヨネーズ大さじ8を使う。前菜として出す。

クリームチーズとトマトのフィンガーサンドイッチ

このレシピは、できれば全粒パンを使って作れば健康的です。パンはもちろん柔らかいものがいいのですが、作り立てのものは飲み込みにくいので気をつけましょう。耳の部分が固いようであれば、取り除きましょう。

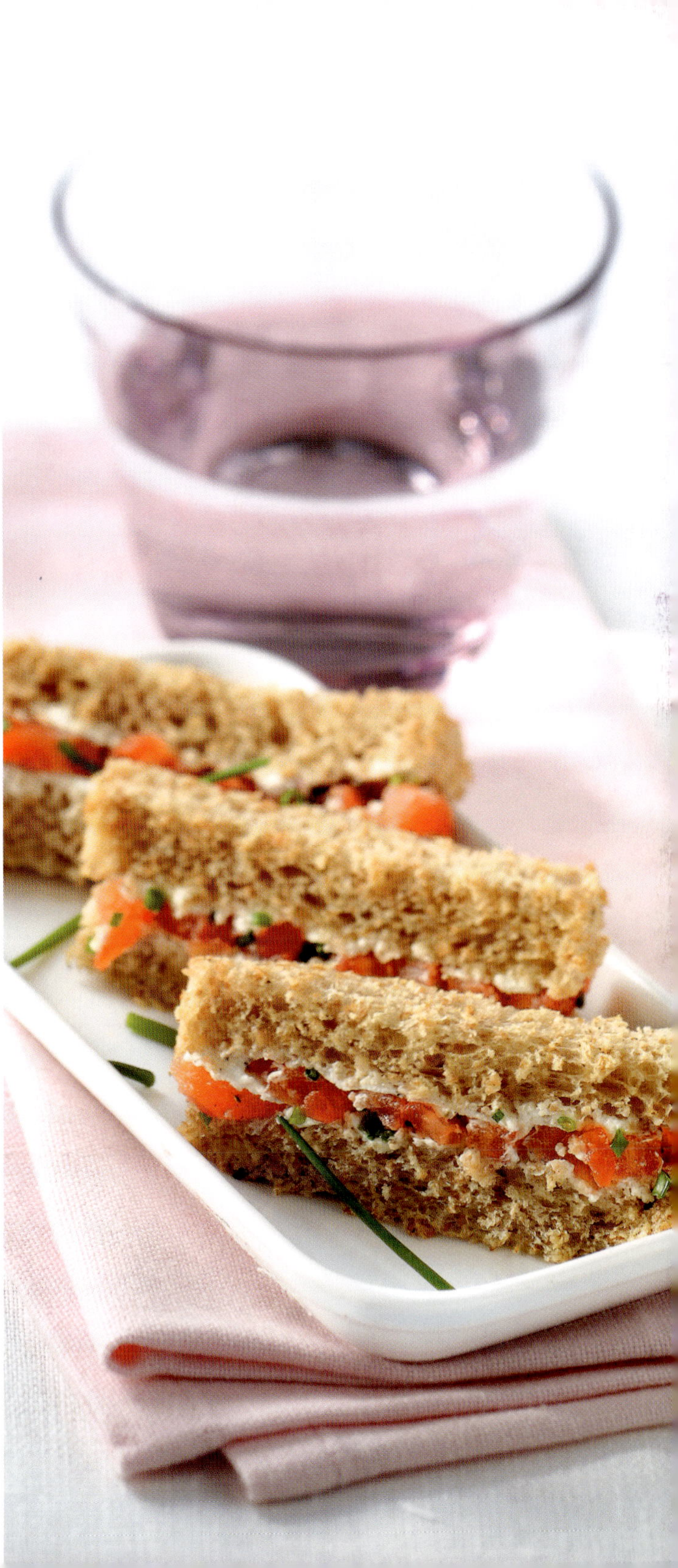

トマト(完熟)……1個
チャイブ……5枚
全粒パン……2枚
クリームチーズ
（できればライトタイプのもの）
……大さじ1 ½
塩……ひとつまみ
こしょう……ひとつまみ

少なめ2人分

なべに湯を沸かし、トマトを入れて15秒ゆでる。冷水にさらし、皮をむく。種をかき出し、半分に切ってから棒状に切る。

チャイブをみじん切りにする。

パンの耳が固いようであれば、取る。

パン2枚にクリームチーズを塗る。

パン1枚にトマトを並べてチャイブを散らし、塩、こしょうそれぞれひとつまみで味つけする。

もう1枚のパンを、チーズを塗った部分を下にして重ねる。サンドイッチをフィンガーサイズに切り、小さめの皿2枚に盛る。

ヒント：トマトの代わりにアボカドやバナナを使ってもよい。バナナを使う場合は、チャイブ、塩、こしょうは使わない。

4人家族用：材料を4倍する。

メロンとフェタチーズのサラダ

この料理には、いい香りのよく熟れた甘いメロンを選ぶことが大切です。
よく熟したメロンがない場合は、完熟マンゴー、いちごなど、何か別の果物を使いましょう。
フェタチーズはなくてもよく、焼いたベーコンを刻んで加えてもいいでしょう。

万能ねぎ……1本
パセリ……1枝
フェタチーズ……約25g
レモンの絞り汁……大さじ1
亜麻仁油あるいは
　オリーブオイル……大さじ2
塩……ひとつまみ
こしょう……ひとつまみ
カンタロープメロン
　（小さいもの）……½個

少なめ2-3人分

万能ねぎを洗って、みじん切りにする。パセリをみじん切りにする。フェタチーズを小さく砕く。

万能ねぎ、パセリ、レモンの絞り汁、オイル、塩、こしょうをあわせて混ぜる。

メロンを3切れのくし型に切り、種を取る。皮を切り取り、果肉を角切りにしてボウルに入れる。

フェタチーズ、メロン、万能ねぎの入ったドレッシングを混ぜる。メロンの皮それぞれを小さめの皿に置き、その上にメロンのサラダを大さじ2、3杯ずつ盛りつける。

ヒント：冷蔵庫で1日持つので、一度に全部食べきる必要はない。

4人家族用：
材料を2倍し、前菜として出す。

おやつ

柔らかな舌触りのおやつで手軽に用意できる市販のものには、カスタードクリームか生クリーム入りの小さなシュークリーム、熟したチェリートマト、ぶどう、チェリー、その他熟した柔らかい果物があります。柔らかい果物をいろいろあわせて、フレッシュフルーツサラダを作るのもいいでしょう。

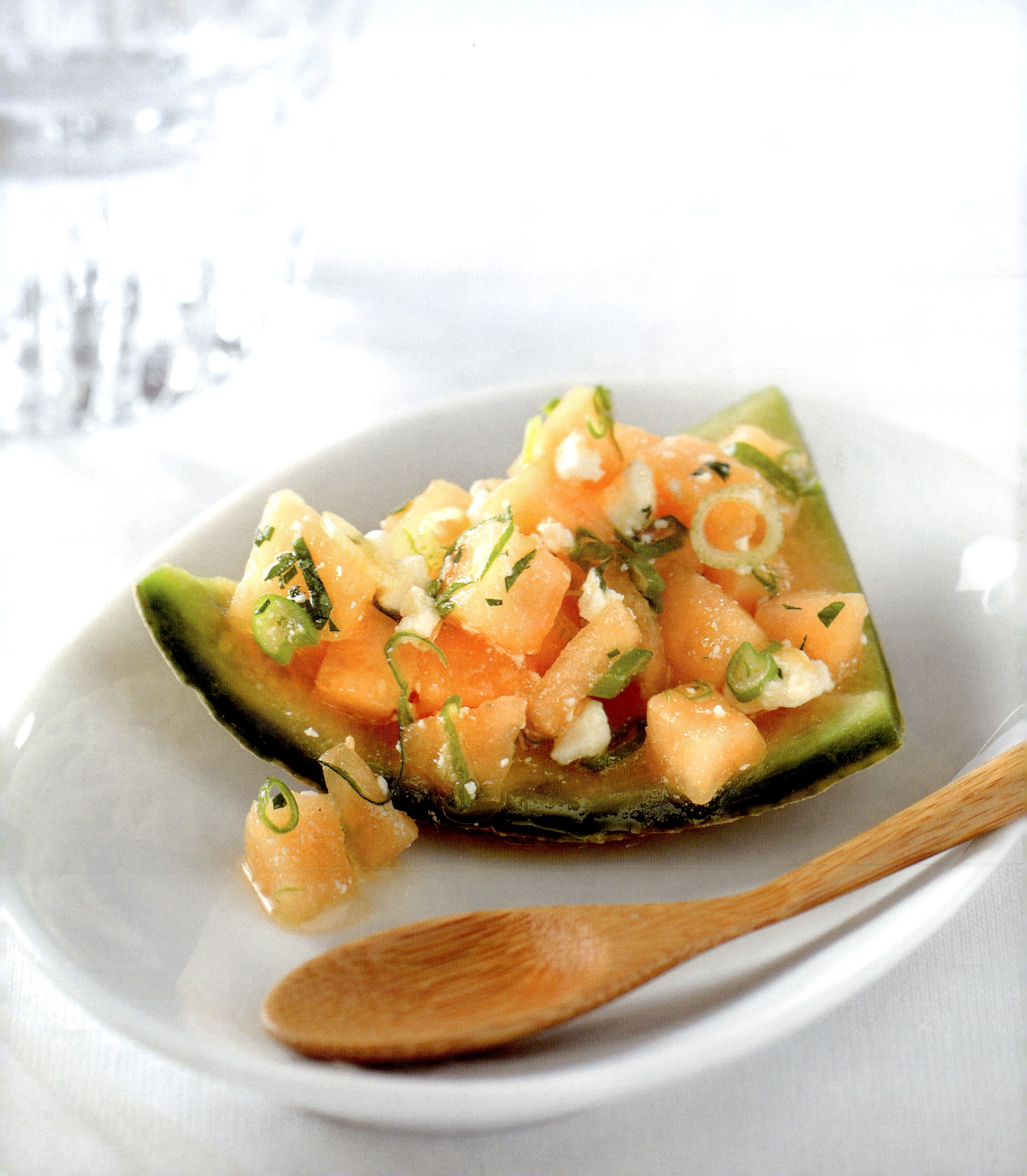

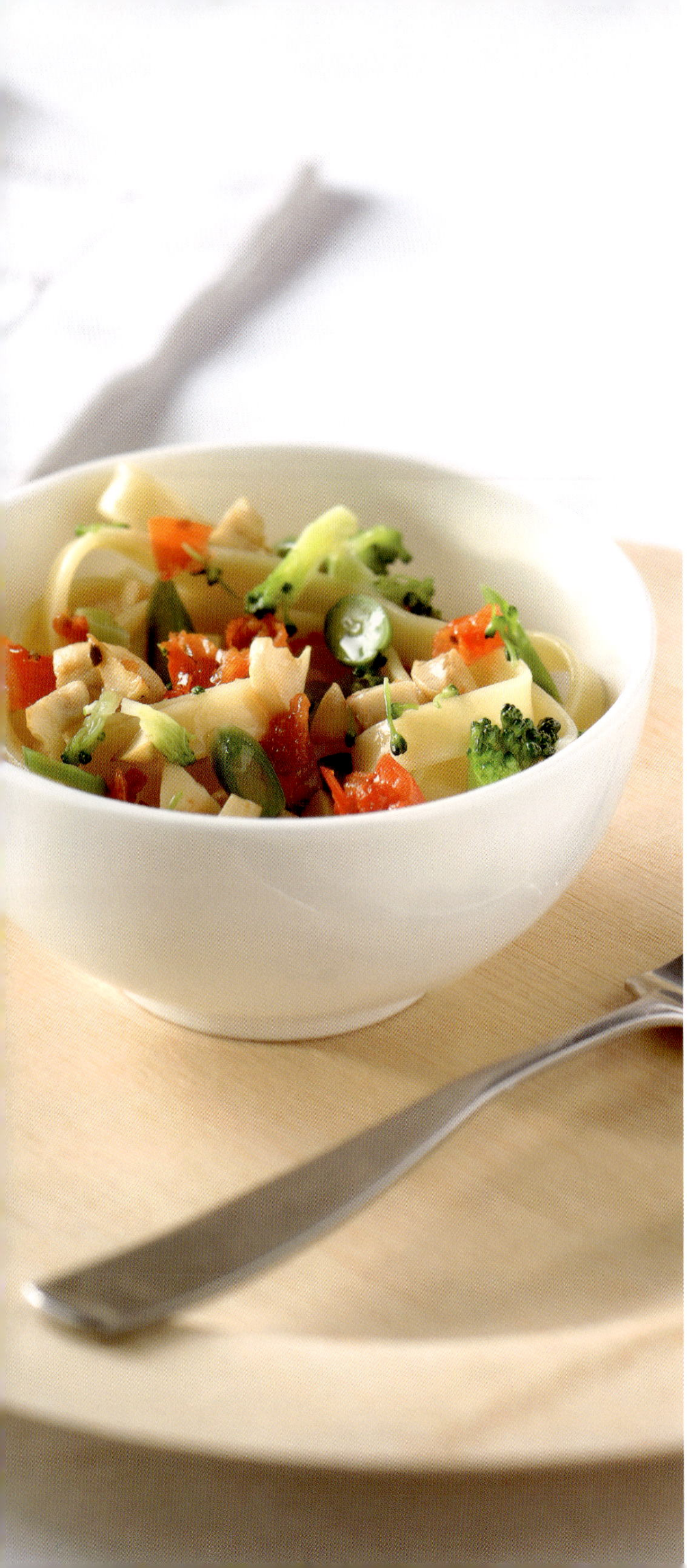

柔らかなもの：冷たい／塩味／香りが強い

マッシュルームとトマトのパスタサラダ

このレシピではタリアテッレを使っていますが、
他の乾燥パスタや生バスタを使ってもいいでしょう。
パスタが十分柔らかくなるように、
通常のゆで時間よりも少し長めにゆでます。

チェリートマト……2個
マッシュルーム（小さいもの）6個
ブロッコリー…小さいものを2房
いんげん……2本
オリーブオイル漬け
サンドライトマト……2個
タリアテッレ（生パスタ）
……2かたまり
塩、こしょう
酢……小さじ2
砂糖……ひとつまみ

少なめ2-3人分

野菜をすべて洗う。チェリートマト、マッシュルーム、ブロッコリー、いんげん、サンドライトマトを小さく切る。

なべに水と塩ひとつまみを入れて沸騰させ、タリアテッレをゆでる。表示にある調理時間より2分長くゆでる。ゆであがる5分前に、ブロッコリーといんげんを加える。水気を切る。

小さめのフライパンにサンドライトマトの漬けてあったオリーブオイルを大さじ2入れ、火にかける。マッシュルームを加え、弱火で2分炒める。チェリートマトとサンドライトマトを加える。酢、砂糖、塩、こしょうで味つけする。火を止める。

すべてを混ぜあわせ、冷ます。パスタサラダを小さめのボウル2、3個に入れて、出す。

ヒント：冷蔵庫で1日持つので、一度に全部食べきる必要はない。

4人家族用：
チェリートマト6個、マッシュルーム250g、ブロッコリー1個、いんげん100g、サンドライトマト6個、タリアテッレ300g、サンドライトマトの漬けてあったオリーブオイル大さじ6、酢大さじ2を使い、砂糖、塩、こしょうで味つけする。

なすとチキンのスプレッドサンドイッチ

なすの代わりにズッキーニ、鶏肉の代わりにスモークハムやスモークサーモンを使って作ってもおいしくできます。

なす……¼個
オリーブオイル……大さじ½
パセリ……1枝
スモークチキン……約25g
クリームチーズ
（できればライトタイプのもの）
あるいはカテージチーズなどの
フレッシュチーズ……大さじ1
こしょう……ひとつまみ
チェリートマト……1個
レタスの葉（小さいもの）……4枚

少なめ2人分

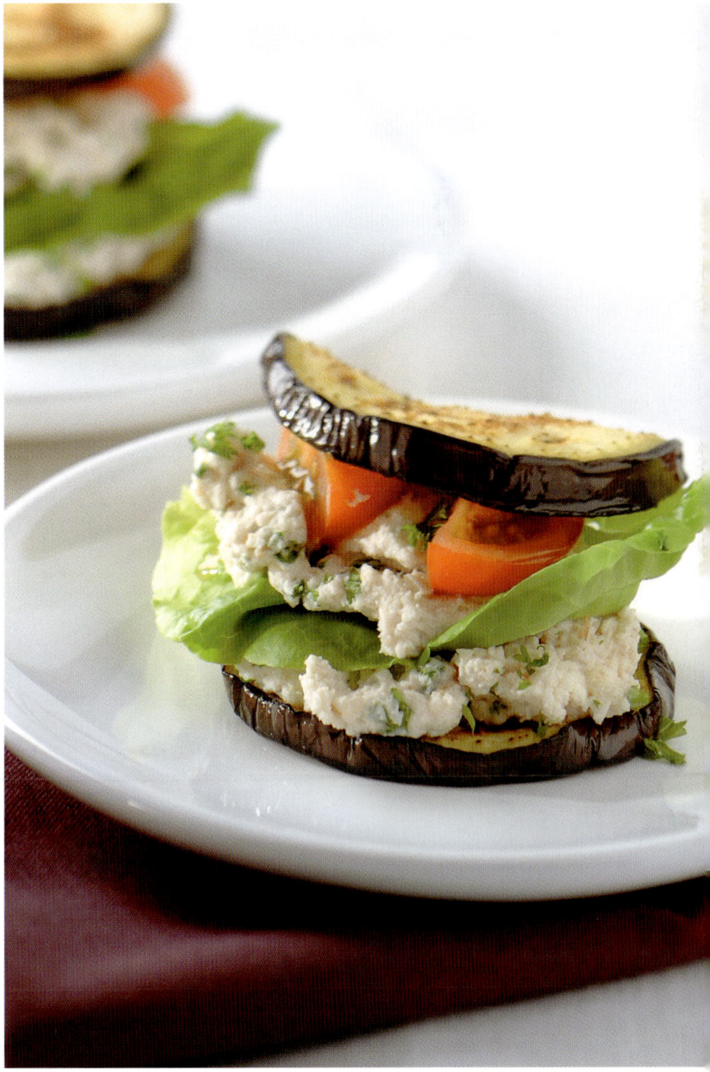

なすを洗い、4切れにスライスする。オリーブオイルを振りかけ、フライパンで両面に軽く焦げ色がつくまで焼く。冷ます。

パセリを刻む。

スモークチキンとクリームチーズをあわせ、なめらかになるまでミキサーかフードプロセッサーにかける。こしょうひとつまみとパセリを加える。

チェリートマトを6切れのくし型に切る。

なす1切れにチキンスプレッド小さじ1を広げる。レタスを洗い、そのうち2枚をのせ、残りのチキンスプレッドの半量、トマト3切れをのせる。なす1切れを上に置く。同様にして、もう1組作る。

小さめの皿2枚に、なすのサンドイッチをそれぞれ盛りつける。

ヒント：必要であれば、なすとトマトの皮をむく。

4人家族用：
材料を2倍し、前菜として出す。

カスタードとラズベリーの即席アイスクリーム

このレシピは、市販のカスタードクリームを使って作ります。
自分でカスタードクリームを作る場合は、甘味をつけるために砂糖ではなくはちみつを少し加えましょう。
カスタードクリームは、混ぜる前に完全に冷まします。

ラズベリー（冷凍）................................150g
市販のカスタードクリーム 150cc
ラズベリーシロップ 大さじ1-2

少なめ2人分

ラズベリーをミキサーかフードプロセッサーにかける。ラズベリーができるだけ細かく、しかし、まだ凍った状態が残っているように気をつける。

カスタードクリームとシロップを加える。

グラスかボウル2個に入れ、すぐに出す。

ヒント：ラズベリーの代わりにブラックベリーを使ってもよい。

4人家族用：
材料を3倍し、デザートとして出す。

化学処理していないものを選ぶ
除草剤や殺虫剤は、免疫システムに悪影響を与えます。つまり、食材は化学処理を受けていないものを選ぶように気をつけることが大切です。果物や野菜は、有機のものであってもそうでなくても、病原性大腸菌対策のため必ずよく洗いましょう。

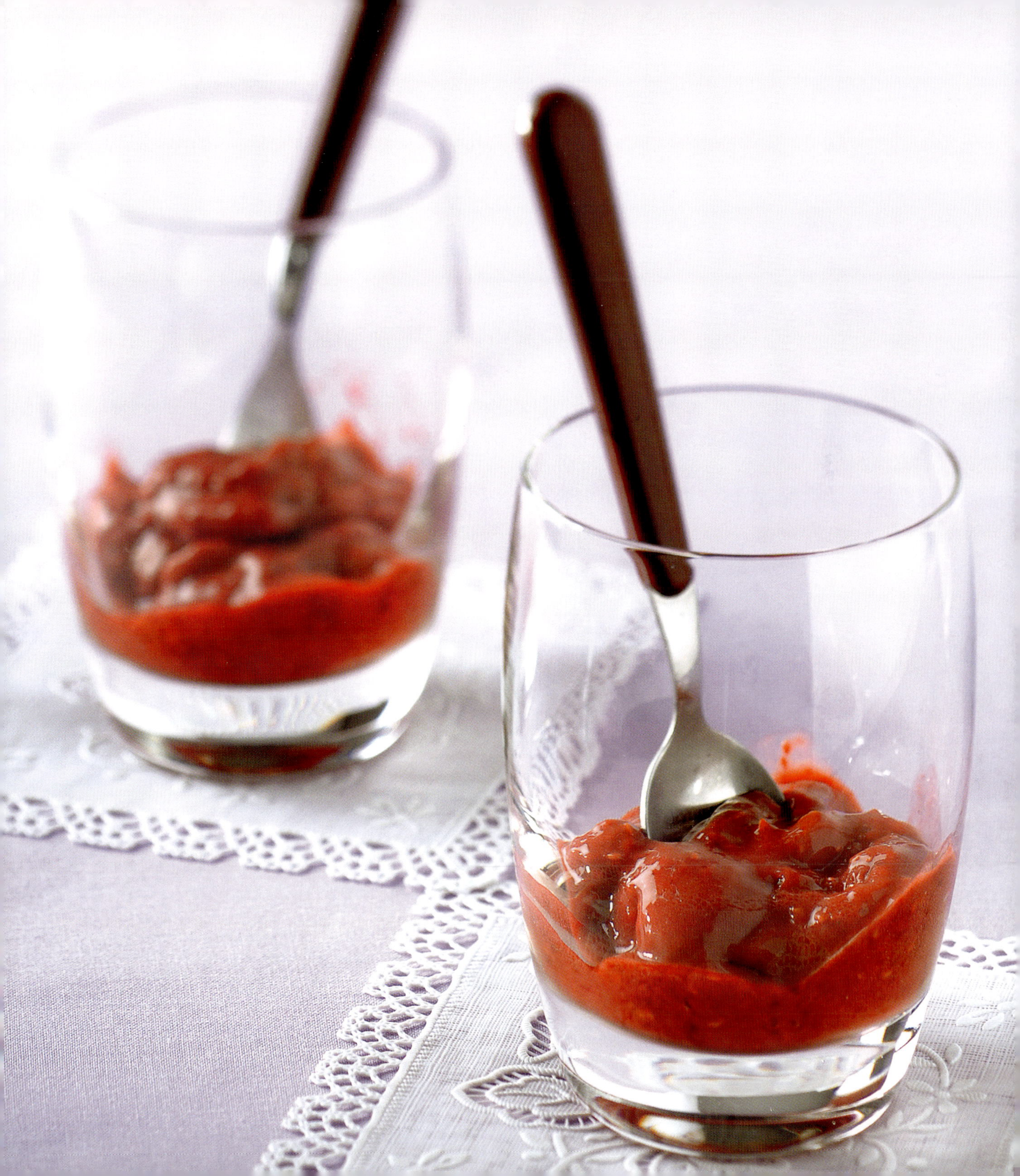

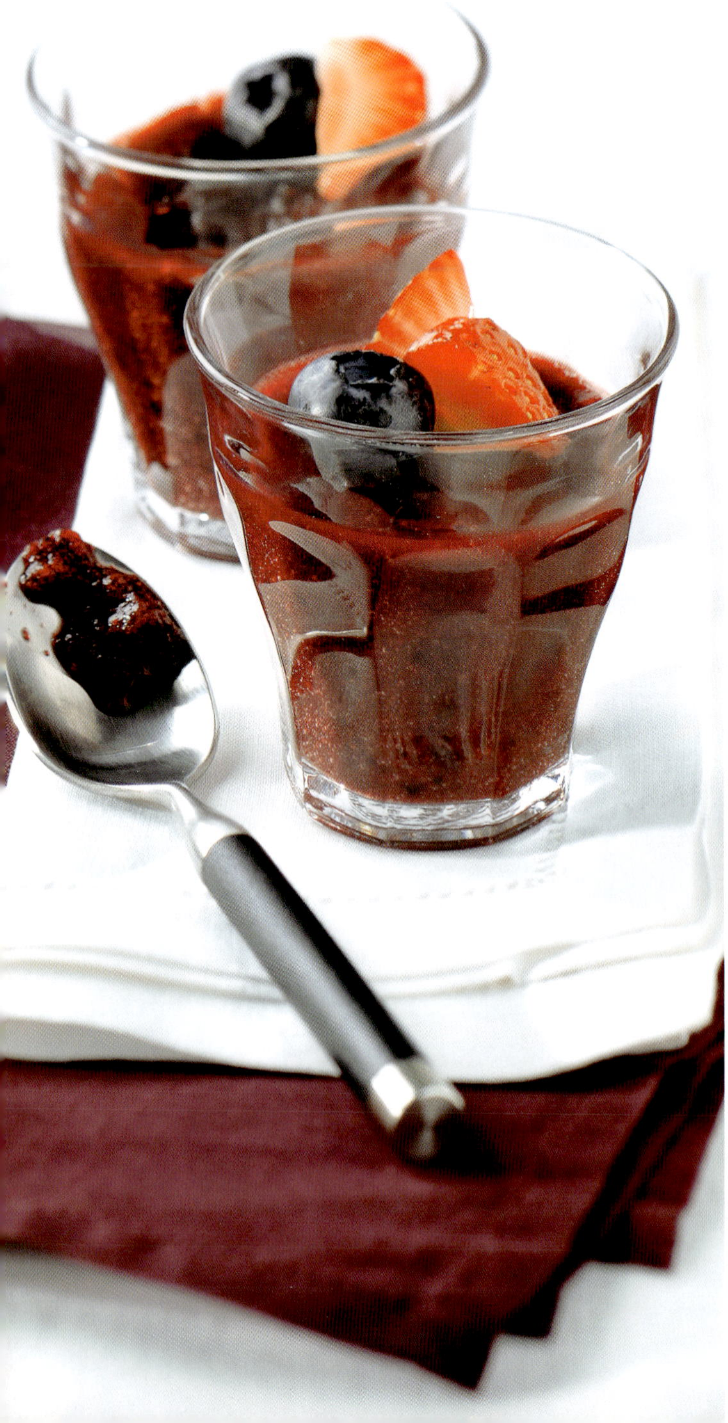

ベリーのゼリー

できるだけ多くのビタミンを摂るために、
このレシピでは果物をそのまま使用しています。
そのため、市販のゼリーの素を使って作るような
透き通ったゼリーにはなりません。

いちご……………………………200g
ブルーベリー…………………150g
ゼラチンパウダー………………5g、
あるいは板ゼラチン3枚
はちみつ……………………大さじ1

少なめ2-3人分

果物を洗う。いちご1個とブルーベリー2個をよけておく。

残りのいちごとブルーベリーを、できるだけ細かくなるようにミキサーかフードプロセッサーにかける。ざるでこす。

表示に従ってゼラチンを準備する。

果物のピューレの¼を小さめのソースパンに入れ、はちみつを加える。火にかけ、煮立ったら火からおろす。ゼラチンを加え、ゼラチンが溶けたら残りのピューレを加える。グラス2、3個に入れる。

固まるまで、2時間以上冷蔵庫で冷やす。

残しておいたいちごを4切れに切る。ゼリーの上にいちごとブルーベリーを飾る。

ヒント：このゼリーは果物を1種類だけ使って、あるいはいくつか組み合わせて作ってもよい。マンゴー、メロン、桃、ネクタリン、アプリコット、プラム、ぶどう、チェリー、アカスグリ、その他のベリー類などを試してみるとよい。

4人家族用：
材料を4倍し、デザートとして出す。

クランベリー入り
クリーミーライスプディング

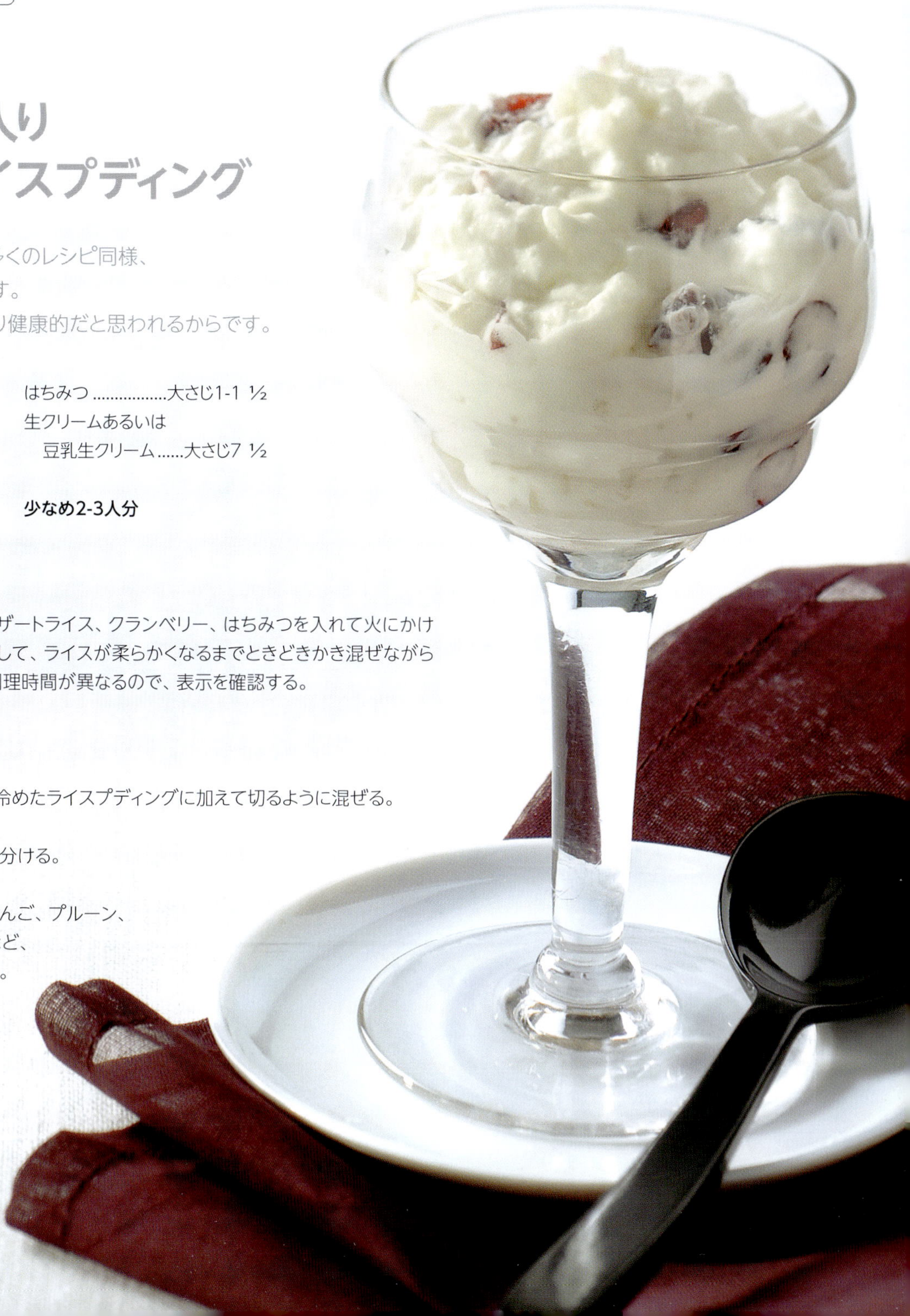

このライスプディングも他の多くのレシピ同様、
はちみつで甘味をつけています。
はちみつのほうが、白砂糖より健康的だと思われるからです。

スキムミルクあるいは
　豆乳..............................200cc
デザートライス（甘味をつけた
　ライス）.........................大さじ2
ドライクランベリー
　（ソフトタイプ）..............大さじ2

はちみつ ....大さじ1-1 ½
生クリームあるいは
　豆乳生クリーム ......大さじ7 ½

少なめ2-3人分

小さめのソースパンにミルクとデザートライス、クランベリー、はちみつを入れて火にかける。煮立ったらできるだけ弱火にして、ライスが柔らかくなるまでときどきかき混ぜながら煮る。ライスのブランドによって調理時間が異なるので、表示を確認する。

ときどきかき混ぜながら、冷ます。

生クリームを八分立てに泡立て、冷めたライスプディングに加えて切るように混ぜる。

小さめのボウルかグラス2、3個に分ける。

ヒント：クランベリーの代わりにりんご、プルーン、
いちじく、アプリコット、レーズンなど、
他のドライフルーツを使ってもよい。

4人家族用：
材料を3倍し、デザートとして出す。

はちみつ風味のフルーツサラダ

このフルーツサラダには、レモンとはちみつのドレッシングを使っています。
酸味が強すぎると感じる場合は、代わりにびん詰めのフルーツシロップを使いましょう。

レモン（小さいもの）……½個
はちみつ……大さじ½
バナナ……1本
桃あるいはネクタリン
（生か缶詰。缶詰を使う場合はできるだけ砂糖を使っていないもの）……1個
キウイ……1個

少なめ2-3人分

レモンを絞り、絞り汁を大きめのボウルに入れる。はちみつを加えて、はちみつが溶けるまで混ぜる。

バナナ、桃、キウイの皮をむく。桃を半分に切り、種を取る。

バナナ、桃、キウイを小さく切り、はちみつとレモン汁を混ぜたドレッシングを加えて混ぜる。10分以上置く。

小さめのグラスかボウル2、3個に分ける。

ヒント：このレシピは、どんな果物でもおいしく作ることができる。よく熟した柔らかい旬の果物を使うとよい。

4人家族用：
材料を3倍し、デザートとして出す。

ミントとしょうが

天然食材の中にも、吐き気や胃痛を和らげる医学的特性を持つものがあります。症状がさほどひどくない場合なら、ミントティーやしょうが（料理に加えたりジンジャーティーにして）を試してみると、症状が少しよくなるかもしれません。

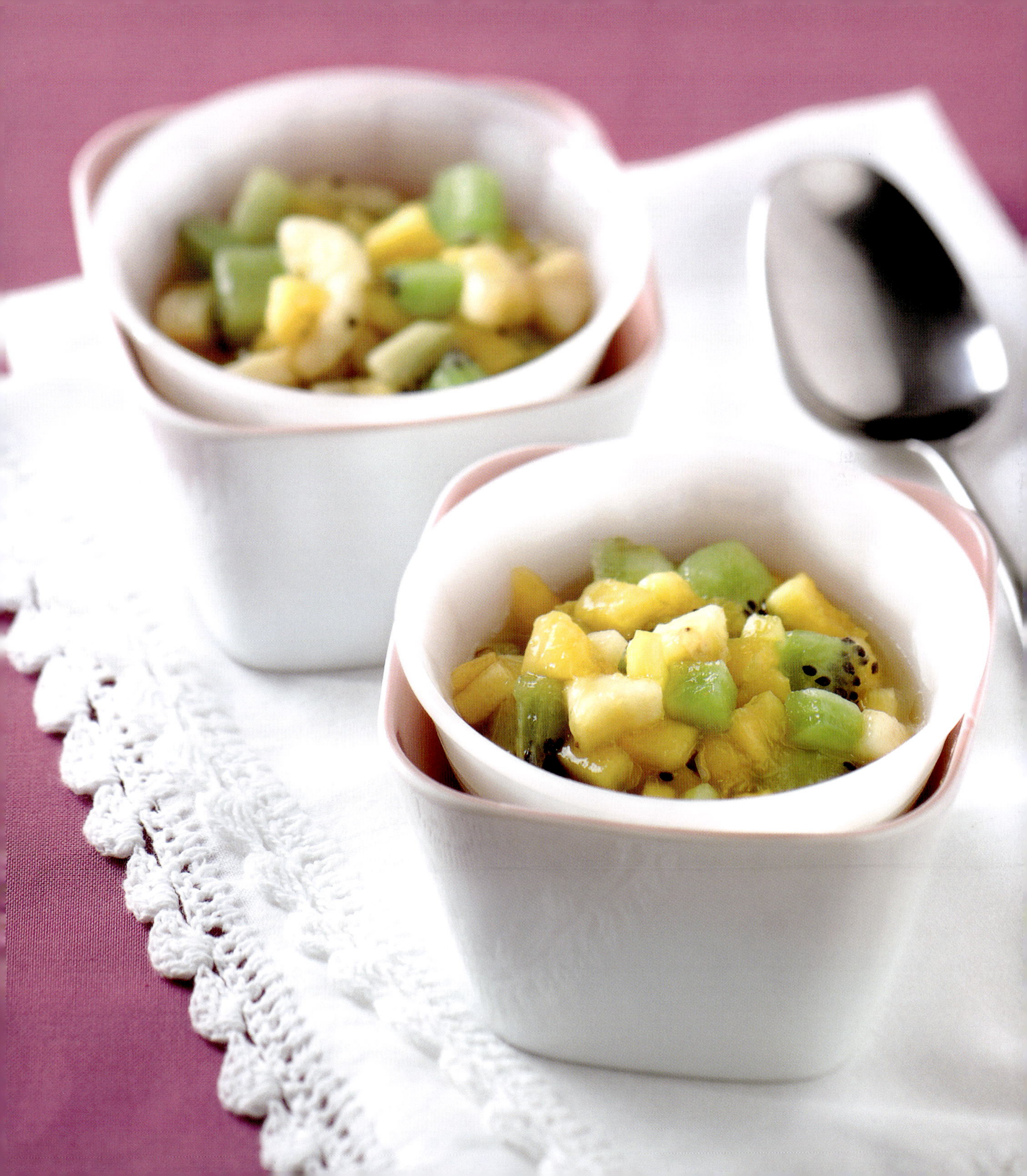

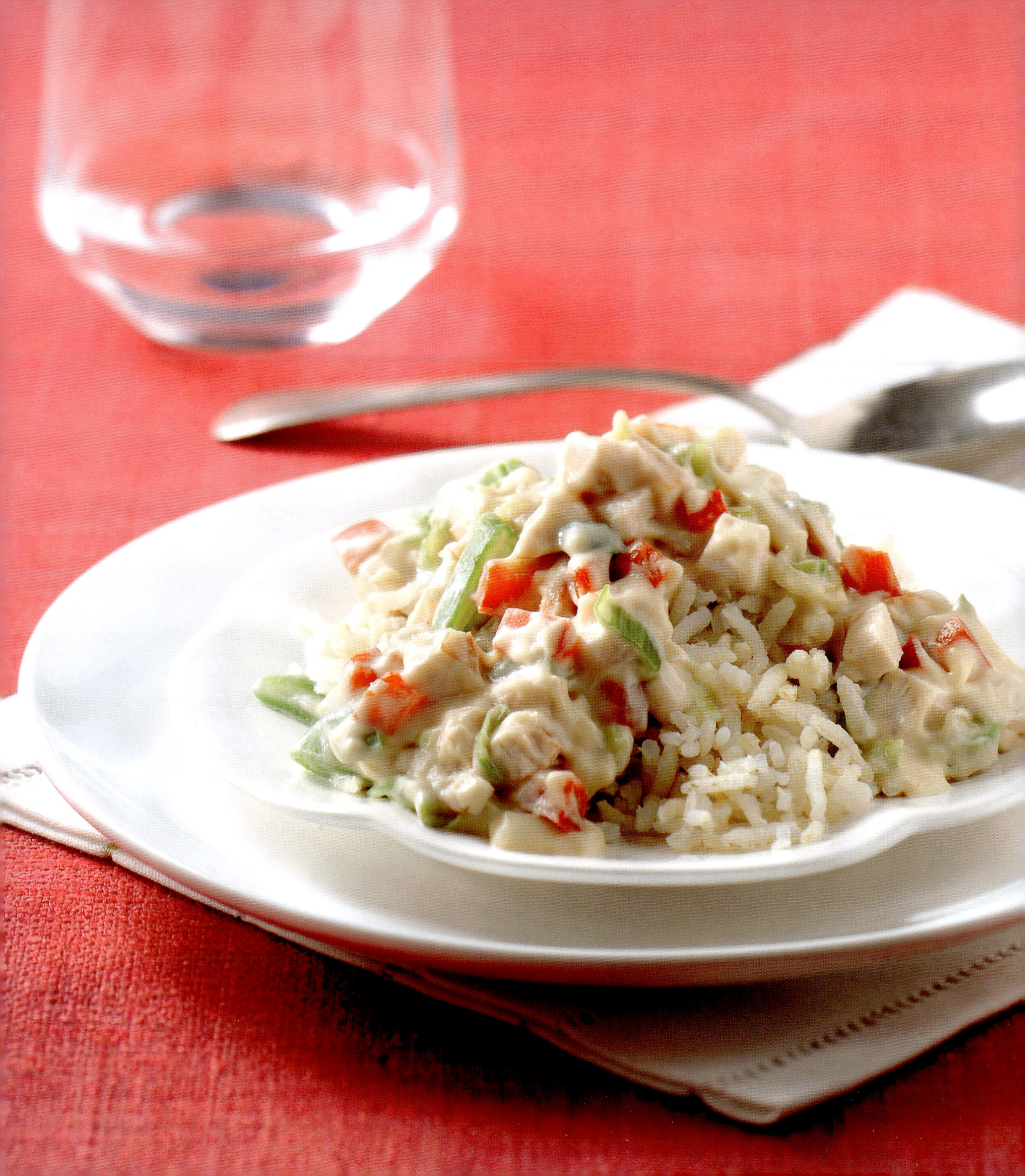

柔らかなもの：温かい／塩味／マイルド

チキンラグー

ラグーはほどよくなめらかで、食べやすい料理です。このレシピでは鶏肉を使っていますが、保存料の入っていないハムを使ってもいいでしょう。あるいは、加熱調理した魚、えびを使うこともできます。その場合は、魚のスープストックを使いましょう。

ホールグレインライス
　（簡単調理できる雑穀米）..........大さじ10
いんげん 2本
赤ピーマン 1/8個
万能ねぎ 2本
塩 ....ひとつまみ
加熱調理した鶏肉あるいはスモークチキン
　..50g
オリーブオイル 大さじ1
薄力粉 大さじ1弱
チキンスープストック
　（顆粒チキンスープの素を使うかあるいは
　自分で作る）....................................200cc
クレームフレッシュあるいは
　豆乳生クリーム 大さじ2
こしょう ....ひとつまみ

少なめ2人分

ホールグレインライスを表示に従ってゆで、水気を切る。

いんげんを洗って千切りにする。赤ピーマンを洗って種を取り除く。万能ねぎを洗って小口切りにする。

なべに水と塩ひとつまみを入れて火にかけ沸騰させ、いんげんと赤ピーマンを8分ゆでる。ゆで始めて5分たったら万能ねぎを加え、さらに3分ゆでる。水気を切る。

鶏肉を小さく切る。

ソースパンにオリーブオイルを入れて、火にかける。火からおろして薄力粉を入れる。ときおり混ぜながら3分炒める。再び火からおろし、チキンスープストックの半量を加える。火にかけて、ときおり混ぜながら煮立たせ、スープが煮詰まってきたらスープストックを足す。スープストックをすべて加えたら、野菜類と鶏肉を加える。

クレームフレッシュか豆乳生クリームを加え、弱火で数分煮る。塩、こしょうで味を調える。

小さめの皿2枚にライスとラグーを盛りつける。

ヒント：病気のときには、米が食べにくいことがある。その場合は、米の代わりにパスタやじゃがいもを使う。

4人家族用：
ホールグレインライス300g、いんげん400g、赤ピーマン2個、万能ねぎ8本、加熱調理した鶏肉あるいはスモークチキン300g、オリーブオイル大さじ6、薄力粉大さじ3、チキンスープストック1000cc、クレームフレッシュ大さじ8を使い、塩、こしょうで味つけする。

たまねぎのサイズ

本書では「たまねぎの小さいもの」という表示がよく出てきますが、これは30-40gのたまねぎを指しています。新たまねぎなら、20gくらいです。

がん治療中の食事

リーキとハム入りチーズマカロニ

このマカロニ料理は、上にさらにチーズをのせてオーブンやグリルで焼いてもいいでしょう。その場合は、飲み込みにくくならないよう、焼き過ぎに気をつけます。

マカロニ	約50g
リーキ	約10cm
トマト（小さいもの）	1個
保存料の入っていないハム	約30g
パセリ	2枝
オリーブオイル	大さじ2
クリームチーズ（できればライトタイプのもの）	大さじ2
おろしチェダーチーズ	大さじ2
塩	ひとつまみ
こしょう	ひとつまみ

少なめ2人分

表示に従ってマカロニをゆでる。水気を切る。

リーキを洗い、薄くスライスする。トマトを洗い、小さく切る。ハムを細く切る。パセリを刻む。

ソースパンにオリーブオイルを入れて火にかけ、リーキを中火で3分炒める。トマトを加え、さらに1分炒める。

クリームチーズを加え、クリームチーズが溶けたらおろしチェダーチーズを加える。おろしチェダーチーズも溶ければマカロニ、ハム、パセリの半量を加えて塩、こしょうそれぞれひとつまみで味つけする。さらに1分火にかける。

小さめの皿2枚に盛りつけ、残りのパセリを散らす。

ヒント：リーキはおいしいだけでなく、料理に色を加えるという面からも、食欲をそそる食材である。リーキが手に入らない場合は、代わりにたまねぎを使う。

4人家族用：
マカロニ300g、リーキ3個、トマト6個、ハム200g、パセリ小さめの1束、オリーブオイル大さじ4、クリームチーズ200g、おろしチェダーチーズ大さじ8を使い、塩、こしょうで味つけする。

フルーツとナッツ入りオリエンタルライス

香り豊かで、少し甘味のあるライス料理です。サフランを加えれば、さらに風味が増します。サフラン1本をお湯小さじ1に浸して使います。カルダモンを使ってもいいでしょう。どちらも、ドライフルーツを入れるときに一緒に加えます。

オレンジ……1個
はちみつ……大さじ1
ドライアプリコット……2個
プルーン……2個
ドライアップル……2切れ
リーキ……約10cm
ナッツ各種（ピーナツを除く）……大さじ4
ホールグレインライス（簡単調理できる雑穀米）……大さじ10
オリーブオイル……大さじ1
ベジタブルストック（キューブタイプ）……½個
シナモン……小さじ1

少なめ2人分

オレンジを洗い、皮をすりおろして小さめのソースパンに入れる。オレンジを半分に切って絞り、絞り汁をソースパンに加える。はちみつを加え、火にかけて中火で2分煮る。冷ます。

ドライフルーツ、リーキ、ナッツ類をみじん切りにする。ホールグレインライスを洗う。

オリーブオイルを小さめのソースパンに入れて火にかけ、リーキを加えて弱火で3分炒める。ホールグレインライス、ドライフルーツ、ナッツ類、水300ccを加え、ストックキューブを入れる。

ライスがパラパラしてなおかつ柔らかくなるまで、表示に従ってごく弱火で煮る。水分がなくなってもライスが柔らかくない場合は、お湯を足して柔らかくなるまで煮る。

シナモンを加えて混ぜる。ライスを小さめの皿2枚に盛りつけ、オレンジとはちみつのシロップをかける。

ヒント：ライス料理の温め直しはあまりおいしく食べられないため、ほどよい分量を作って1度に食べきるようにする。

4人家族用：
オレンジ2個、はちみつ大さじ2、ドライフルーツ150g、リーキ2個、ナッツ類大さじ12、ホールグレインライス350g、オリーブオイル大さじ3、ストックキューブ1 ½個、水1500cc、シナモン大さじ4を使う。

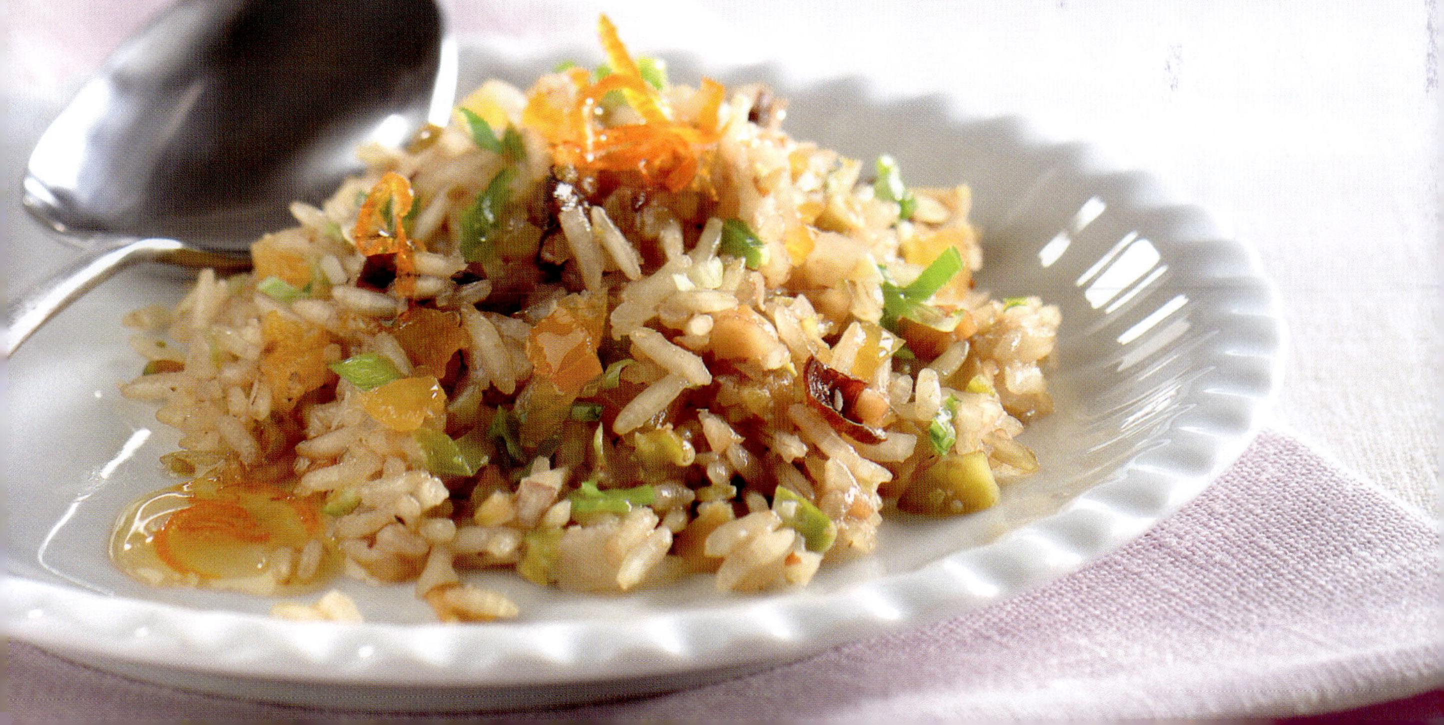

チキンヌードル

この料理の麺には中華麺、ビーフン、あるいは揚げ麺を使いましょう。
いろいろな野菜を試し、鶏肉の代わりに好きなものを何でも使ってみてください。
ベジタリアン料理にしたければ、鶏肉の代わりにオムレツか豆腐を使います。

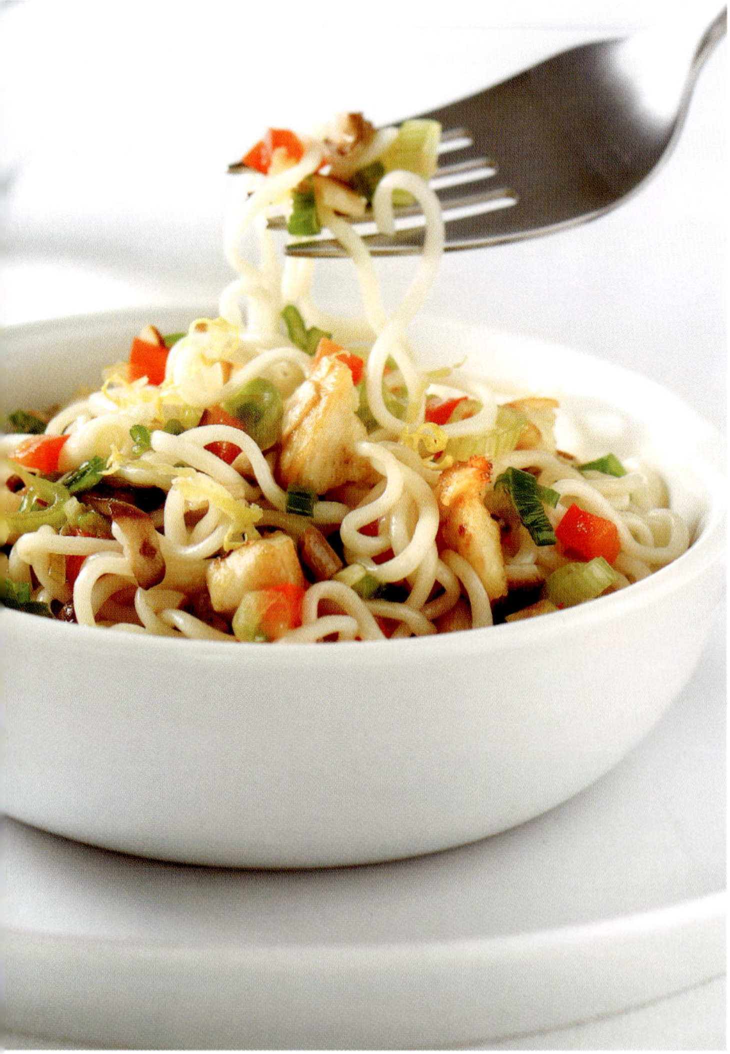

麺……約50g
レモン（小さいもの）……1個
万能ねぎ……4本
赤ピーマン……¼個
しいたけ……6枚
鶏胸肉……約50g
オリーブオイル……大さじ1
しょうゆ……大さじ1
塩、こしょう

少なめ2-3人分

なべに湯を沸かして麺を入れ、表示してある調理時間より1分長くゆでる。水気を切り、冷ます。

レモンを洗い、皮をすりおろす。皮のすりおろしは、小さじ2弱使う。レモンを半分に切る。

万能ねぎと赤ピーマンを洗い、しいたけをふく。赤ピーマンの種を取り、赤ピーマン、万能ねぎ、しいたけを小さく切る。

鶏肉を小さく切る。

中華なべにオリーブオイルを入れて、火にかける。鶏肉を加えて、弱火で3分炒める。野菜をすべて加え、さらに5分炒める。麺とレモンの皮のすりおろしを加え、麺が熱くなるまでもうしばらく炒める。しょうゆを入れ、レモンを絞って絞り汁を少量加える。塩、こしょうで味を調える。

麺を小さめのボウル2、3個に入れる。レモンのくし切りを添えてもよい。

ヒント：ゆでた麺は1日冷蔵保存できるが、ゆでたてのほうがおいしい。

4人家族用：
麺300g、レモン1個分の皮すりおろしと絞り汁、万能ねぎ8本、赤ピーマン2個、しいたけ250g、鶏胸肉200g、オリーブオイル大さじ2を使い、しょうゆで味つけする。

ピーマンとチーズのパンケーキ

このパンケーキは、甘いトッピングをかけて食べてもいいでしょう。
その場合は、生地にバニラシュガーを加えます。

全粒粉……大さじ4
塩……ひとつまみ
スキムミルクあるいは
　豆乳……100cc
卵（溶き卵）……大さじ3
ロースト赤ピーマン
　（びん詰め）……1個
パセリ……1枝
オリーブオイル……少量
ケチャップあるいは
　トマトソース……大さじ2
おろしチェダーチーズ……大さじ3

少なめ2人分

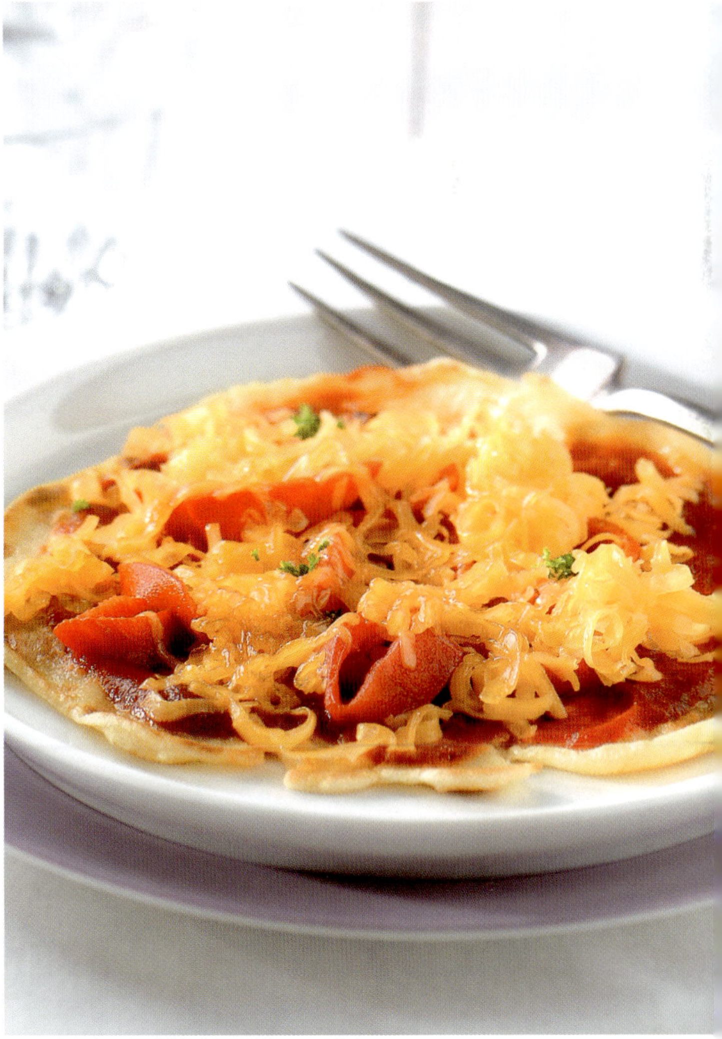

全粒粉、塩、スキムミルク、卵をあわせ、なめらかになるまで泡立て器でかき混ぜる。

赤ピーマンを棒状に切る。パセリを刻む。

大きめのフライパンにオリーブオイルを入れて、火にかける。パンケーキの生地をスプーンに1すくいずつ、2つフライパンにのせ、軽く焦げ目がついて表面が乾くまで数分焼く。パンケーキをそれぞれ裏返し、ケチャップかトマトソースを広げる。

上に赤ピーマンをのせ、おろしチェダーチーズを振りかける。チーズが溶けるまで、弱火でさらに数分焼く。

パンケーキを小さめの皿2枚にのせ、パセリを散らす。

ヒント：チェダーチーズが食べられない場合は、チェダーチーズの代わりにライトタイプのクリームチーズを使う。

4人家族用：
材料を4倍し、昼食として出す。

アーモンドとはちみつ入りポリッジ

ポリッジの柔らかさについては、人それぞれ好みが分かれます。
オートミールの量を加減して、柔らかさを調節してください。
オートミールを少なくしてもまだ濃度が濃いと感じる場合は、ポリッジにミルクを足し、加熱します。

スキムミルクあるいは
豆乳……250cc
オートミール
（ポリッジ用オーツ麦）……大さじ5
塩……ひとつまみ
アーモンドパウダー……大さじ2
はちみつ……大さじ1-2
生クリームあるいは
豆乳生クリーム……大さじ2

少なめ2人分

ミルク、オートミール、塩、アーモンドパウダーをなべに入れ、中火でゆっくりと煮立たせる。常にかき混ぜ、ポリッジがとろりとなめらかになってきたら弱火にし、さらに数分加熱する。

ポリッジをボウル2個に分け、はちみつと生クリームをかける。軽く混ぜて出す。

ヒント：100%フルーツのジャム、あるいは甘い果物などでポリッジに甘味をつけてもよい。

4人家族用：材料を4倍する。

状況に合った舌触り

がん患者が好む食感は、化学療法を受けている段階ごとの治療の副作用によって異なります。つまり、本書にあるどの舌触りのレシピでもおいしく食べられる時期もあれば、限られた舌触りのものしか受けつけないときもあるはずです。

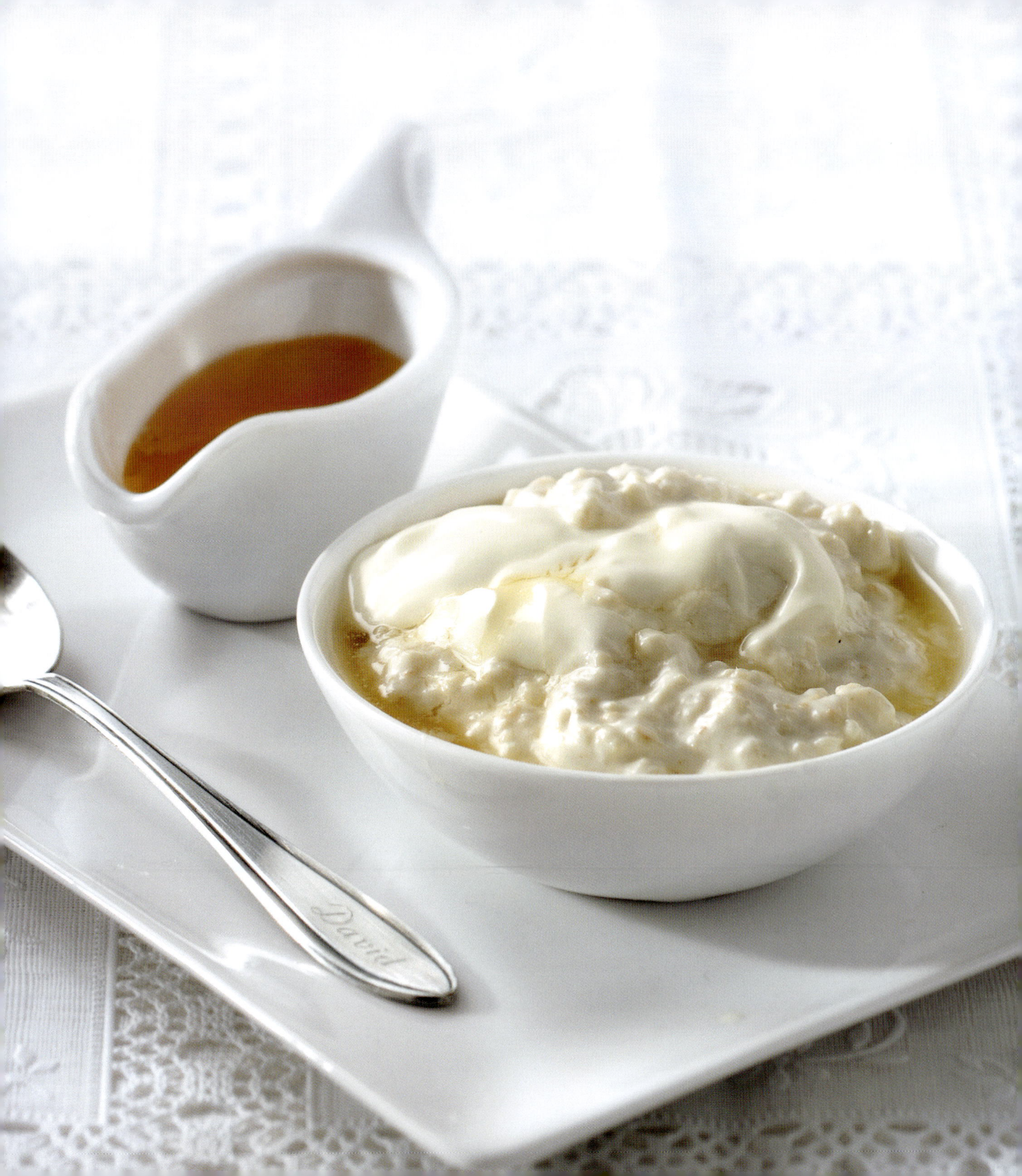
David

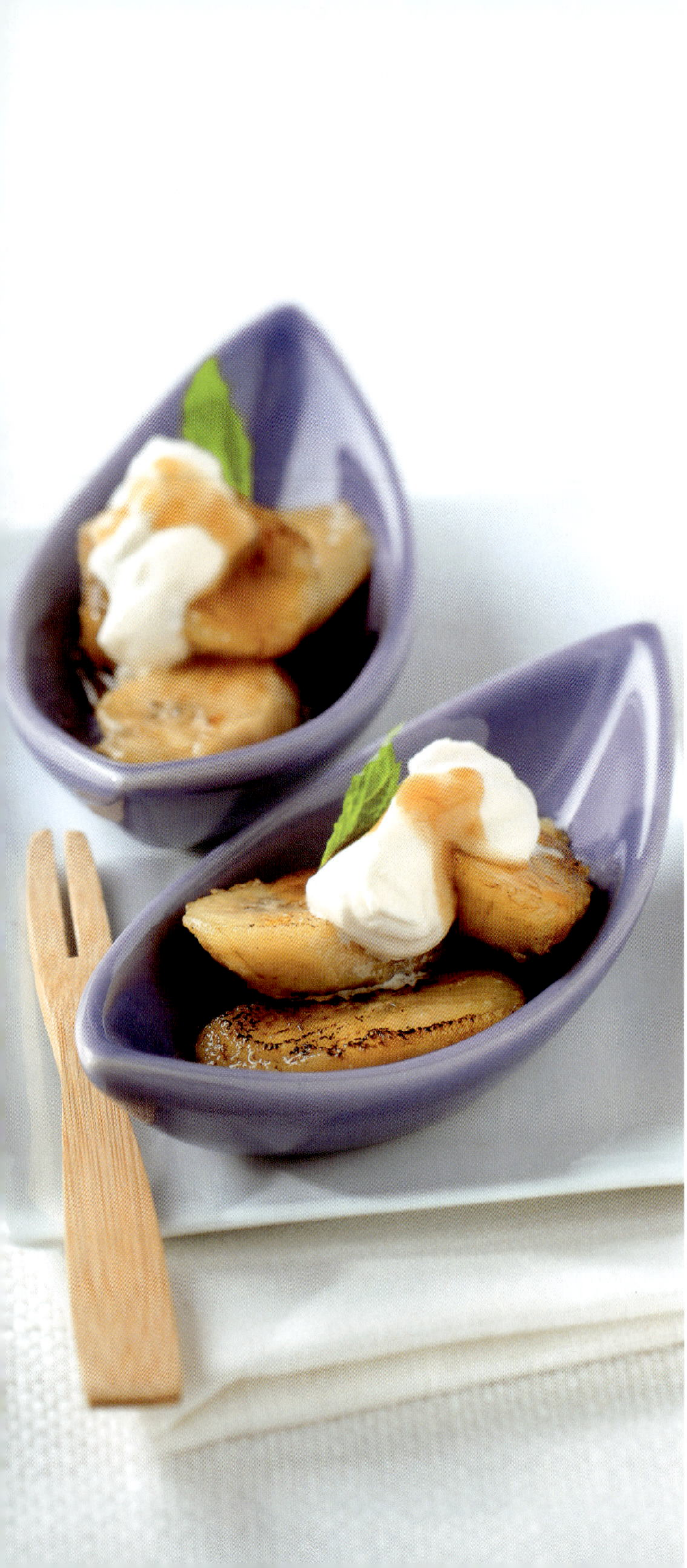

フライドバナナ・メープルクリーム添え

あまり調子がよくなく、何か特別においしいものを食べたいときにぴったりの料理です。
バナナの代わりにパイナップルやりんごを使ってもいいでしょう。パイナップルは、調理してもバナナほど柔らかくなりません。
パイナップルを使うのは、固めの舌触りのものでも飲み込むことができる場合にしてください。

生クリーム……………………大さじ7
メープルシロップ…………大さじ4
バナナ…………………………1本
バター…………………………大さじ1

少なめ2人分

生クリームにメープルシロップ大さじ1を加え、八分立てに泡立てる。

バナナの皮をむき、太めにスライスする。

バターをフライパンに入れ火にかけて溶かし、バナナのスライスを入れて色づくまで両面1-2分ずつ焼く。残りのメープルシロップを加え、さらに30秒加熱する。

バナナのスライスを小さめのボウル2個に入れ、メープルクリームをすくい入れて、フライパンに残ったメープルシロップを上からかける。

ヒント：本書では炒めるのにバターではなくオリーブオイルを使っていることが多いが、このレシピではバターを使うほうが好ましい。

4人家族用：
材料を4倍し、デザートとして出す。

ジャムクレープ・バニラシュガー添え

この料理には、100%フルーツのジャムを使いましょう。
もし手に入らなければ、できるだけ砂糖の入っていないジャムを使ってください。

全粒粉……大さじ2
バニラシュガー……大さじ½
塩……ひとつまみ
スキムミルクあるいは豆乳……大さじ6
卵（溶き卵）……大さじ1
オリーブオイル……少量
ジャム（100%フルーツのもの）……大さじ2
粉砂糖……小さじ1

少なめ2人分

全粒粉、バニラシュガー、塩、ミルク、卵をあわせ、なめらかになるまで混ぜる。

小さめのフライパンにオリーブオイルを少量入れて火にかけ、生地の半量をフライパンに注ぐ。表面が乾き、裏面に軽く焦げ色がつくまで数分焼く。

クレープを裏返し、裏返した面にも軽く焦げ色がつくまで、さらに数分焼く。
皿に移し、残りの生地で同様にもう1枚クレープを焼く。

クレープを小さめの皿2枚に置き、ジャムをのせて巻いて粉砂糖を振りかける。

ヒント：クレープにアイスクリームや果物を添えて出してもよい。

4人家族用：
材料を6倍し、デザートとして出す。

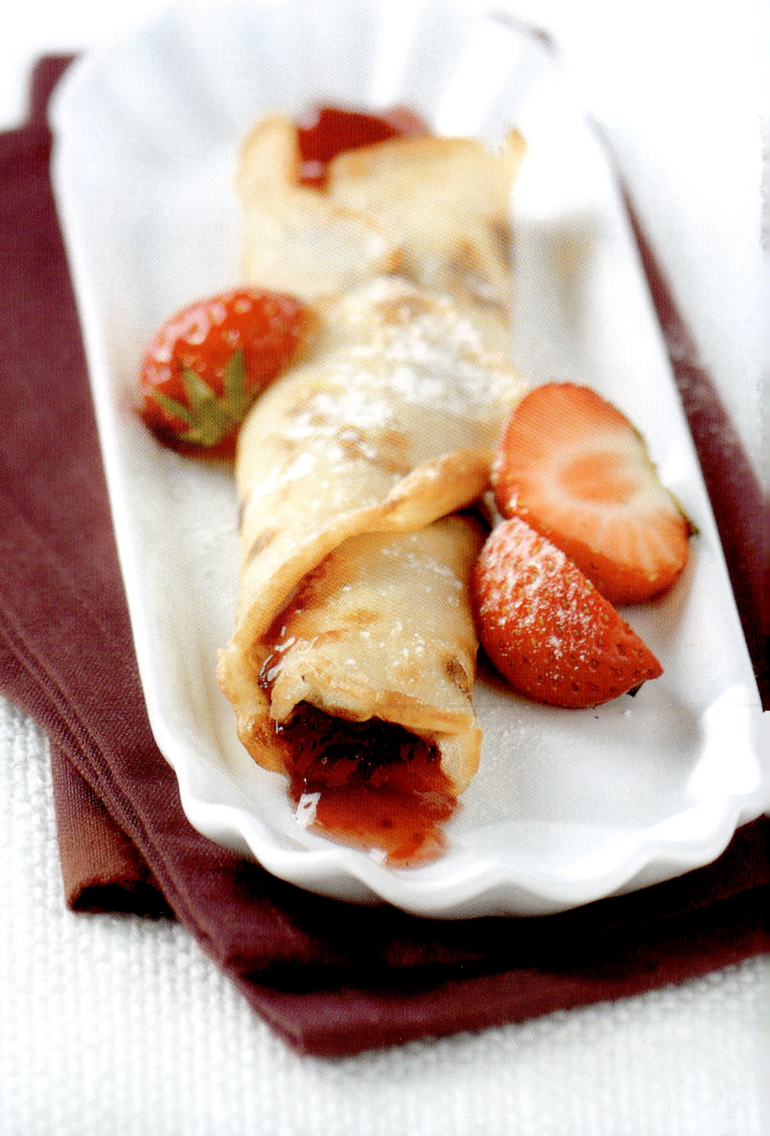

アイスクリームのフルーツソース添え

ドライフルーツは日持ちのする食材なので、
手元に置いておけばいつでも必要なときすぐに料理に使えて便利です。
けれど、あれば生の果物を使ってフルーツソースを作ってみてください。
果物は、使う前に必ずよく洗いましょう。

プルーン……2個
ドライアプリコット……2個
ドライクランベリーあるいは
　レーズン……大さじ1
レモン……½個
はちみつ……大さじ½-1
葛粉……小さじ1
アイスクリーム……2すくい

少なめ2人分

プルーン、アプリコット、クランベリーを小さく切る。

レモンを絞り、絞り汁をソースパンに入れる。水100ccとはちみつを加え、火にかけて煮立たせる。はちみつが溶けるまで、かき混ぜる。プルーン、アプリコット、クランベリーあるいはレーズンを加え、弱火にして5分煮る。

葛粉に冷水大さじ½を加えて混ぜ、フルーツソースに加える。さらに2分加熱する。

アイスクリームをひとすくいずつ小さめの皿2枚に入れ、温かいフルーツソースを横にかける。

4人家族用：
材料を4倍し、デザートとして出す。

少量ずつ

量が多いと、患者は食べる気をなくします。少量を、1日のうち何度にも分けて食べるほうがいいでしょう。

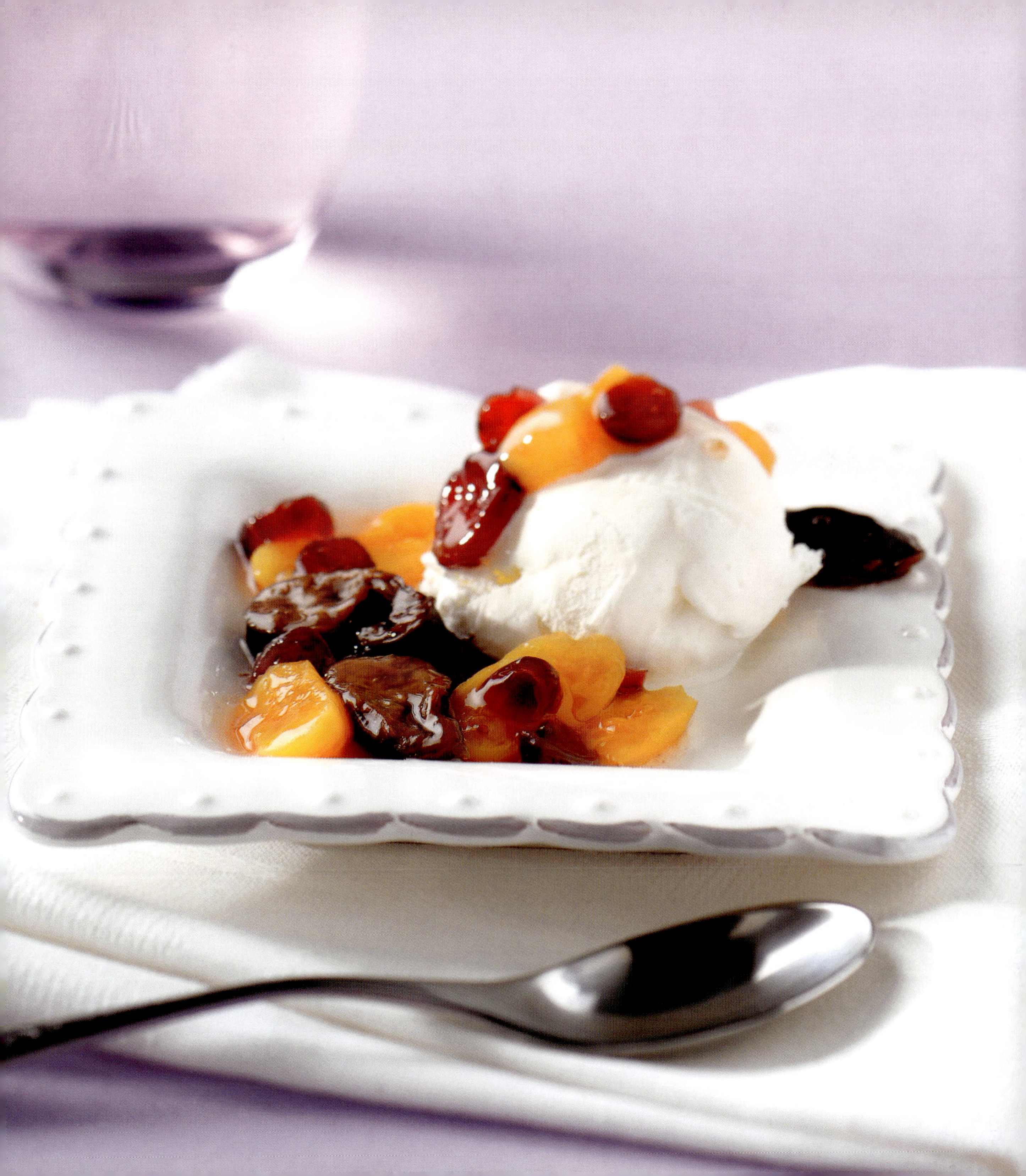

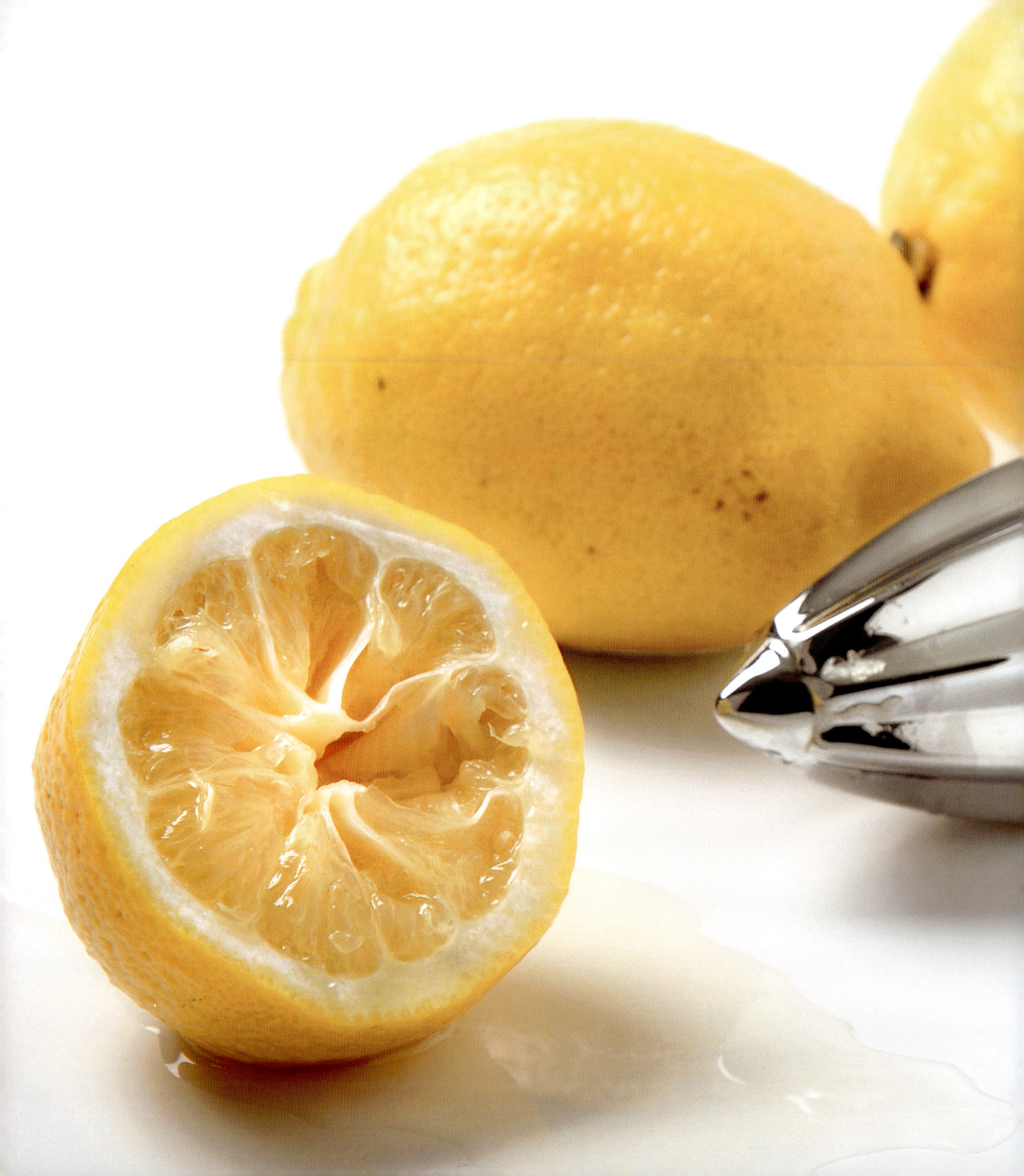

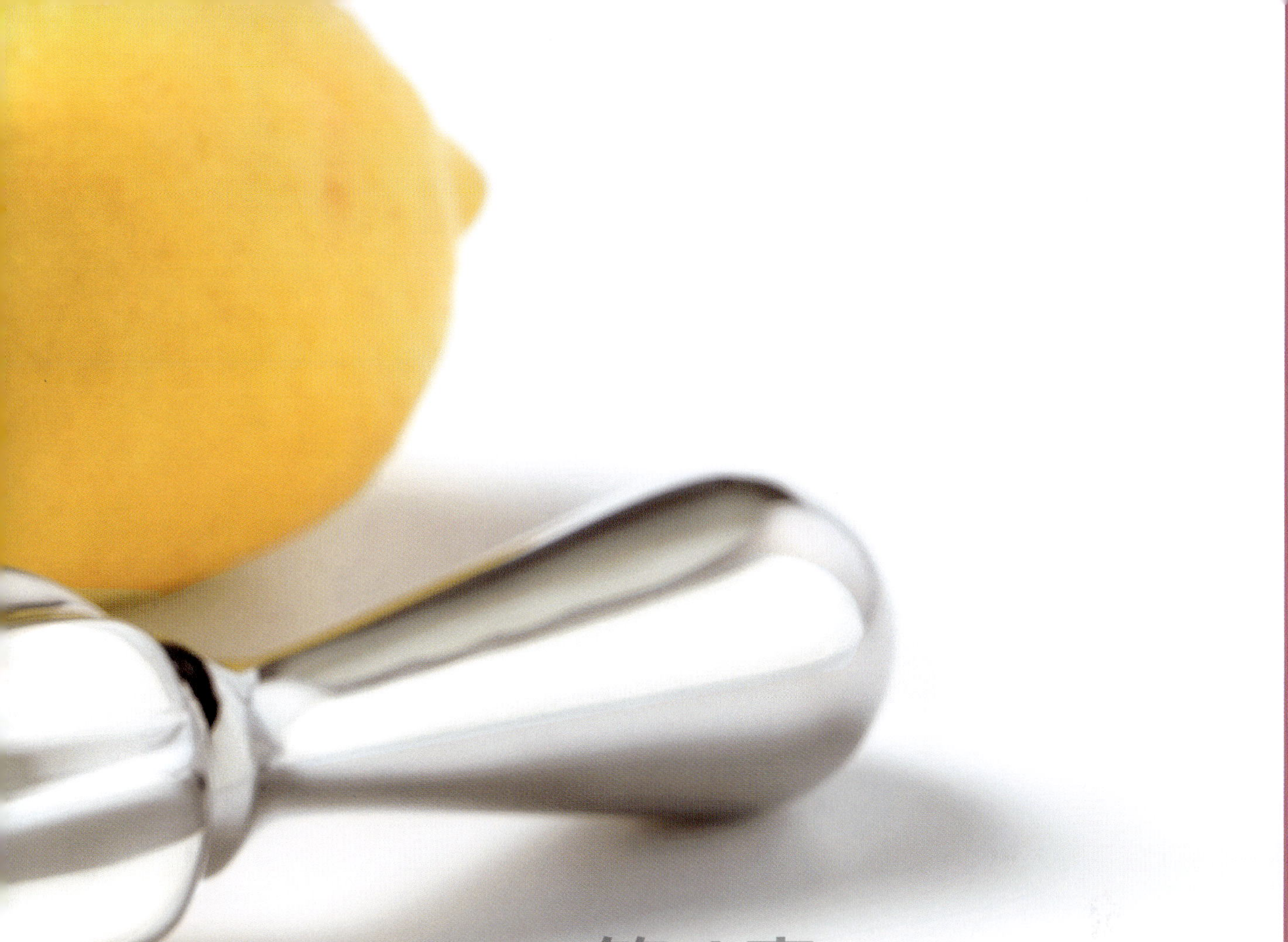

第4章

液体状のもの

Liquid

にんじんとかんきつ類の冷たいスープ

このスープは、なめらかでクリーミー。好みに応じて、スープの量を加減してサラサラに作ることも濃厚に作ることもできます。他の冷たいスープと同様、このスープも温かくして食べることもできます。

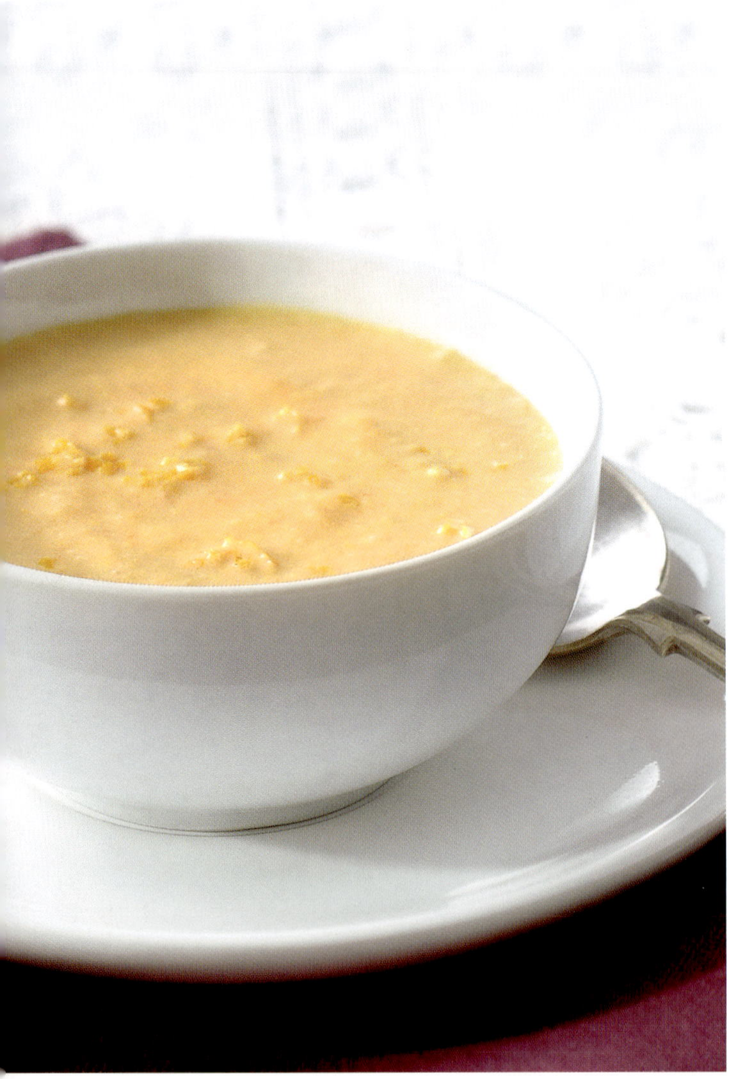

全粒パン……½枚
にんじん……4本
たまねぎ(小さいもの)……1個
レモン(小さいもの)……1個
オレンジ(小さいもの)……1個
チャイブ……2枚
(なくてもよい)
オリーブオイル……大さじ3
チキンスープストック
(キューブタイプのものを
使うか、あるいは自分で作る)
……150cc
生クリームあるいは
豆乳生クリーム……大さじ5
塩、こしょう

少なめ2人分

全粒パンの耳を取り除き、パンを角切りにする。にんじんとたまねぎの皮をむき、刻む。レモンを洗い、皮をすりおろす。レモン半個、オレンジ1個を絞る。チャイブを洗い、みじん切りにする。

ソースパンにオリーブオイルを入れて火にかける。にんじん、たまねぎ、レモンの皮のすりおろしを加え、中火で3分炒める。パンの角切り、レモンの絞り汁大さじ½、オレンジの絞り汁、チキンスープストックを加える。にんじんが十分柔らかくなるまで10-15分煮る。生クリームを加え、さらに1分煮る。

スープがなめらかになるまでミキサー、あるいはフードプロセッサーにかける。塩とこしょうで味つけし、冷ます。スープを冷蔵庫に入れる。

グラスかボウル2個に注ぎ、チャイブを散らしてレモンの皮のすりおろしを加える。チャイブは入れなくてもよい。

ヒント：にんじんの代わりにかぼちゃかズッキーニを使ってもよい。

4人家族用：
材料を3倍し、前菜として出す。

きゅうりとりんごの スムージー

このスムージーは、いろいろなフルーツジュースを使って作ることができます。ヨーグルトは入れなくてもいいし、代わりに同量のフルーツジュースを使ってもいいでしょう。

きゅうり……½本
全粒パン……¼枚
ミント……2枚
ヨーグルトあるいは
　豆乳ヨーグルト……150cc
りんごジュース……100cc
塩……ひとつまみ
こしょう……ひとつまみ

少なめ2人分

きゅうりの皮をむき、刻む。全粒パンの耳を取り除き、パンを角切りにする。

すべての材料をミキサー、あるいはフードプロセッサーにかける。できるだけなめらかにする。

グラス2個に注ぎ、すぐに出す。あるいは、食べる直前まで冷蔵庫に入れる。

ヒント：スムージーを甘くしたい場合は、はちみつを大さじ½加える。ただ、できれば砂糖は入れないほうがよい。

4人家族用：
材料を3倍し、飲み物として出す。

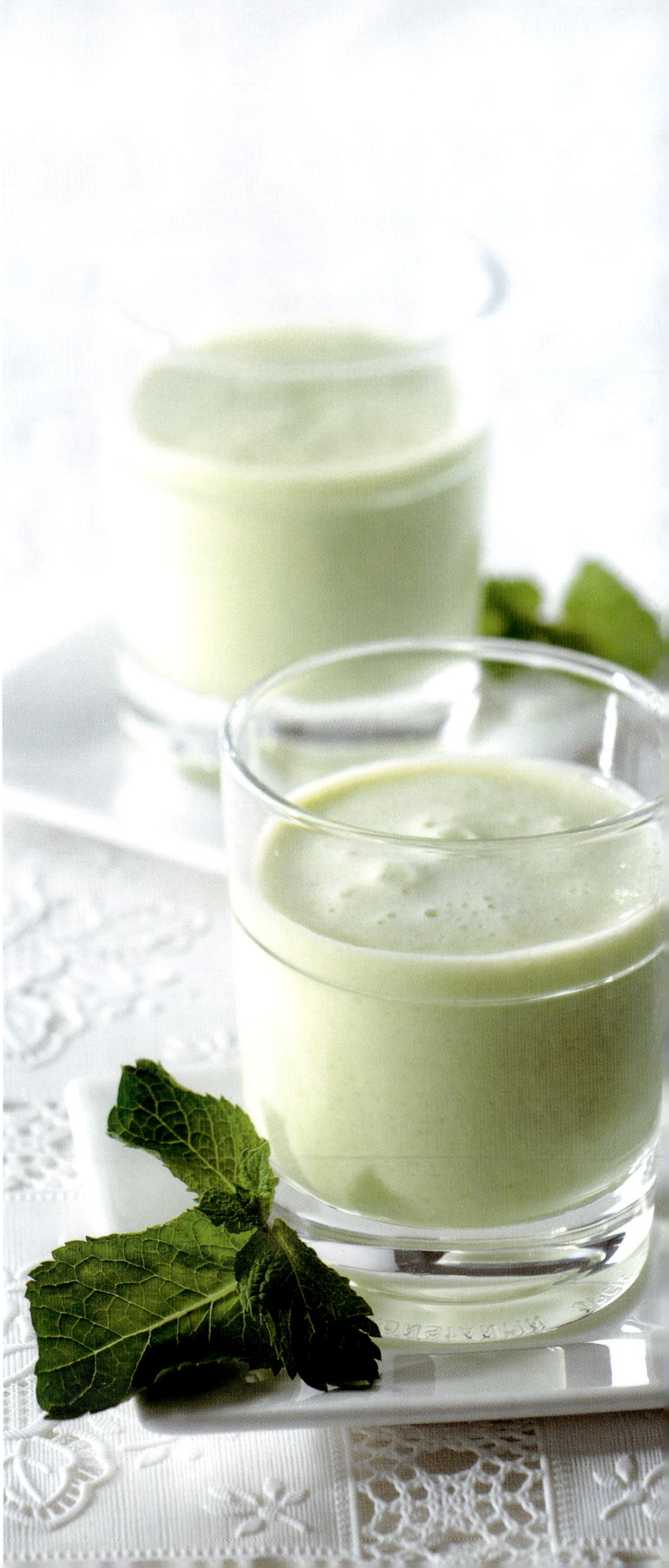

ラズベリーのガスパチョ

普通、ガスパチョとはトマトで作る冷たいスープのことを言います。これも大変おいしいのですが、ここではラズベリーを使って作りました。患者にとってもその家族にとっても、一層魅力的なスープになっているはずです。
このスープはいちご、ブラックベリー、ブルーベリーなどを使って作ってもいいでしょう。

きゅうり……………………½本
エシャロットあるいは
　たまねぎ(小さいもの)……½個
にんにく……………小さめ1かけ
全粒パン……………………¼枚
オリーブオイル……………大さじ5
ラズベリービネガーあるいは
　バルサミコ酢………小さじ1-2
ラズベリー
　(冷凍あるいは生)……150g
塩、こしょう
ラズベリーシロップ……大さじ½-1

少なめ2人分

きゅうり、エシャロットかたまねぎ、にんにくの皮をむく。全粒パンの耳を取り除き、パンを角切りにする。

ラズベリー2個は飾りに残しておき、残りのラズベリー、冷水大さじ3、そして塩、こしょう、ラズベリーシロップを除く材料をミキサー、あるいはフードプロセッサーにかける。できるだけなめらかにする。塩、こしょうで味つけし、ラズベリーシロップを加える。

グラスかボウル2個に注ぎ、中心にラズベリーを飾ってすぐに出す。あるいは、食べる直前まで冷蔵庫に入れる。

ヒント：タバスコを少し加えてもよいが、それでは少し強すぎると感じる場合もある。スパイシーな料理が好きであれば、食べる本人が食べるときにタバスコを加えるようにすればよい。

4人家族用：
材料を2倍し、前菜として出す。

おやつ

液体状のおやつで手軽に用意できる市販のものには、トマトジュースや野菜ジュース(特ににんじんジュースはいいでしょう)、フルーツジュース、朝食用飲料、スムージーがあります。砂糖不使用のジュースを探し、必要なら家で味を加えるようにしましょう。

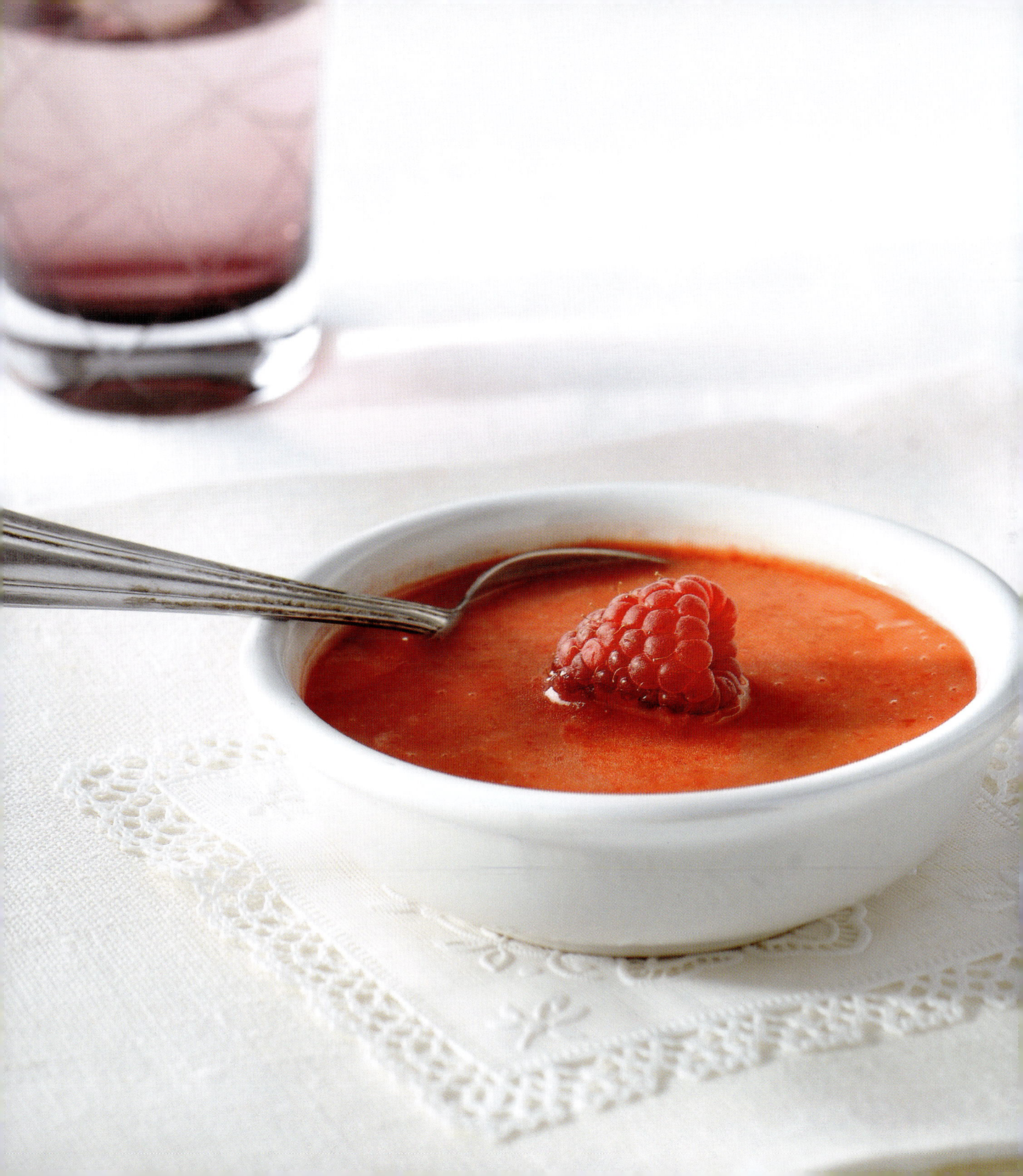

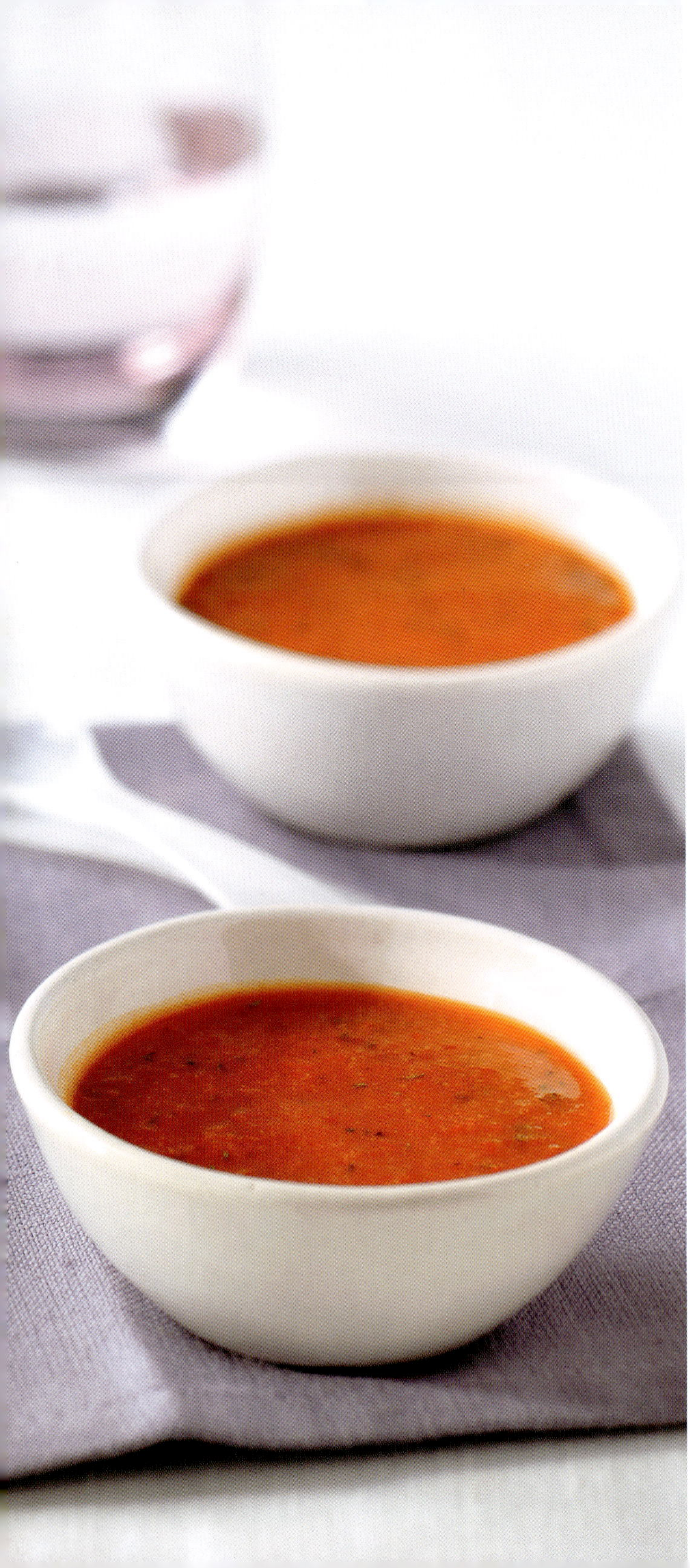

液体状のもの：冷たい／塩味／香りが強い

トマトと赤ピーマンの冷たいスープ

このスープは加熱する必要がない冷たいスープで、
あっという間に簡単にできます。温かくしてもいいでしょう。

全粒パン……½枚
ロースト赤ピーマン（びん詰め）……2個
パセリ……1枚
あるいはバジル　2、3枚
トマトジュース……250cc
オリーブオイル……大さじ2
塩、こしょう

少なめ2人分

全粒パンの耳を取り除き、パンを角切りにする。

すべての材料をミキサー、あるいはフードプロセッサーにかける。できるだけなめらかにする。

グラスかボウル2個に注ぎ、すぐに出す。あるいは、食べる直前まで冷蔵庫に入れる。

ヒント：びん詰めの赤ピーマンは大変味もよく、漬け汁を少量加えればスープの香りも増す。自分で赤ピーマンを焼く場合は、p.40を参照する。

4人家族用：
材料を3倍し、前菜として出す。

ほうれんそうと くるみのスムージー

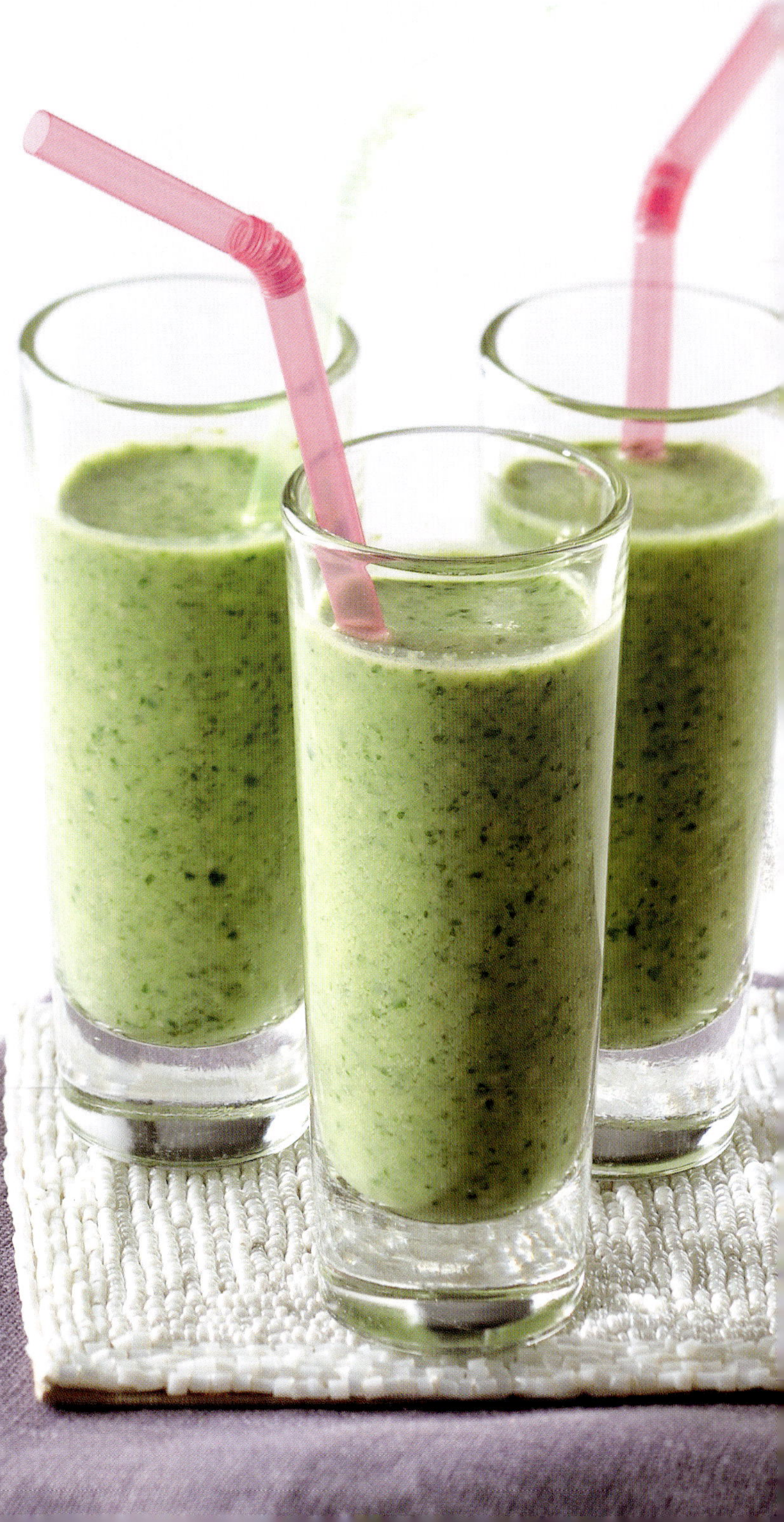

スムージーは野菜で作っても果物で作っても、あるいは野菜と果物を組み合わせて作ってもよく、そのバリエーションは数限りなくあります。栄養価が高いだけでなく簡単ですぐにできるので、「即席の」液体状食事には理想的です。通常ミルクやバターミルク、ヨーグルトなどを使って作りますが、乳製品を受けつけない場合は代わりにピューレ状のアボカドやトマトジュース、にんじんジュースを使って作りましょう。

ほうれんそう..........................50g
くるみ..............................大さじ2
バターミルク 250cc
はちみつ 大さじ½-1
塩、こしょう

少なめ2-3人分

ほうれんそうを洗い、完全に水気をふきとる。

ほうれんそう、くるみ、バターミルク、はちみつをミキサー、あるいはフードプロセッサーにかける。できるだけなめらかにする。塩、こしょうで味つけする。

グラス2、3個に注ぎ、すぐに出す。あるいは、食べる直前まで冷蔵庫に入れる。

ヒント：生のほうれんそうの代わりに冷凍ほうれんそうを使ってもよい。その場合はまずほうれんそうを解凍するか、とても冷たいスムージーを作りたい場合は、冷凍庫から出して10分おいてからミキサーかフードプロセッサーにかける。

4人家族用：
材料を3倍し、飲み物として出す。

アーモンドと桃のスムージー

桃のように柔らかい果物は、スムージーを作るのに最適です。果物は、よく熟しているものを使いましょう。アプリコット、プラム、メロン、マンゴー、バナナ、ベリー類を使う場合も、同様に熟しているものを使います。

桃(よく熟したもの) 2個
ピーチシロップ................................大さじ5
アーモンドパウダー..........................大さじ4
スキムミルクあるいは豆乳 200cc

少なめ2人分

桃の皮をむき、半分に切って芯を取る。

すべての材料をミキサー、あるいはフードプロセッサーにかける。できるだけなめらかにする。

グラスに注ぎ、すぐに出す。あるいは、食べる直前まで冷蔵庫に入れる。

ヒント：缶詰の桃を使って作ってもよい。その場合は、缶詰のシロップを使う。ミルクが飲めない場合は、代わりにフルーツジュースを使う。

4人家族用：
材料を3倍し、飲み物として出す。

課題

がんを患う人のために食事を作るというのはやりがいのあることですが、同時に落胆することも多々あります。患者が食事を喜び、よく食べ、体力を保ってくれればよいのですが、せっかく心を込めて用意した食事でも患者がまったく食べられないのはよくあることだからです。残念ですが、これが現実です。これをできるだけ気軽に受け止められるようにしましょう。そうでなければ、作る人にとっても患者にとっても、負担になってしまいます。

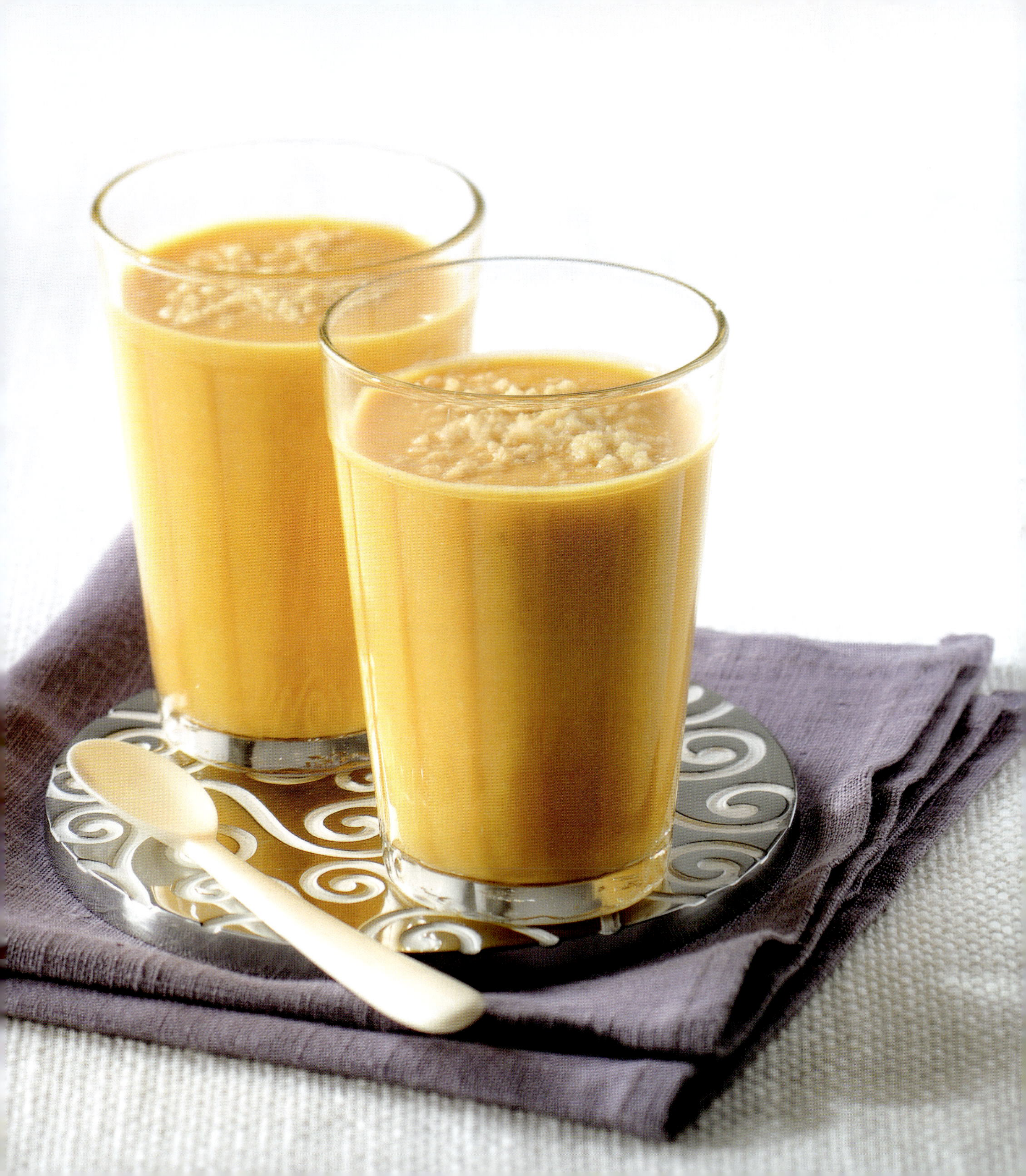

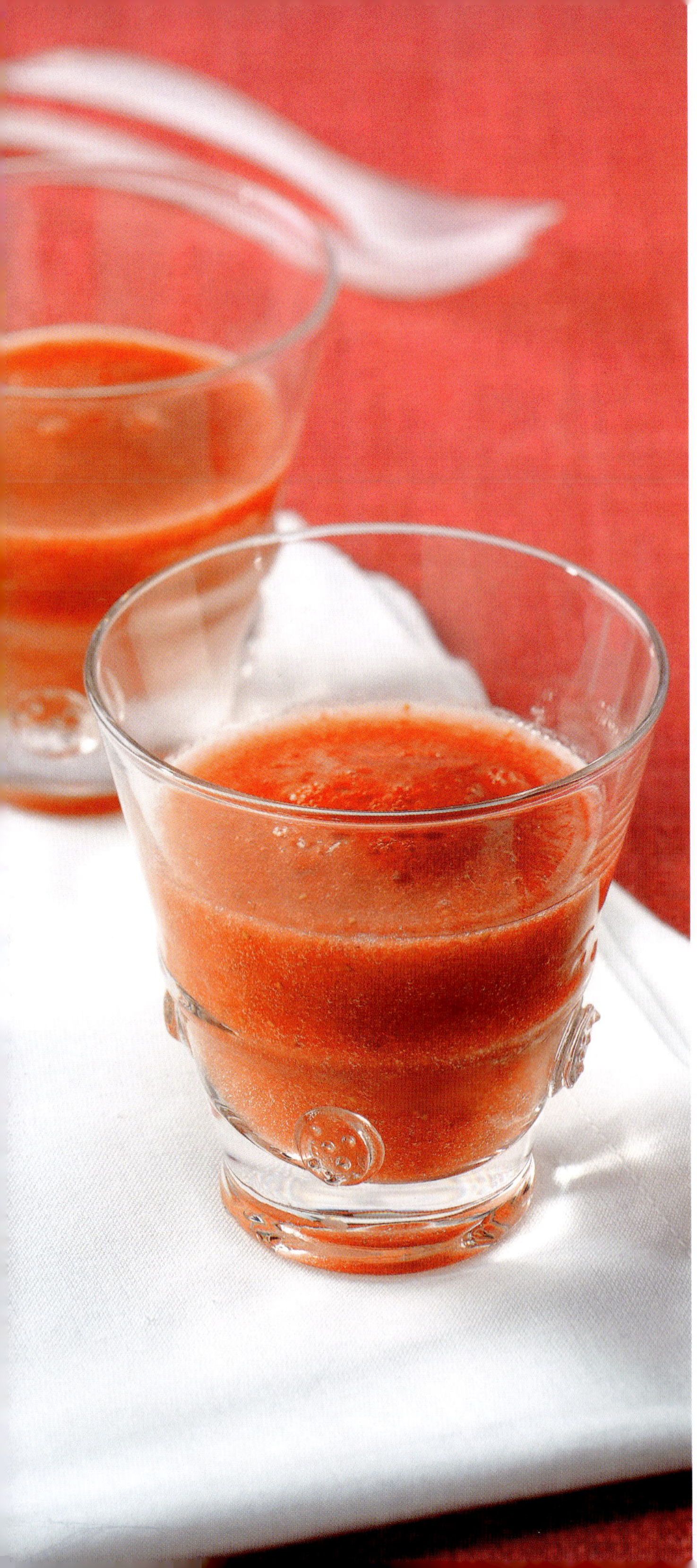

液体状のもの：冷たい／甘い

いちごとクランベリーのフローズンジュース

このレシピには、冷凍のいちごを使っています。
作る10分前にいちごを冷凍庫から出しておくと、
ピューレ状にするのが楽です。

いちご（冷凍）……250g
クランベリージュース（砂糖不使用のもの）……大さじ5

少なめ2人分

なめらかなピューレ状になるまで、いちごをミキサー、あるいはフードプロセッサーにかける。クランベリージュースを加える。さらに1分ミキサー、あるいはフードプロセッサーにかける。

グラス2個に注ぎ、すぐに出す。

ヒント：ジュースを甘くしたい場合は、はちみつを加えてもよい。

4人家族用：
材料を3倍し、飲み物として出す。

ミックスフルーツの冷たいスープ

このスープは、レシピにあるメロン、オレンジ、キウイに代えて、何でも好きな果物を組み合わせて作ることができます。たとえばメロン、プラム、ラズベリー、あるいはバナナ、キウイ、マンゴー、あるいはネクタリン、アカスグリ、パッションフルーツ、そして洋梨、ブラックベリー、オレンジなどの組み合わせで作ってみましょう。

メロン（よく熟したもの）............小さめ1切れ
オレンジ............2個
キウイ（よく熟したもの）............1個
はちみつ............大さじ1

少なめ1-2人分

メロン、オレンジ、キウイの皮をむく。

すべての材料をミキサー、あるいはフードプロセッサーにかける。できるだけなめらかにする。

ざるでこす。

小さめのボウル1、2個に注ぎ、すぐに出す。あるいは、食べる直前まで冷蔵庫に入れる。

ヒント：フルーツジュースで薄めてもよい。

4人家族用：
材料を4倍し、デザートとして出す。

特別な機会に

化学療法の副作用で患者が食べることに意欲をなくしているときは、食べることを社交的行事として扱いましょう。そうすれば、うまくいけば患者にも食べようという気持ちがわいてくるかもしれません。料理はいつでも、少なくとも2人前は作っておくようにします。余ったものは冷蔵庫で1日保存できるので、いつでも好きなときに食べられるようにしておきましょう。

バナナとしょうがのミルクシェイク

ミルクシェイクは冷たくクリーミーでおいしい飲み物であり、簡単にのどを通ります。
けれどミルク、アイスクリームなど乳製品を含んでいるので、それが問題になる場合もあります。
そういうときは、ミルクとアイスクリームの代わりにフルーツジュースとシャーベットを使いましょう。

バナナ	1本
しょうが	約10g
ジンジャーシロップ	大さじ4
ライム(絞り汁)	大さじ1
バニラアイスクリーム	3すくい
スキムミルクあるいは豆乳	100cc

少なめ2人分

バナナとしょうがの皮をむく。しょうがをすりおろす。

できるだけなめらかなピューレ状になるまで、バナナ、しょうがのすりおろし、ジンジャーシロップ、ライムの絞り汁をミキサー、あるいはフードプロセッサーにかける。

アイスクリームとミルクを加え、さらに数分ミキサー、あるいはフードプロセッサーにかける。

グラス2個に注ぎ、すぐに出す。

ヒント：柔らかな果物であれば、何でも同じようにしてミルクシェイクを作ることができる。ライムの絞り汁の代わりに、レモンやオレンジの絞り汁を使ってもよい。また、ジンジャーシロップの代わりに100%フルーツのジャムを使ってもよい。しょうがはなくてもよい。これは、応用自在のレシピである。

4人家族用：
材料を3倍する。

柔軟に

食欲は、その時々で増したりなくなったりします。ですから、作った食べ物を気に入ってもらえなかったからといって、がっかりする必要も無理強いする必要もありません。

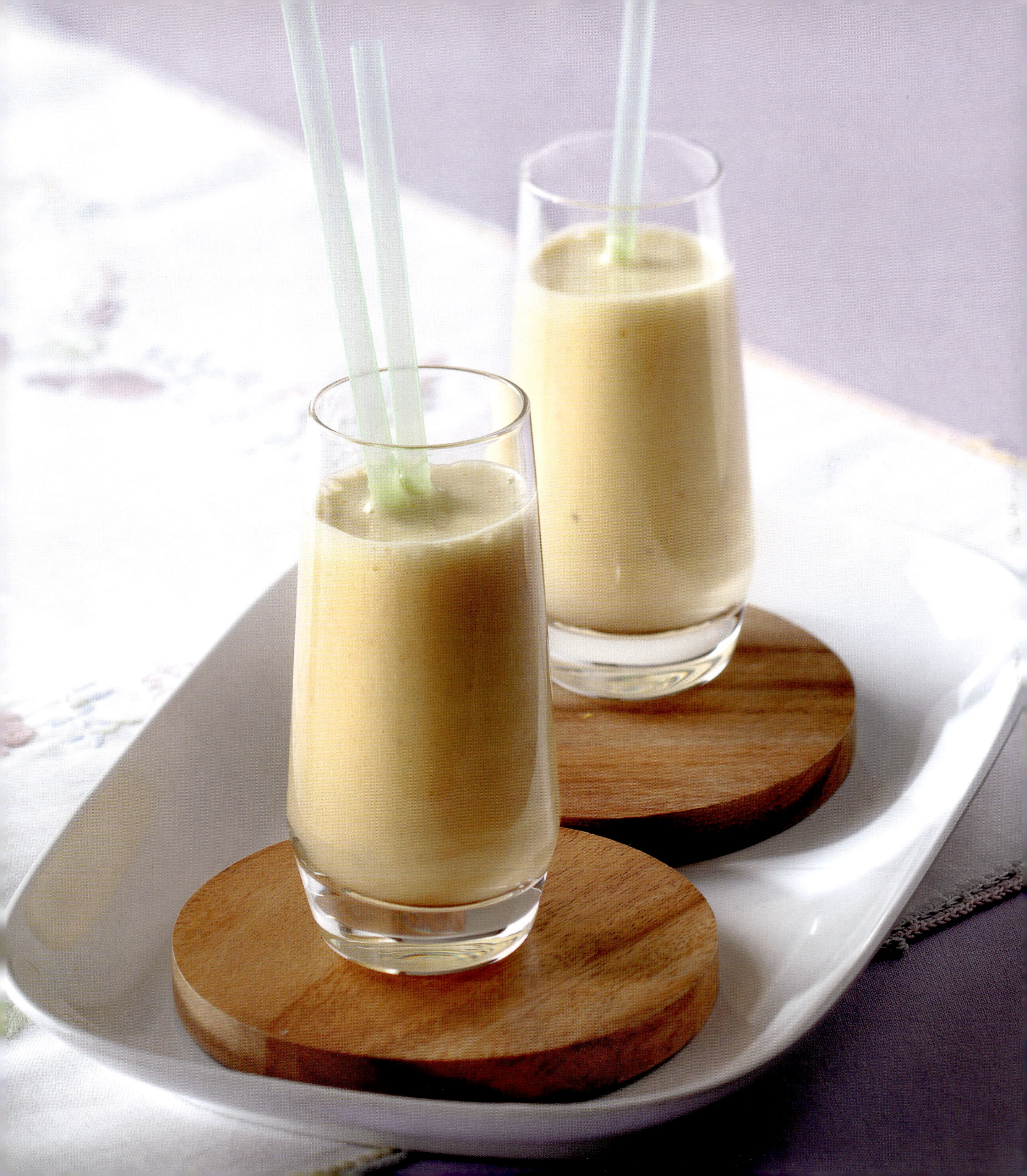

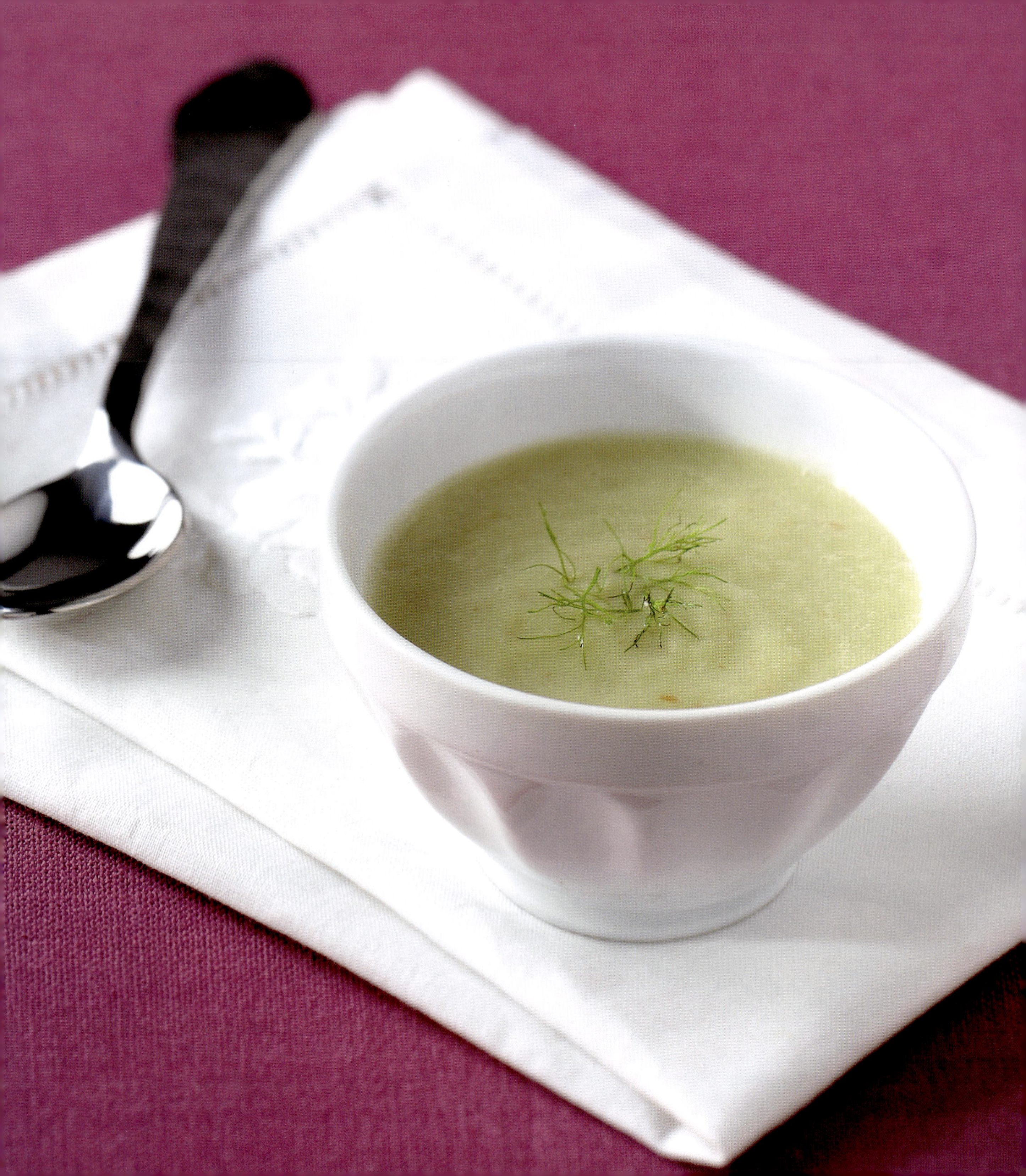

フェンネルのクリームスープ

このスープは、できるだけなめらかにクリーミーに作ります。
できあがりが思ったほどなめらかでない場合は、ざるでこしましょう。
全粒パンの入ったスープを患者が食べられない場合は、パンを加えずに作ります。

全粒パン……½枚
フェンネル……1個
たまねぎ（小さいもの）……1個
オリーブオイル……大さじ3
チキンスープストック
（キューブタイプのものを使うか、
あるいは自分で作る）……250cc
生クリームあるいは
豆乳生クリーム……大さじ5
塩、こしょう

少なめ2人分

全粒パンの耳を取り除き、パンを角切りにする。フェンネルを洗って刻み、葉の部分はよけておく。たまねぎの皮をむき、刻む。

ソースパンにオリーブオイルを入れて、火にかける。フェンネルとたまねぎを加え、中火で3分炒める。パンとチキンスープストックを加える。フェンネルが十分柔らかくなるまで、15-20分煮る。生クリームを加えて、さらに1分煮る。

なめらかなスープ状になるまでミキサー、あるいはフードプロセッサーにかける。塩、こしょうで味つけする。

ボウル2個に入れ、フェンネルの葉を散らす。

ヒント：フェンネルの代わりにセロリやきゅうりを使って作っても、おいしくできる。

4人家族用：
材料を2倍し、前菜として出す。

全粒

全粒パンは、多くのレシピで使われています。消化器官を助けるからなのですが、とはいえ必ずしも皆にとってよいわけではありません。腸や胃に問題がある場合は、消化の困難な全粒が腹痛を招くこともあります。その場合は、全粒パンの代わりに食パンを使います。食パンを使っても消化に問題が起こる場合は、パンを入れずに作りましょう。

チキンとトマトのスープ

このスープは、キューブタイプのチキンスープストックを使って作ることも、スープストックを自分で作って使うもできます。自分でスープストックを作るほうが手間はかかりますが、できれば自分で作るほうがいいでしょう。
ただ、自家製スープの香りが苦手な患者もいます。

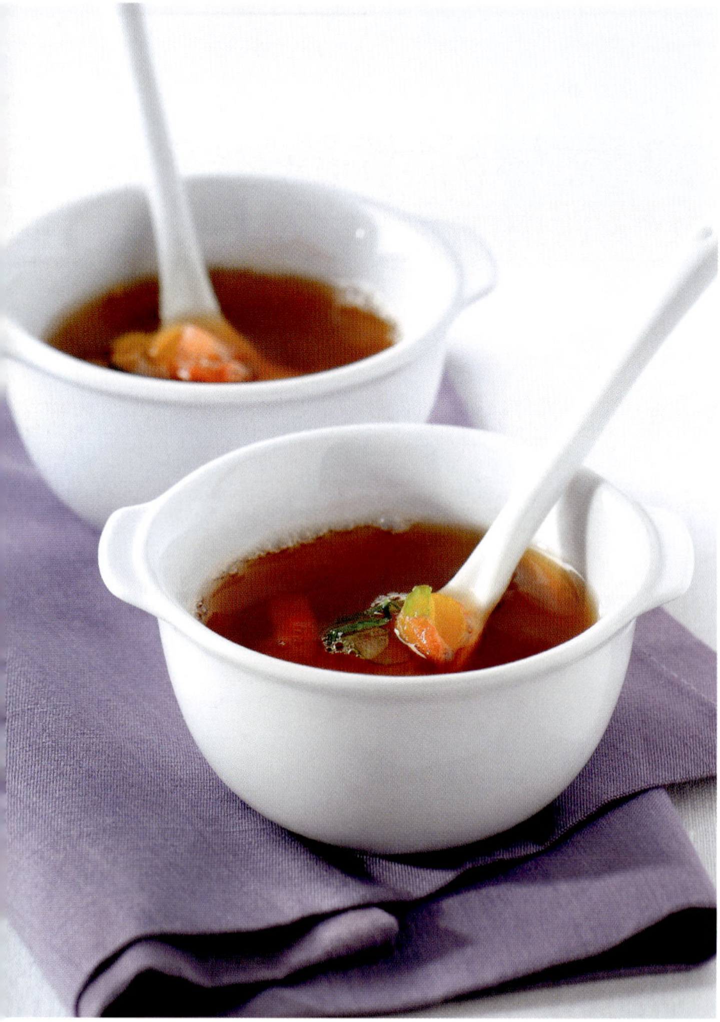

たまねぎ（小さいもの）…………1個
にんじん…………2本
セロリ…………2本
トマト（完熟）…………2個
骨つき鶏もも肉…………1本、
あるいはチキンスープストックキューブ…………2個
メース…………1片
ローリエ…………1枚
タイム…………1枝
塩、こしょう

少なめ6-8人分

たまねぎとにんじんの皮をむき、刻む。セロリとトマトを洗い、刻む。

なべに800ccの水と鶏肉、あるいはスープストックキューブを入れ、煮立たせる。鶏肉を使う場合は、途中あくを取る。キューブを使う場合は、混ぜて溶かす。

野菜類、メース、ローリエ、タイム、塩ひとつまみ、こしょうひとつまみを加えて、弱火で煮る。キューブの場合は30分、鶏肉の場合は2時間煮る。

スープをざるでこし、野菜と鶏肉をよける。塩、こしょうで味を調える。

小さめのボウルに入れる。患者がものを飲み込むことができる場合は、野菜や小さく切った鶏肉を加えてもよい。

残ったスープは、冷蔵庫か冷凍庫で保存する。

4人家族用：
前菜として出す。

液体状のもの：温かい／塩味／香りが強い

なすとトマトの クリームスープ

スープストックを加えず、ピューレをそのまま食べたり
柔らかなパンにのせて食べてもいいでしょう。

全粒パン……………………………½枚
なす…………………………………¼本
トマト(小さいもの)………………1個
長ねぎ………………………………2本
にんにく……………………………1かけ
オリーブオイル……………大さじ3
クミン…………………………ひとつまみ
野菜スープストック
(キューブタイプのものを
使うか、あるいは自分で作る)
……………………………………200cc
塩、こしょう

少なめ2-3人分

全粒パンの耳を取り除き、パンを角切りにする。なす、トマト、長ねぎを洗い、刻む。にんにくの皮をむき、刻む。

ソースパンにオリーブオイルを入れて、火にかける。なす、トマト、長ねぎ、にんにくを加え、中火で3分炒める。クミン、全粒パン、スープストックを加える。なすが十分柔らかくなるまで、10-15分煮る。

なめらかなスープ状になるまでミキサー、あるいはフードプロセッサーにかける。塩、こしょうで味つけする。

小さめのボウルに入れる。

ヒント：長ねぎを大さじ1残しておいて、食べる前にスープに散らしてもよい。

4人家族用：
材料を4倍し、前菜として出す。

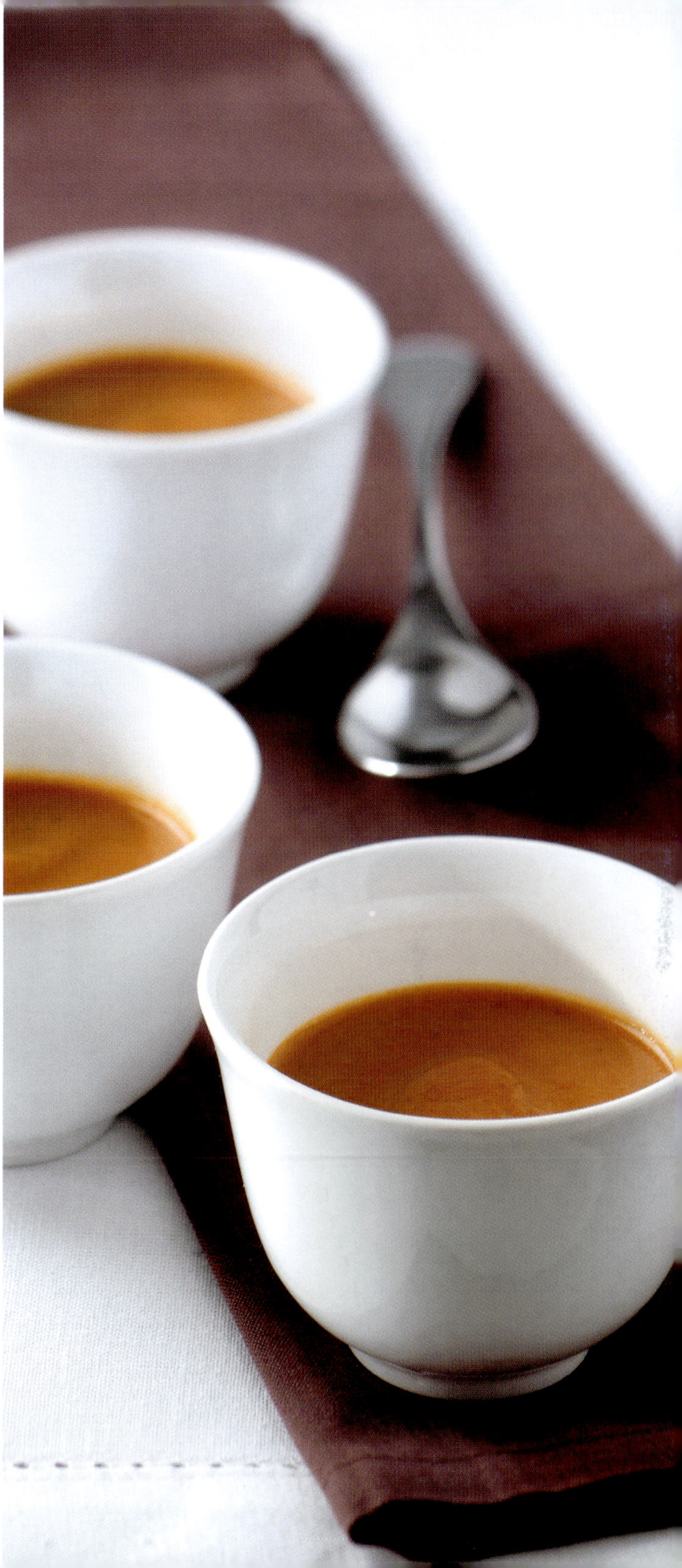

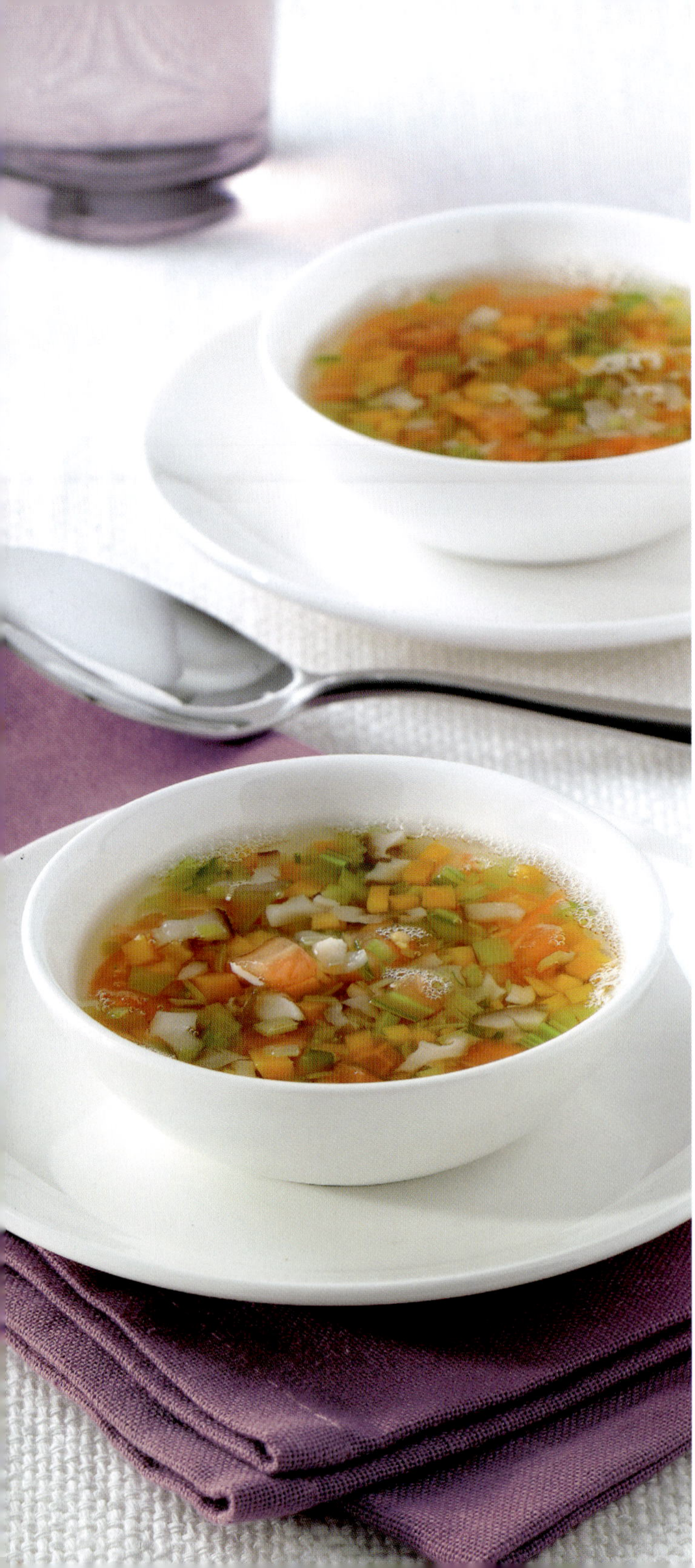

液体状のもの：温かい／塩味／香りが強い

野菜スープ

このスープは、たくさん作って
数日間冷蔵庫で保存することができます。
小さく分けて冷凍し、
必要な分量だけ解凍して使ってもいいでしょう。

にんじん(小さいもの)............1本
リーキ................................¼個
セロリ.................................1本
マッシュルームあるいは
　しいたけ............................4個
トマト.................................1個
パセリ.................................3枝
野菜スープ
　ストックキューブ...............1個
塩、こしょう

少なめ3-4人分

野菜類を洗って皮をむいて刻み、パセリをみじん切りにする。(フードプロセッサーを使えば簡単にできる)。

400ccの水にスープストックキューブと野菜を加えて煮立たせ、15-30分煮る。野菜は、長く煮るほど柔らかくなる。

塩、こしょうで味つけする。

小さめのボウルに入れる。残ったスープは、冷蔵庫か冷凍庫で保存する。

ヒント：この野菜スープをピューレ状にしてもよい。またカレーパウダー、パプリカ、タイム、チャイブ、ディルなど、ハーブやスパイスを加えてもよい。

4人家族用：
材料を2倍し、前菜として出す。

しょうゆ風味のかぼちゃスープ

甘くて火を通すと大変柔らかくなるかぼちゃは、スープのベースに大変いいものです。
かぼちゃの代わりになす、さつまいも、ズッキーニ、アスパラガスなどの柔らかな野菜を使って作ってもいいでしょう。

全粒パン……½枚
かぼちゃ……約150g
たまねぎ（小さいもの）……1個
にんにく……1かけ
パセリあるいは
　コリアンダー……1枝
オリーブオイル……大さじ3
カレーパウダー……ひとつまみ
チキンスープストック
　（キューブタイプのものを
　使うか、あるいは自分で作る）
　……250cc
しょうゆ……少量

少なめ2人分

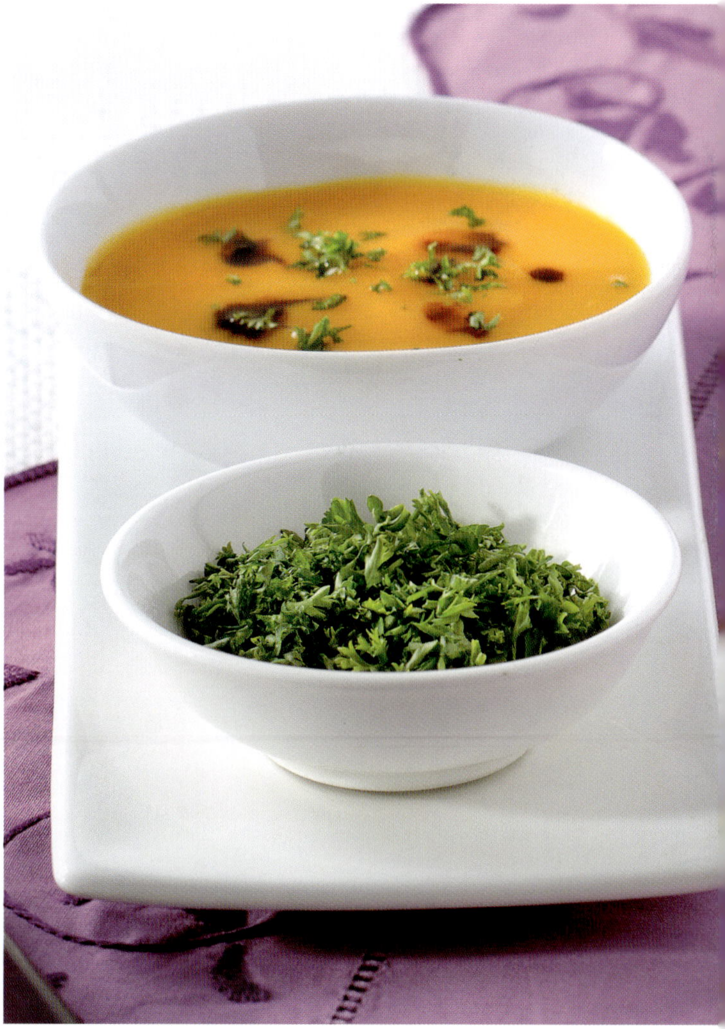

全粒パンの耳を取り除き、パンを角切りにする。かぼちゃ、たまねぎ、にんにくの皮をむき、刻む。パセリあるいはコリアンダーをみじん切りにする。

ソースパンにオリーブオイルを入れて、火にかける。かぼちゃ、たまねぎ、にんにくを加え、中火で3分炒める。カレーパウダー、全粒パン、スープストックを加える。かぼちゃが十分柔らかくなるまで、10-15分煮る。

なめらかなスープ状になるまでミキサー、あるいはフードプロセッサーにかける。しょうゆで味つけする。

小さめのボウル2個に入れ、パセリかコリアンダーを散らす。

ヒント：好みによってタバスコのように辛いもの、レモンやライムの絞り汁のように酸味のあるものを食べるときに加えてもよい。

4人家族用：
材料を4倍し、前菜として出す。

スパイシーミルクティー

香りのよいこのミルクティーは普通温かくして飲みますが、冷たくしてもいいでしょう。

スキムミルクあるいは豆乳……………200cc
ローリエ………………………………………1枚
カルダモン…………………………………2粒
茶葉……………………………………大さじ1
はちみつ……………………………………適量

少なめ2人分

ミルクに水100cc、ローリエ、カルダモンを加えて煮立たせ、5分煮る。

火を止めて茶葉を加え、5分おく。

茶葉をこしながら、グラスかカップ2個にミルクティーを注ぐ。はちみつを加える。

4人家族用：
材料を4倍する。

味つけ
ハーブやスパイスを適量加えるというのは、難しいものです。どれくらいの塩、こしょう、ハーブ類、スパイス類、はちみつが患者に喜ばれるのかは、何度も繰り返し試してみなくてはわかりません。味つけの濃すぎるものをマイルドにするのは難しいので、食べるときに調味料、スパイス類を加えて味を加えるようにしましょう。

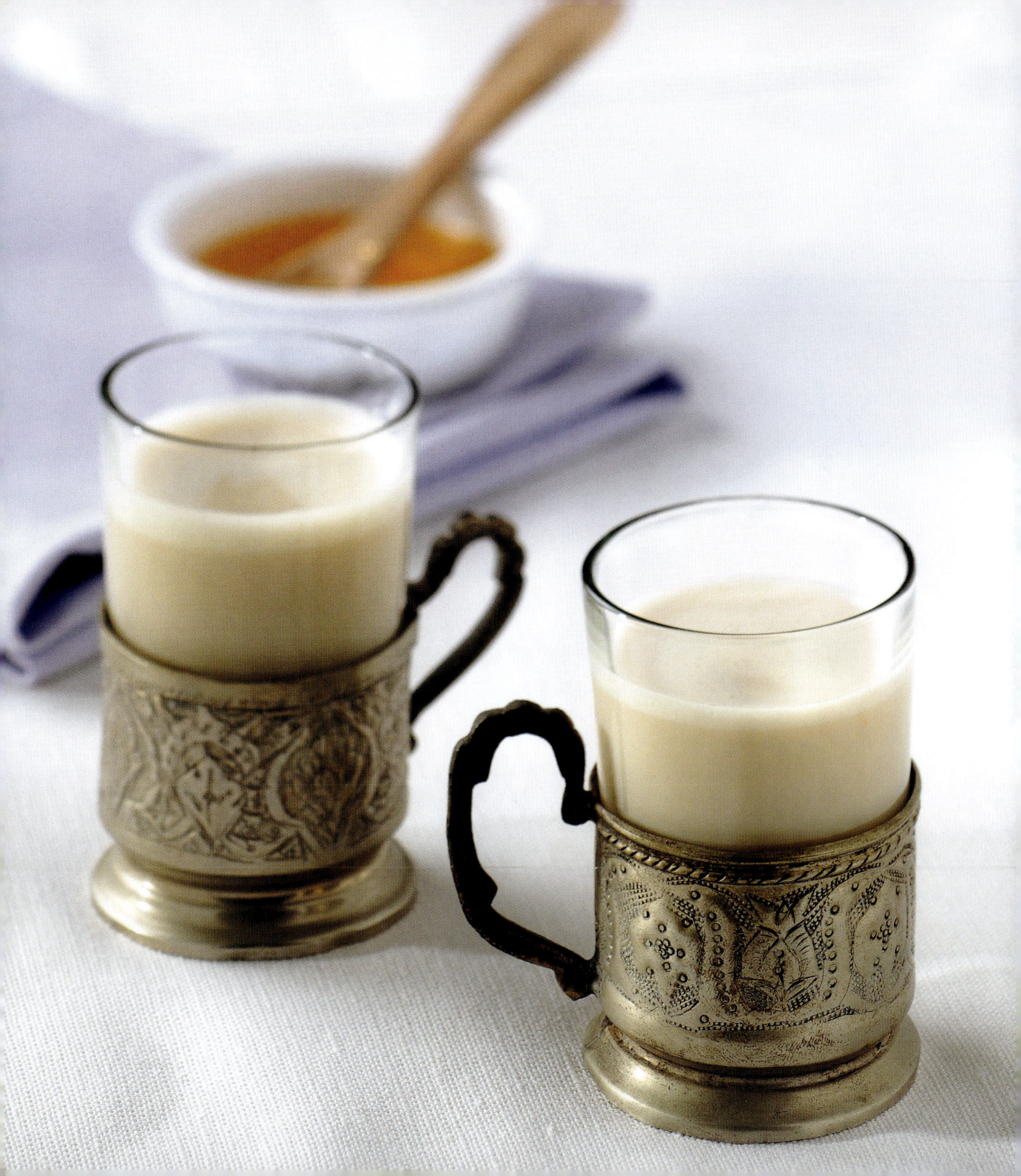

ホットアニシードミルク

ミルクは必ずしも飲みやすい飲み物ではないかもしれませんが、
温かくして飲めばおいしく感じられることがあります。
このレシピでは、
ミルクの代わりに紅茶を使ってもいいでしょう。

スキムミルクあるいは豆乳……250cc
オレンジの皮のすりおろし……小さじ½
アニシード……大さじ2
はちみつ……大さじ½-1

少なめ2人分

ミルクにオレンジの皮のすりおろし、アニシード、はちみつを加えて、火にかけ、10分煮る。沸騰させないように気をつけ、よくかき混ぜる。

こしながらカップか耐熱グラス2個に入れる。

ヒント：このレシピでは、皮のすりおろし部分だけを使っている。オレンジの残りの部分は、冷蔵庫で数日保存できる。

4人家族用：
材料を3倍する。

細かくする
ざるでていねいにこすと、料理をより細かく仕上げることができます。

はちみつと洋梨のスープ

甘い果物でスープを作るときには、
味のバランスを考えて少し酸味を加えましょう。
治療中に味の好みは大きく変わっていくので、
酸味と甘味のバランスは、その都度調整しましょう。

全粒パン……½枚
洋梨（よく熟したもの）……1個
レモン（小さいもの）……1個
はちみつ……大さじ½-1
生クリームあるいは豆乳生クリーム……100cc

少なめ2人分

全粒パンの耳を取り除き、パンを角切りにする。

洋梨の皮をむいて芯を取り、4つ切りにする。レモンを洗って皮をすりおろし、半個分を絞る。

レモンの絞り汁の¾量にレモンの皮のすりおろし、全粒パン、洋梨、はちみつを加えて火にかけ、かき混ぜながら10分煮る。

なめらかなピューレ状になるまでミキサー、あるいはフードプロセッサーにかける。生クリームを加えて、さらに1分火にかける。残りのレモンの絞り汁を加える。

ボウル2個に入れる。

ヒント：洋梨の代わりにりんご、桃、マンゴーを使ってもよい。

4人家族用：
材料を3倍し、デザートとして出す。

シナモン風味のホットアップルジュース

このレシピは、あればジューサーを使って作りましょう。
ジューサーなら、果物や野菜のジュースがあっという間に簡単に作れます。

りんご(甘くて水分の多いもの)……3個
はちみつ……小さじ1
シナモンスティック……1本

少なめ2人分

りんごを洗い、ジューサーにかける。

りんごジュースにはちみつ、シナモンスティックを加えて、火にかけ煮立たせる。そのまま5分煮てから、シナモンスティックを取り除く。1分間よくかき混ぜる。

温かいジュースを耐熱グラスかカップ2個に注ぐ。

ヒント：ジューサーがない場合は、アップルジュースを使って作る。

4人家族用：
材料を4倍する。

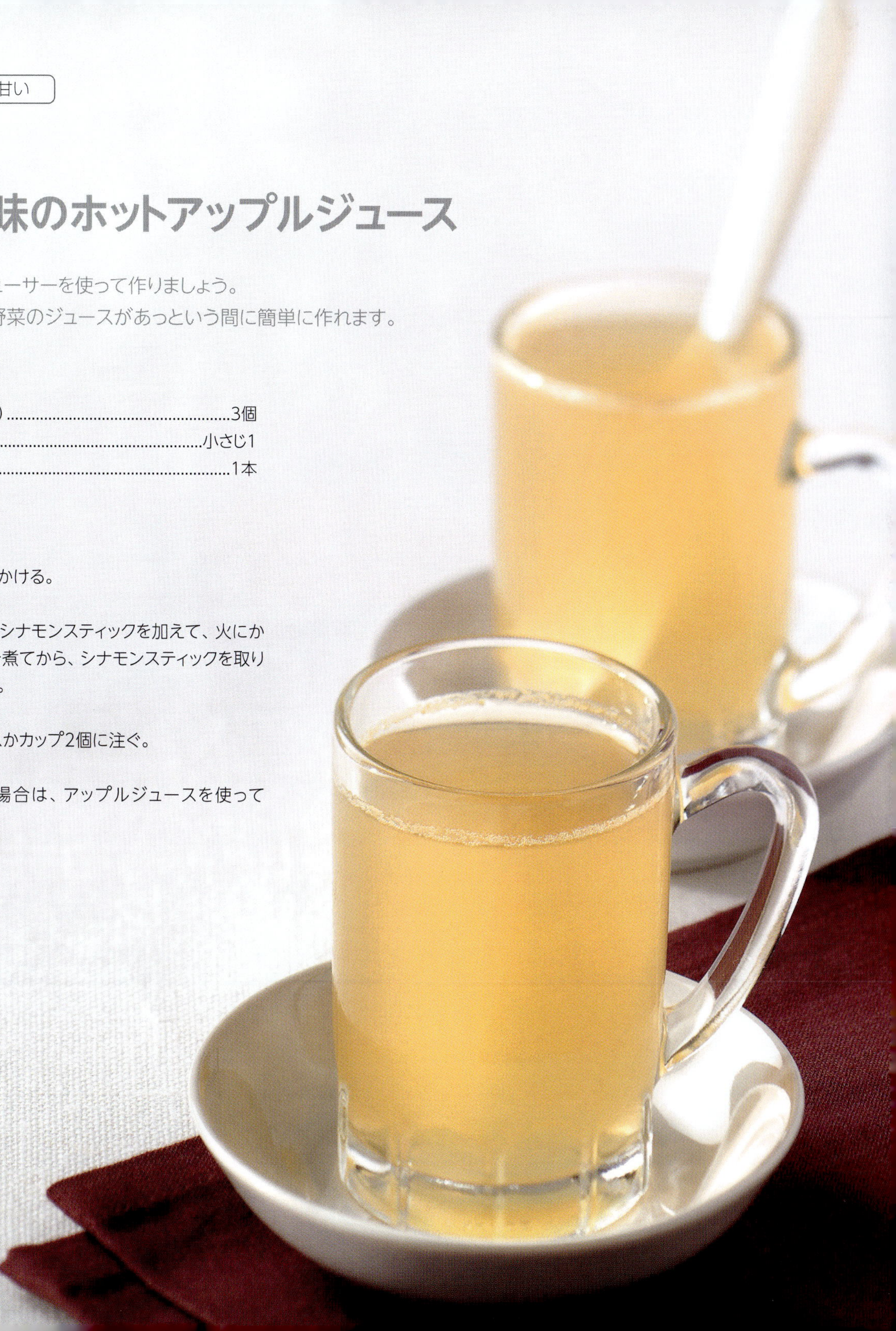

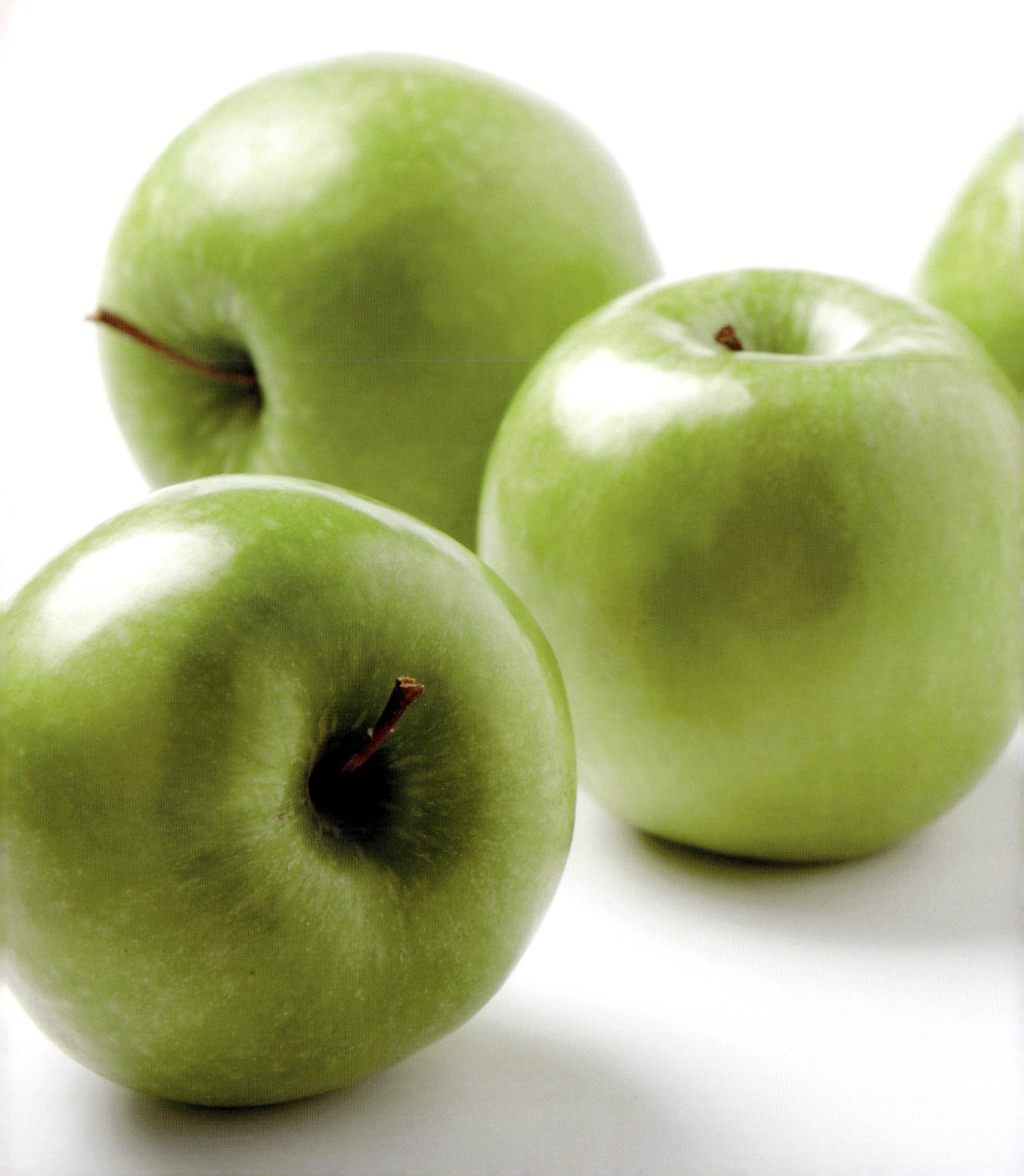

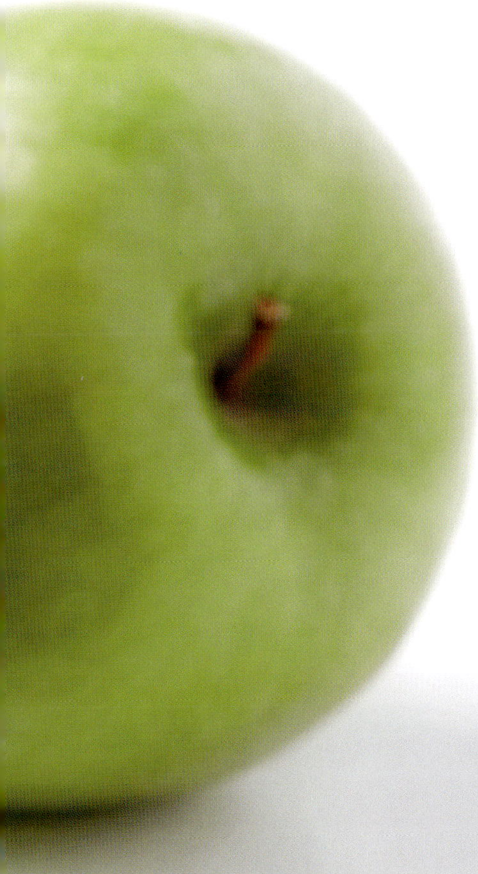

第5章

サクサクしたもの

Crispy

ポテトクッキー・卵サラダのせ

万能ねぎの味が少し強すぎるようなら、代わりにチャイブを使って作りましょう。
このポテトクッキーにはレシピにある卵サラダだけでなく、他のサラダやスモークフィッシュ、えび、薄くスライスした肉をのせても、大変おいしく食べられます。

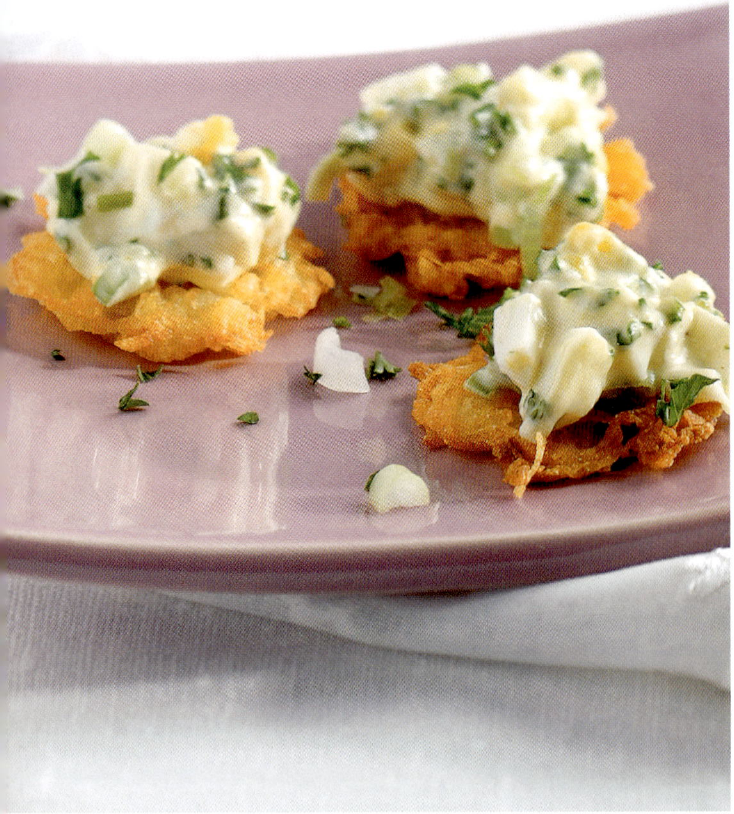

卵 ……………… 1個
万能ねぎ ……………… 2本
パセリ ……………… 3枝
マヨネーズ ……………… 大さじ1
塩 ……………… ひとつまみ
こしょう ……………… ひとつまみ
じゃがいも（小さいもの） ……………… 1個
オリーブオイル ……………… 少量

少なめ2人分

卵を8分ゆで、冷水にさらして冷ます。

万能ねぎとパセリを刻む。卵の殻をむく。卵を刻み、万能ねぎの¾量、パセリの¾量、マヨネーズ、塩ひとつまみ、こしょうひとつまみを加えて混ぜる。

じゃがいもの皮をむき、おろす。おろした後に水にはさらさず、塩、こしょうをそれぞれひとつまみ加えて混ぜる。ざるでこして、水気を切る。

大きめのフライパンにオリーブオイルを入れて、火にかける。じゃがいものすりおろしをスプーンにとり、フライパンに6つ落とす。それぞれスプーンで押して平らにし、焦げ色がつくまで数分焼く。火が通ればキッチンペーパーの上にのせ、余分な油を吸わせる。

ポテトクッキーを小さめの皿2枚にのせる。卵サラダをそれぞれのポテトクッキーに盛りつけ、上に残りの万能ねぎとパセリを散らす。

ヒント：マヨネーズの半量をヨーグルトかサワークリームに代えて作ってもよい。その場合は、よく混ぜて使う。

4人家族用：
材料を2倍し、前菜として出す。

サクサクしたもの：冷たい／塩味／マイルド

野菜スティック・くるみディップ添え

このくるみディップにレモンの絞り汁を少量加えれば、
サラダドレッシングになります。
くるみの代わりにピーカンナッツやマカダミアナッツ、
あるいは何種類かのナッツを組み合わせて
作ることもできます。

くるみ（半分に割ったもの）.....6個
マヨネーズ........................大さじ1
ヨーグルトあるいは
　豆乳ヨーグルト............大さじ1
塩 ....ひとつまみ
こしょう........................ひとつまみ

セロリ....................................2本
きゅうり................................⅛本
赤ピーマン............................⅛個

少なめ2人分

くるみをみじん切りにする。マヨネーズ、ヨーグルト、塩、こしょうを加える。

セロリ、きゅうり、赤ピーマンを洗い、赤ピーマンの種を取る。すべて、スティック状に切る。

クルミディップを小さめのボウル2個に入れ、野菜スティックを小さめのグラス2個に入れる。小さめの皿2枚それぞれに、ボウルとグラスを1個ずつのせる。

4人家族用：
材料を2倍し、おやつとして、あるいは前菜として出す。

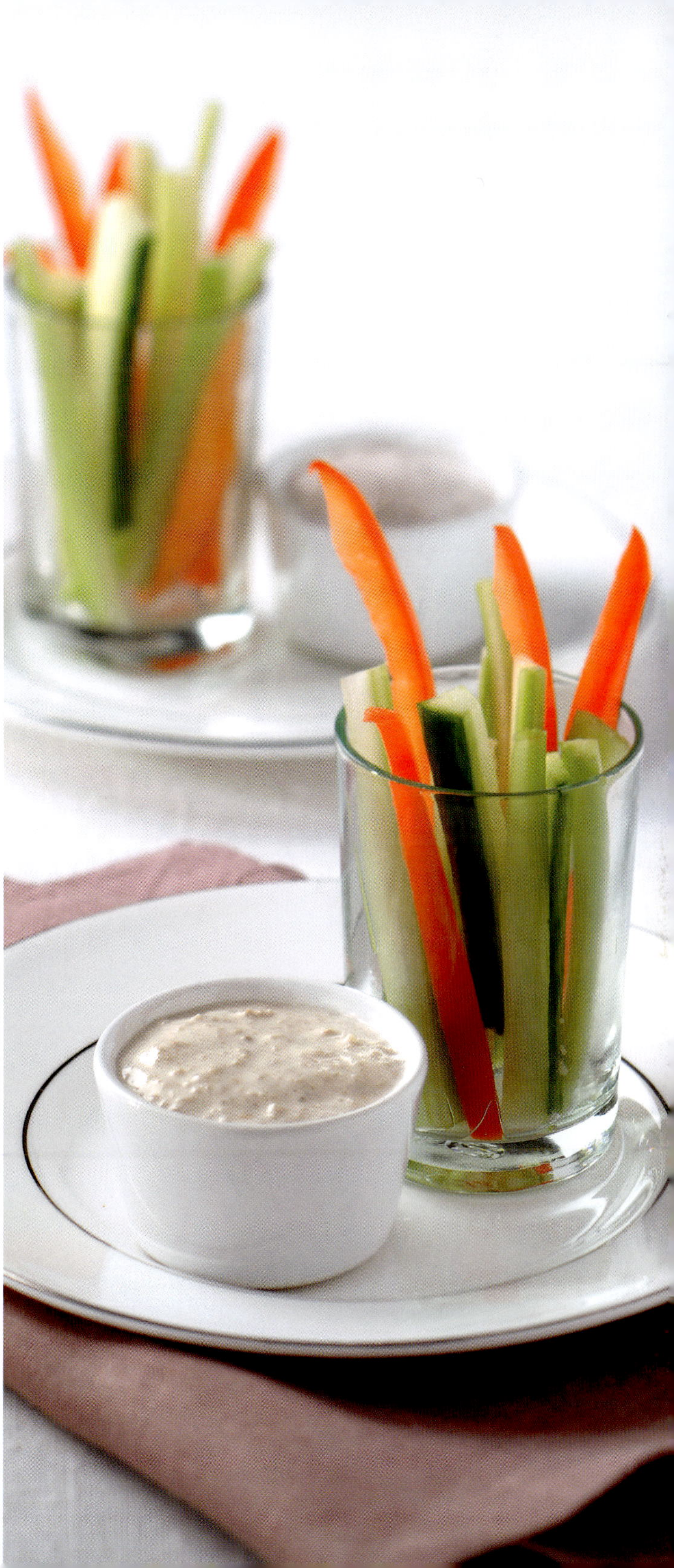

メルバトースト・スモークサーモンとフェンネルのせ

このレシピでは生のフェンネルを使い、サクサクした食感を楽しみます。
生のフェンネルを食べるのが難しければ、フェンネルに火を通して柔らかくしてください。
メルバトーストは薄切りにした食パンをカリカリに焼いたものですが、
トーストではなく、柔らかいパンを使って作ってもいいでしょう。

フェンネル……………………¼個
レモンの絞り汁……………………小さじ1
はちみつ……………………小さじ½
塩……………………ひとつまみ
こしょう……………………ひとつまみ
亜麻仁油……………………大さじ2
スモークサーモン……………小さいもの2切れ
メルバトースト……………小さいもの4切れ
（できれば全粒パン）
クリームチーズ
（できればライトタイプのもの）……大さじ1

少なめ2人分

フェンネルを薄切りにする。葉の部分を少し残しておく。

レモンの絞り汁とはちみつを大きめのボウルに入れる。はちみつが溶けるまで、混ぜる。塩、こしょう、亜麻仁油を加え、よく混ぜる。フェンネルを加え、15分以上なじませる（できれば数時間おく）。

サーモンのスライスを半分に切る。メルバトーストにクリームチーズを塗る。

メルバトーストを小さめの皿2枚に置く。サーモンをのせ、その上にフェンネルをのせてフェンネルの葉を飾る。

ヒント：メルバトーストの代わりに薄くスライスしてトーストした全粒パンを使ってもよい。乳製品を食べることに問題があるようなら、クリームチーズはなくてもよい。

4人家族用：
おやつとしてなら、この分量で十分4人分になる。前菜として出す場合は、材料を2倍する。

おやつ

おやつを購入する場合は、できる限り保存料不使用で化学処理をしていない製品を買いましょう。特にサクサクした食感のおやつの場合は硬化油脂の使用に注意する必要があるので、まずラベルを確認します。市販食品でサクサクしたおやつとして勧められるのが、りんご、ミューズリー（ドライフルーツ、ナッツなどの入ったシリアル）、ラディッシュ、ピーナツ以外のナッツ類などです。

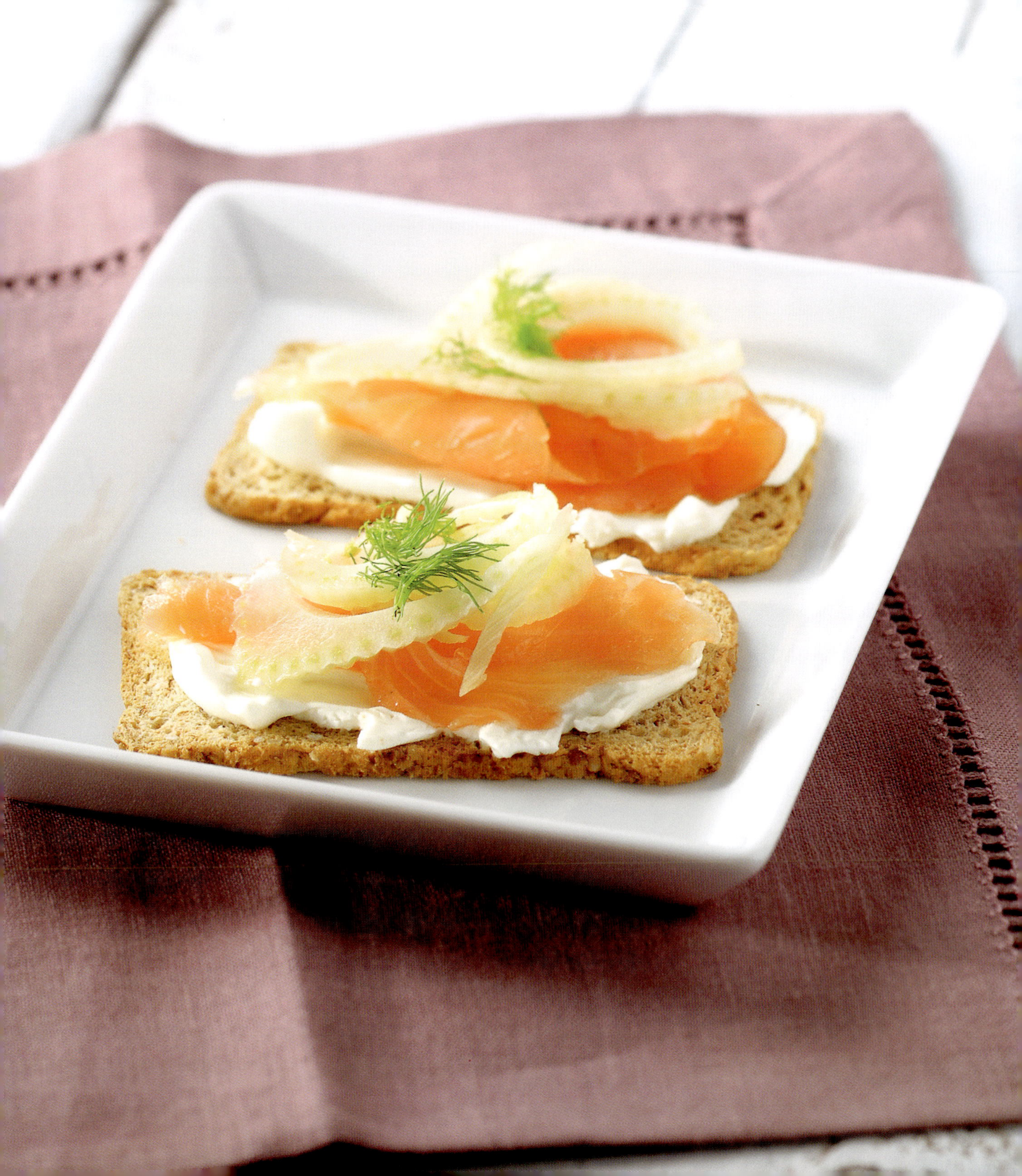

タコスチップス・アボカドディップ添え

このディップは、サンドイッチのフィリングやトーストのスプレッドにも使えます。
チャイブやコリアンダーを加えてもいいでしょう。

アボカド(よく熟した小さいもの)……………1個
レモンあるいはライムの絞り汁 ……小さじ1
トマト(小さいもの)……………………………1個
万能ねぎ ……………………………………………1本
サワークリームあるいは
　豆乳ヨーグルト ………………………大さじ2
塩 ……………………………………ひとつまみ
チリパウダー……………………………ひとつまみ
タコスチップス ……………………………100g

少なめ3-4人分

アボカドを半分に切り、種を取る。果肉を取り出し、ボウルに入れる。フォークで軽くつぶし、レモンかライムの絞り汁を加える。

トマトを小さく切り、万能ねぎを小口切りにする。アボカドに加える。サワークリームを加え、塩とチリパウダーで味つけする。

小さめのボウル3、4個に入れ、小さめの皿にボウルとタコスチップスを盛りつける。

ヒント：トマトの皮は、むいてもよい。その場合は、沸騰させた湯にトマトを15秒つけ、冷水にさらしてから皮をナイフでむく。

4人家族用：
おやつとしてなら、この分量で十分4人分になる。前菜として出す場合は、材料を2倍する。

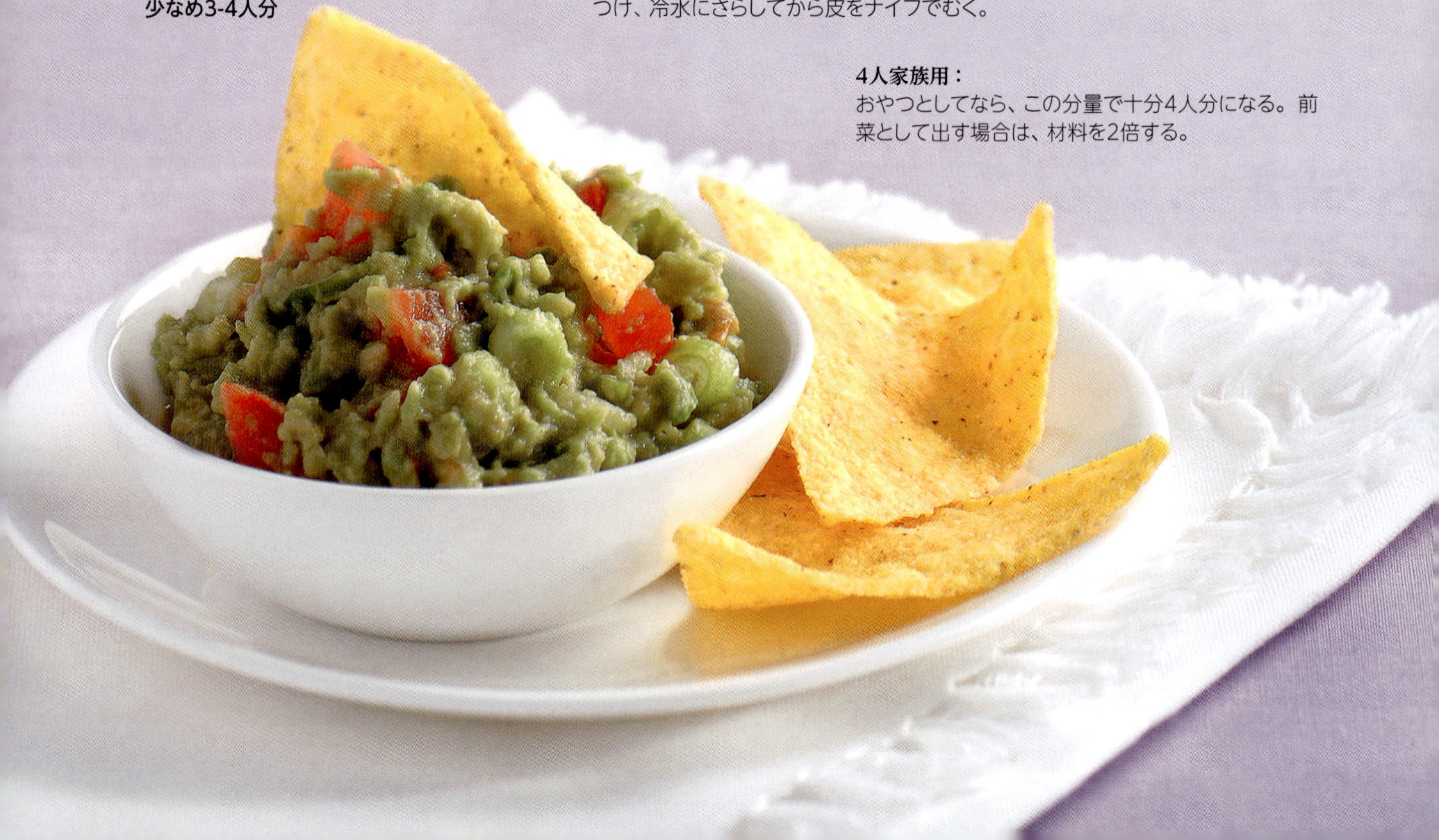

シーザーサラダ

全粒パンは消化器官によいものなので、
クルトンを作るときにも全粒パンを使うといいでしょう。
ただ、食パンを使って作ることもできます。
このレシピではおろしたパルメザンチーズを使っていますが、
薄く削ったものを使ってもいいでしょう。

全粒パン……1枚
オリーブオイル……大さじ4
レモン(小さいもの)……1個
パセリ……2枚
アンチョビ……3枚
マヨネーズ……大さじ1
ヨーグルトあるいは
豆乳ヨーグルト……大さじ1
おろしパルメザン
チーズ……大さじ2
こしょう……ひとつまみ
レタスあるいはロメインレタスの葉
(小さいもの)……8-10枚

少なめ3-4人分

全粒パンの耳を取り除き、パンを小さな角切りにする。オリーブオイルを火にかけ、角切りにしたパンを入れてかりかりになるまで数分炒める。パンをキッチンペーパーの上にのせる。

レモンを洗い、皮をすりおろす。レモンを半分に切り、絞る。パセリをみじん切りにし、アンチョビ1枚を細切りにする。

アンチョビ2枚をすり鉢に入れ、すりこぎでたたいてペースト状にする(小さめの皿に入れてフォークでつぶしてもよい)。レモンの皮のすりおろし小さじ1、パセリの半量、マヨネーズ、ヨーグルト、チーズの半量、こしょうを加える。レモンの絞り汁を小さじ½-1加える。

レタスを洗って、水気をとる。小さめの皿2枚に分けて入れ、アンチョビドレッシングをかける。アンチョビの細切りを上に飾り、クルトン、残りのチーズ、残りのパセリをかける。

ヒント：もっとピリッとした味がよければ、タバスコなど辛みの強いソースを少量加える。

4人家族用：
全粒パン2枚をオリーブオイル大さじ6で焼く。ドレッシングの材料を4倍し、レタスを1個使う。

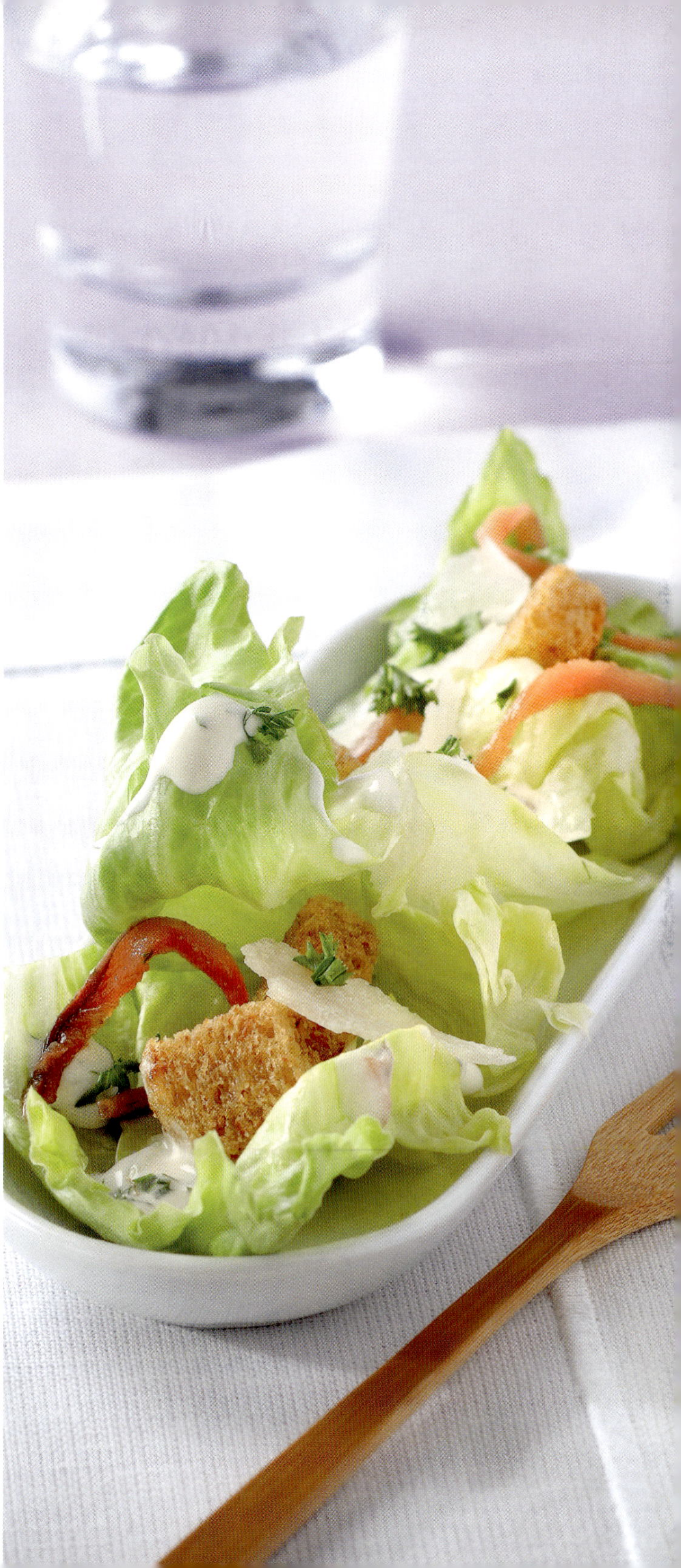

メレンゲのブルーベリーとアイスクリーム添え

甘いメレンゲは、新鮮な果物によく合います。
メレンゲは、市販のものを使っても自分で焼いてもいいでしょう。
自分で焼く場合は、ヒントを参照してください。

メレンゲ（小さいもの）..............................2個
ブルーベリー...50g
アイスクリーム..................................2すくい
ブルーベリーシロップあるいは
　ブラックベリーシロップ 大さじ1

少なめ2人分

メレンゲを小さめの皿2枚にのせる。アイスクリームをのせブルーベリーを少し飾る。

残りのブルーベリーとシロップを、アイスクリームの上にかける。

ヒント：メレンゲは、自分で作ってもよい。自分で作る場合は、まずオーブンを110度に温めておく。卵白1個分に砂糖25gと塩ひとつまみを加えて、しっかり泡立てる。オーブン皿にベーキングシートを敷き、4等分した生地をそれぞれのせる。スプーンで生地の中心を押さえ、沈ませる。オーブンに入れ、2-3時間低温で乾燥焼きする。

4人家族用：
材料を2倍し、デザートとして出す。

異なる味覚に

治療中にもっとも大変なのが、味覚がそれまでとはまったく違って感じられるようになることです。これはどうしようもないことなので、日々、一番おいしく感じられるものは何かを見極めるようにしましょう。

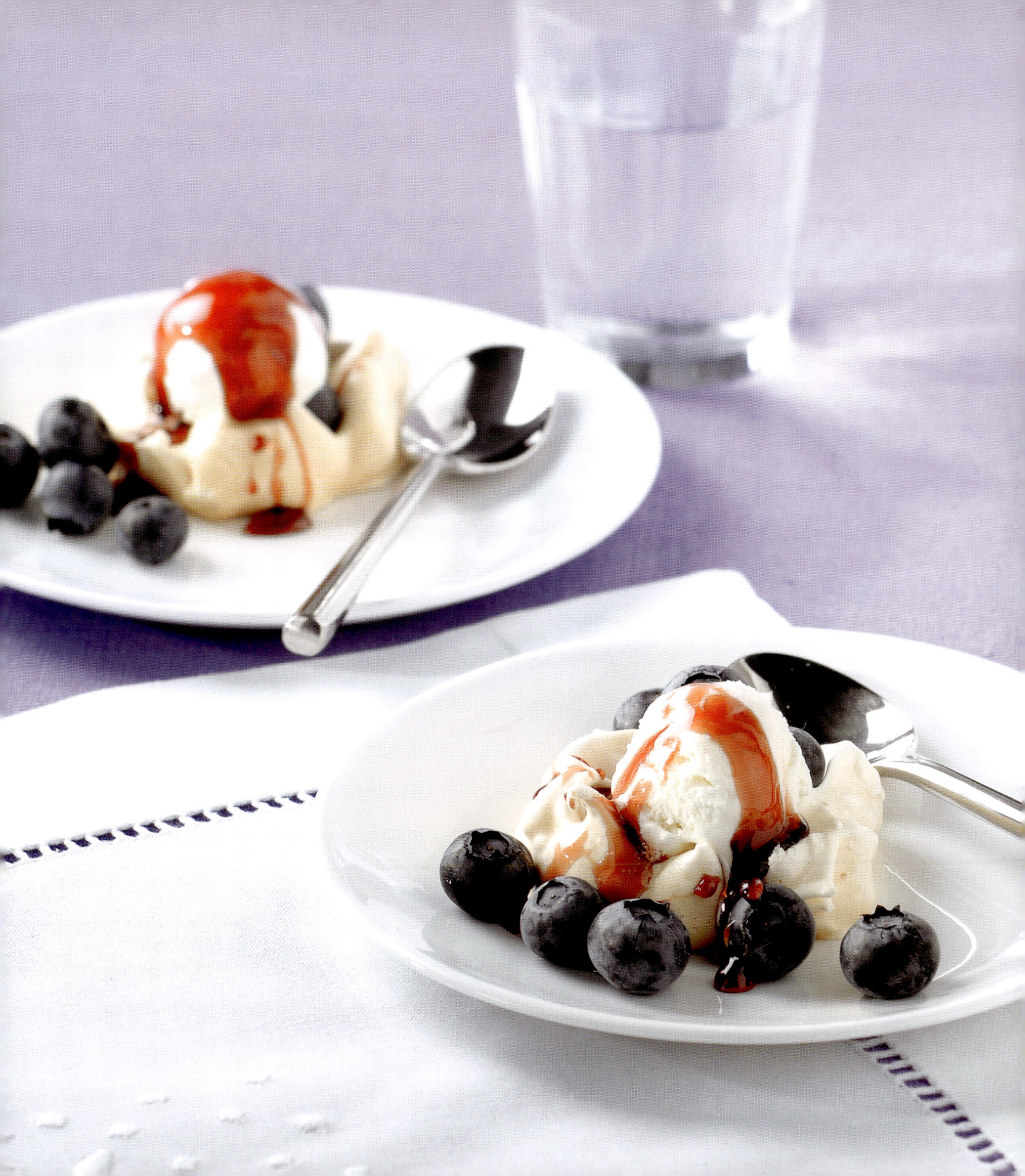

はちみつ風味の緑茶シャーベット

シャーベット作りは難しくはありませんが、凍らせる過程で何度もかき混ぜる必要があり、時間がかかります。
何度もかき混ぜることで、大きな氷の塊にならないようにします。緑茶の代わりに、
いろいろなジュースを使ったり、コーヒーやチョコレートミルクなど甘味のある飲み物を使って作るのもいいでしょう。

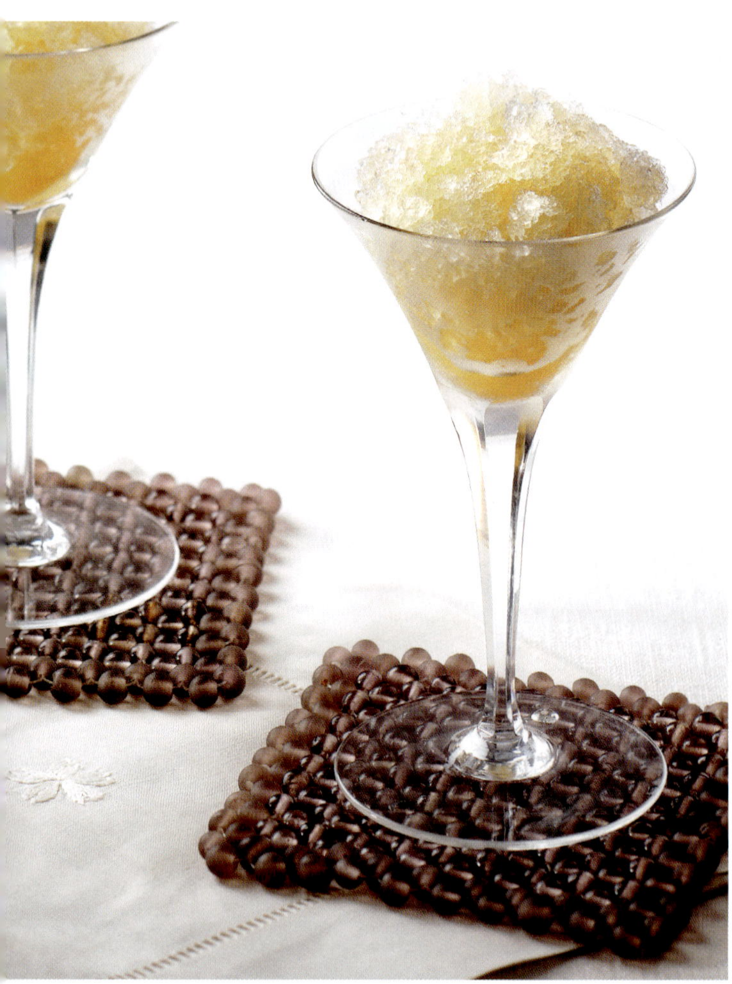

粉末緑茶 ……………… 大さじ1
はちみつ ……………… 大さじ½-1

少なめ2人分

粉末緑茶をポットに入れ、熱湯250ccを注ぐ。はちみつを加え、溶けるまでかき混ぜる。冷ます。

緑茶をプラスティック容器に入れ 、3-4時間冷凍庫で凍らせる 。15分ごとに 、かき混ぜる。

グラス2個に分け、すぐに出す。あるいは、しっかりふたをして、冷凍しておく。

4人家族用：
材料を3倍し、デザートやお口直しとして出す。

いちごのカルパッチョ

このレシピにはメロン、桃、洋梨、マンゴーなど、薄くスライスできる果物を何でも使って作ってみましょう。

ナッツ各種……………………………………大さじ½
種子各種（ひまわりの種、亜麻仁、ごま、
　パンプキンシードなど）……………大さじ½
メレンゲ（小さいもの）……………………………2個
いちご（よく熟したもの）………………………10個
ストロベリーシロップ………………………小さじ2
ミント（小さいもの）…………………………………6枚

少なめ2人分

4人家族用：
材料を3倍し、デザートとして出す。

ナッツ類を粗く刻む。ナッツ類、種子類を色づくまでフライパンで数分から炒りする。皿に移して冷ます。

メレンゲを砕く。

いちごを洗ってへたを取り、薄くスライスする。小さめの皿2枚に、いちごのスライスを重ねながら並べる。ストロベリーシロップをまわしかけ、半日ほど冷蔵庫で冷やす。

食べる直前にナッツ類、種子類、メレンゲ、ミントを散らす。

ヒント：メレンゲは市販のものを使っても、自分で作ってもよい。自分で作る場合は、p.130の作り方を参照する。

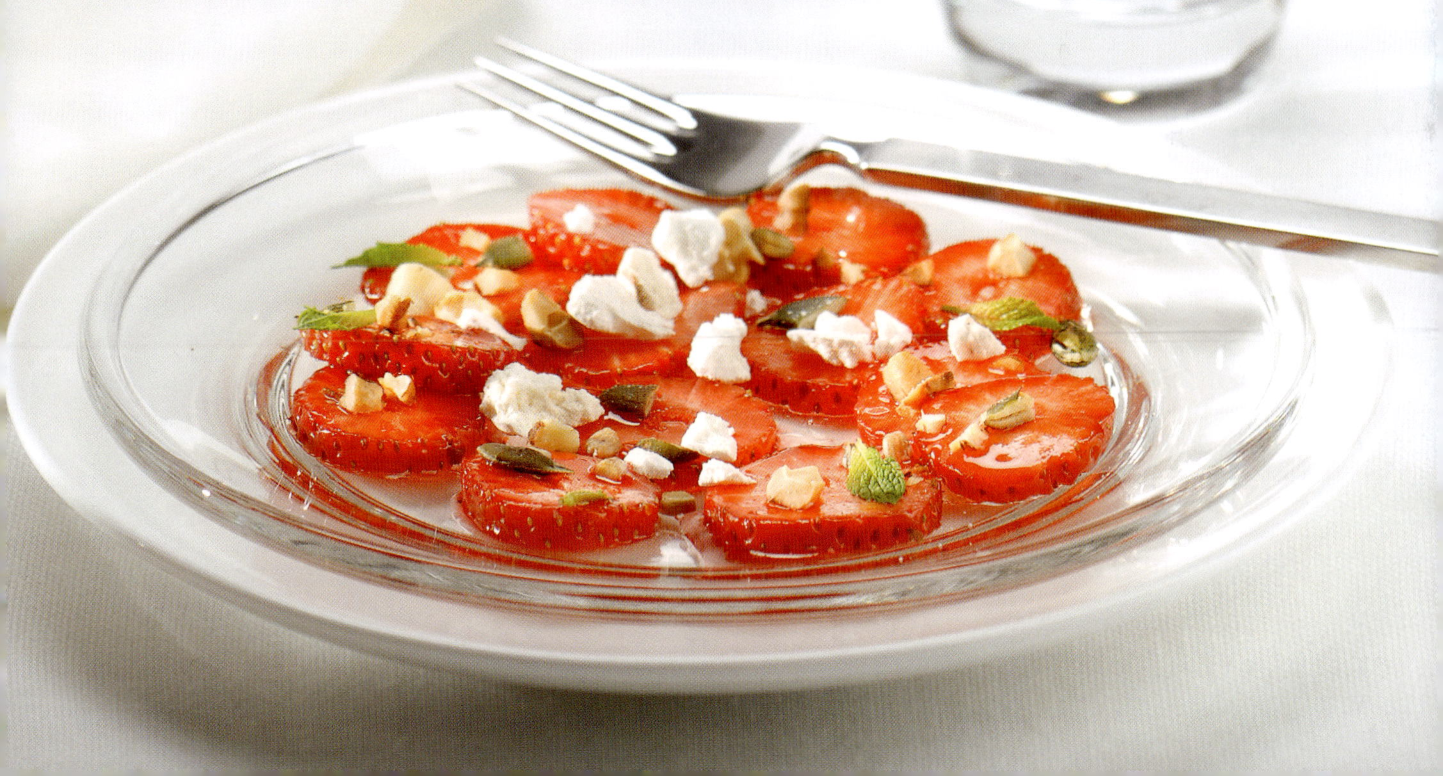

レモンカードタルト

このタルトは、レモンカードの代わりに患者の好みのジャムやマーマレードを詰めて作ってもいいでしょう。
また、ペストリーケースに何も詰めずに焼いて、焼き上がってから果物や生クリームを詰めるのもいいでしょう。

薄力粉……大さじ5
塩……ひとつまみ
砂糖……大さじ2
バター
（冷たく冷やしたもの）……約25g
レモンカード……大さじ3

小さめのタルト4個分

感情的にならない

食べるというのは、気持ちに大きく影響される行為です。特に、急に食べることに努力を要することになった場合は、なおさらです。今まで好きだったものがまったくおいしく感じられないからといって、がっかりしないようにしましょう。がんのタイプにもよりますが、化学療法が終われば多くの人の味覚は元に戻り、また前の通りに食べ物を楽しめるようになるはずです。

オーブンを180度に温めておく。

薄力粉と塩をボウルに入れる。砂糖を加え、バターをこすりあわせるようにしながら、細かなパン粉状になるまで混ぜる。フードプロセッサーで混ぜてもよい。水小さじ1を加える。軽くこねてから、ラップなどをかぶせて冷蔵庫で20分寝かせる。

ペストリー生地を4等分して小さなボール状に丸め、打ち粉をしたところで直径8cmくらいの円に伸ばす。油を塗った浅い耐熱容器、あるいはタルト型4個にペストリー生地を敷く。底にフォークで穴をあけ、レモンカードを詰める。オーブンで15-20分焼く。冷ます。

型に入れたまま出す。

ヒント：レモンカードは、自分で作ってもよい。その場合は、レモン1個の皮のすりおろしとはちみつ100g、バター100gを二重なべに入れて湯せんにし、混ぜる。バターとはちみつが溶ければ、レモンの絞り汁を少しずつ加える。卵2個を溶き、混ぜながら少しずつ加える。時間をかけて、レモンカードがもったりとするまでよく混ぜる。

4人家族用：
材料を2倍し、コーヒーや紅茶とともに出すか、アイスクリームを添えてデザートとして出す。

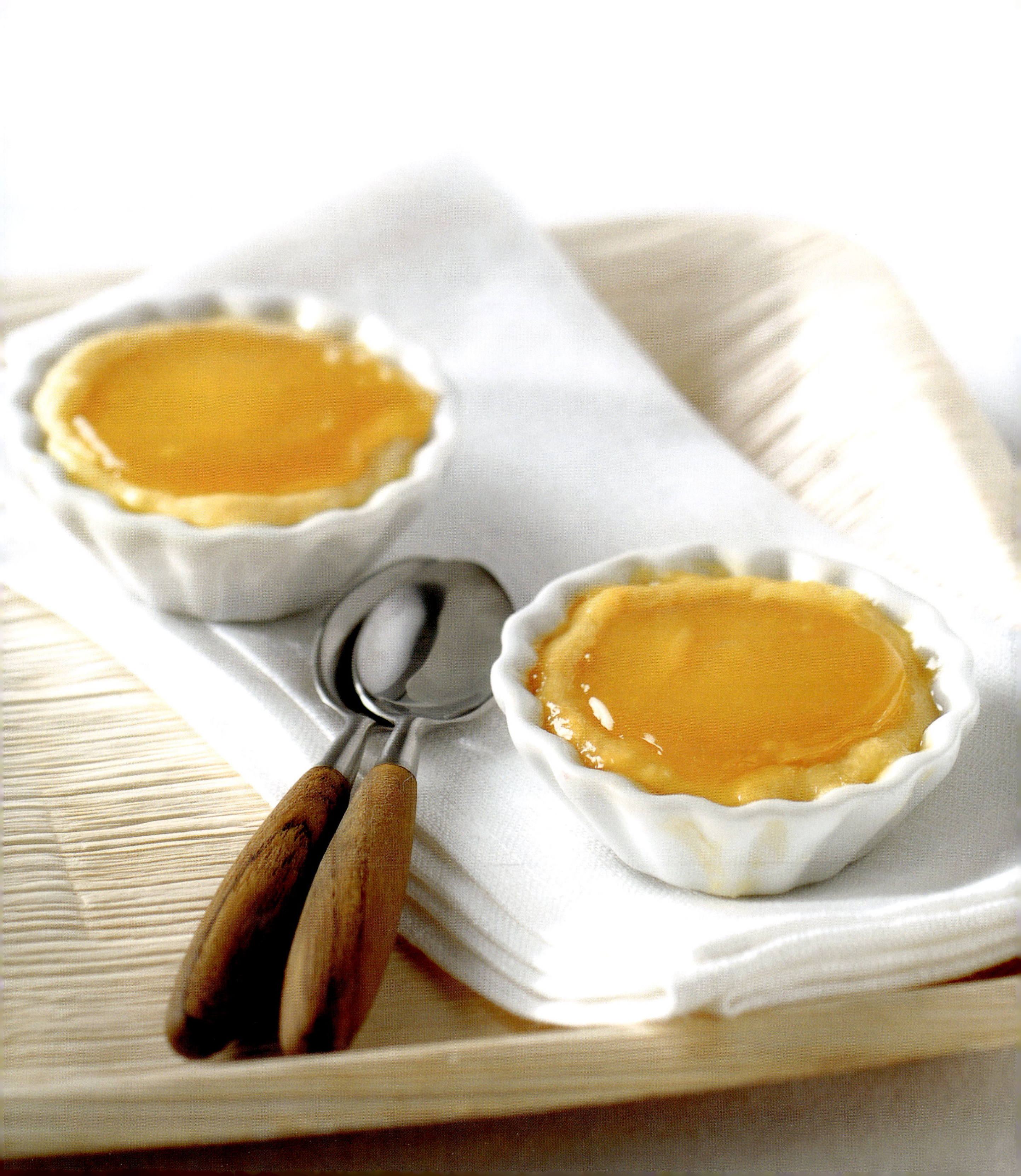

野菜のてんぷら・しょうゆだれ添え

えび、魚の切り身、柔らかな牛肉、豚肉、鶏肉をてんぷらにしてもいいでしょう。野菜同様、衣につけて色よく揚げます。てんぷらを揚げるときにはエクストラバージンオリーブオイルを使い、オイルを熱しすぎないように気をつけてください。

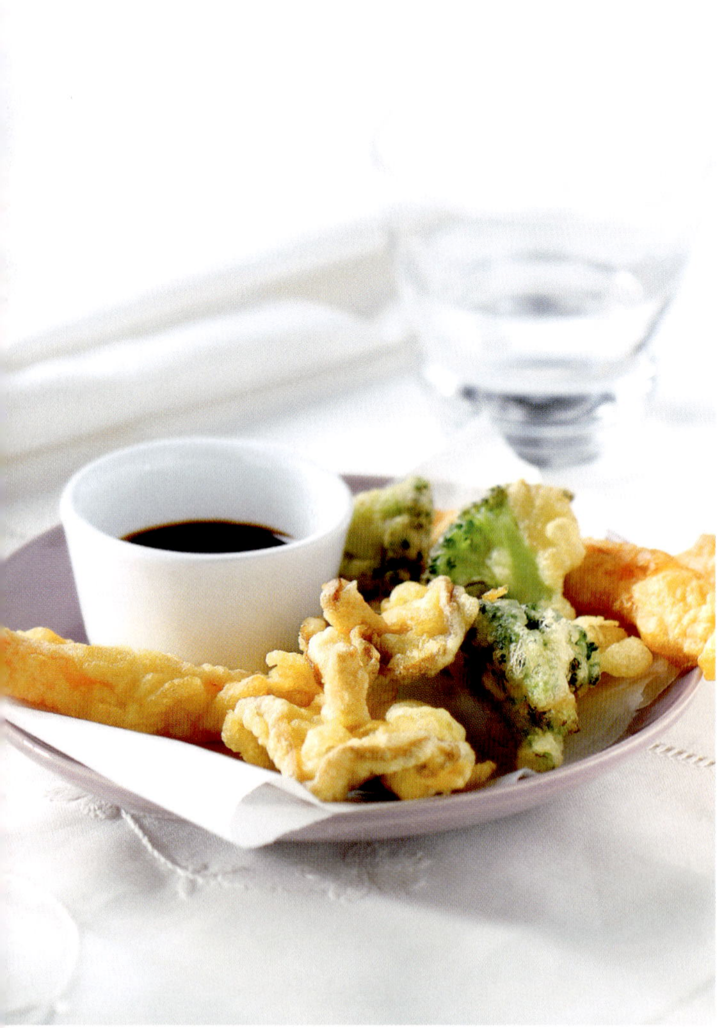

しいたけ(小さいもの)............6枚
にんじん..................................2本
ブロッコリー......小さいものを2房
赤ピーマン............................⅛個
全粒粉..................................50g
卵 1個
塩 ....ひとつまみ
アーモンドパウダー..........大さじ2
オリーブオイル ....適量
しょうゆ 大さじ4

少なめ2-3人分

しいたけをふき、にんじんの皮をむき、ブロッコリーと赤ピーマンを洗う。にんじんをスティック状に切る。ブロッコリーの房を半分に切り、赤ピーマンを2、3切れに切って種を取る。

全粒粉、卵、冷水75cc、塩、アーモンドパウダーをあわせ、軽く混ぜる(粉が少し残っていてもよい)。

なべ底から4cmくらいオリーブオイルを入れ、160度に熱する。料理用温度計で温度を確認する。あるいは、パンの角切りを入れて1分ほどできつね色に揚がれば適温である。

2、3度に分けて、てんぷらを揚げる。しいたけとそれぞれの野菜に衣をつけてオイルの入ったなべに入れ、きつね色になるまで3-4分揚げる。キッチンペーパーにのせ、油を切る。

小さめの皿に盛り、しょうゆを添えて出す。

ヒント：てんぷら衣の代わりに、卵と全粒パンのパン粉をつけて揚げてもよい。

4人家族用：
材料を4倍し、前菜として、あるいは焼き魚や鶏肉料理のつけあわせとして出す。

サクサクしたもの：温かい／塩味／マイルド

チーズとトマトのトーストサンドイッチ

チーズトーストサンドイッチには溶けるチーズであれば何を使ってもよく、グリル野菜、刻んだナッツ、保存料の入っていないハムやスモークチキンなど、いろいろな具材をのせて作ってみるといいでしょう。

トマト(小さいもの)..................................2個
パセリ................................小さめ1枝
全粒パン..................................2枚
クリームチーズ
　（できればライトタイプのもの）.....大さじ1
チェダーチーズ(パンの大きさくらいのもの)
..................................薄切り1枚
オリーブオイル..................................大さじ1/2

少なめ2人分

トマトを洗い、半分に切る。種を取り、細切りにする。パセリをみじん切りにする。

全粒パンの耳を取り除く。パン2枚にクリームチーズを塗る。1枚にトマトとパセリをのせ、チェダーチーズをかぶせる。もう1枚のパンを、クリームチーズを塗った面を下にして重ねる。軽く押さえて、オリーブオイルを少量塗る。

大きめのフライパンを火にかけ、サンドイッチをオリーブオイルを塗った面を下にして入れる。きつね色になるまで焼く。上面にもオリーブオイルを塗り、サンドイッチを裏返してもう一方の面もきつね色になるまで焼く。サンドイッチを4等分に切り、小さめの皿2枚にのせる。

ヒント：できれば全粒パンを使うほうがよいが、それが問題となるようなら食パンを使って作ってもよい。クリームチーズは、使わなくてもよい。

4人家族用：
材料を4倍し、昼食として出す。

マイルドなオリーブオイル
治療中は強い味のものは避けたほうがよく、オリーブオイルもできればマイルドなものを選びましょう。

がん治療中の食事

子牛のエスカロップ・コーンフレーククラスト

このエスカロップは、サクサクに仕上げるためにコーンフレークをまぶして作ってあります。
パン粉を使って作ってもいいでしょう。もっと柔らかい食感のほうがよければ、全粒パンの生パン粉を使いましょう。
ポテトフライを揚げるのにはエクストラバージンオリーブオイルを使い、オイルを熱しすぎないように気をつけてください。

コーンフレーク（有機のもの）	大さじ6
子牛肉	薄切り1枚
オリーブオイル	適量
塩	ひとつまみ
こしょう	ひとつまみ
卵（溶き卵）	½個
パプリカ	小さじ½
はちみつ	小さじ1
バルサミコ酢	大さじ½
冷凍ポテト	100g
ミックスサラダ	30g

少なめ2人分

コーンフレークを細かく砕く。

子牛肉を6切れに切る。オリーブオイルを塗ったアルミホイルをかぶせ、めん棒を使って子牛肉を薄く伸ばす。塩、こしょう、パプリカで味つけする。

子牛肉を溶き卵につけ、次に両面にコーンフレークをまぶす。冷蔵庫で5分以上なじませる。

はちみつ、バルサミコ酢、オリーブオイル大さじ2をあわせ、ドレッシングを作る。

小さめの深なべのなべ底10cmほどまでオリーブオイルを入れ、180度に熱する。冷凍ポテトをきつね色に揚げる。キッチンペーパーにのせ、油を切る。塩少々を振りかける。

オリーブオイル少量を火にかけ、子牛肉を両面きつね色になるまで数分焼く。

ミックスサラダをドレッシングであえる。小さめの皿2枚にサラダ、子牛肉、ポテトフライを盛りつける。

ヒント：ベジタリアン料理にする場合は、子牛肉の代わりになすのスライスを使う。なすに下味をつけ、コーンフレークをまぶして子牛肉同様にして揚げる。

4人家族用：
コーンフレーク100g、子牛肉4枚、卵1-2個、パプリカ小さじ2、はちみつ小さじ2、バルサミコ酢大さじ2、オリーブオイル大さじ8（ドレッシング用）、冷凍ポテト1kg、ミックスサラダ200gを使って作る。

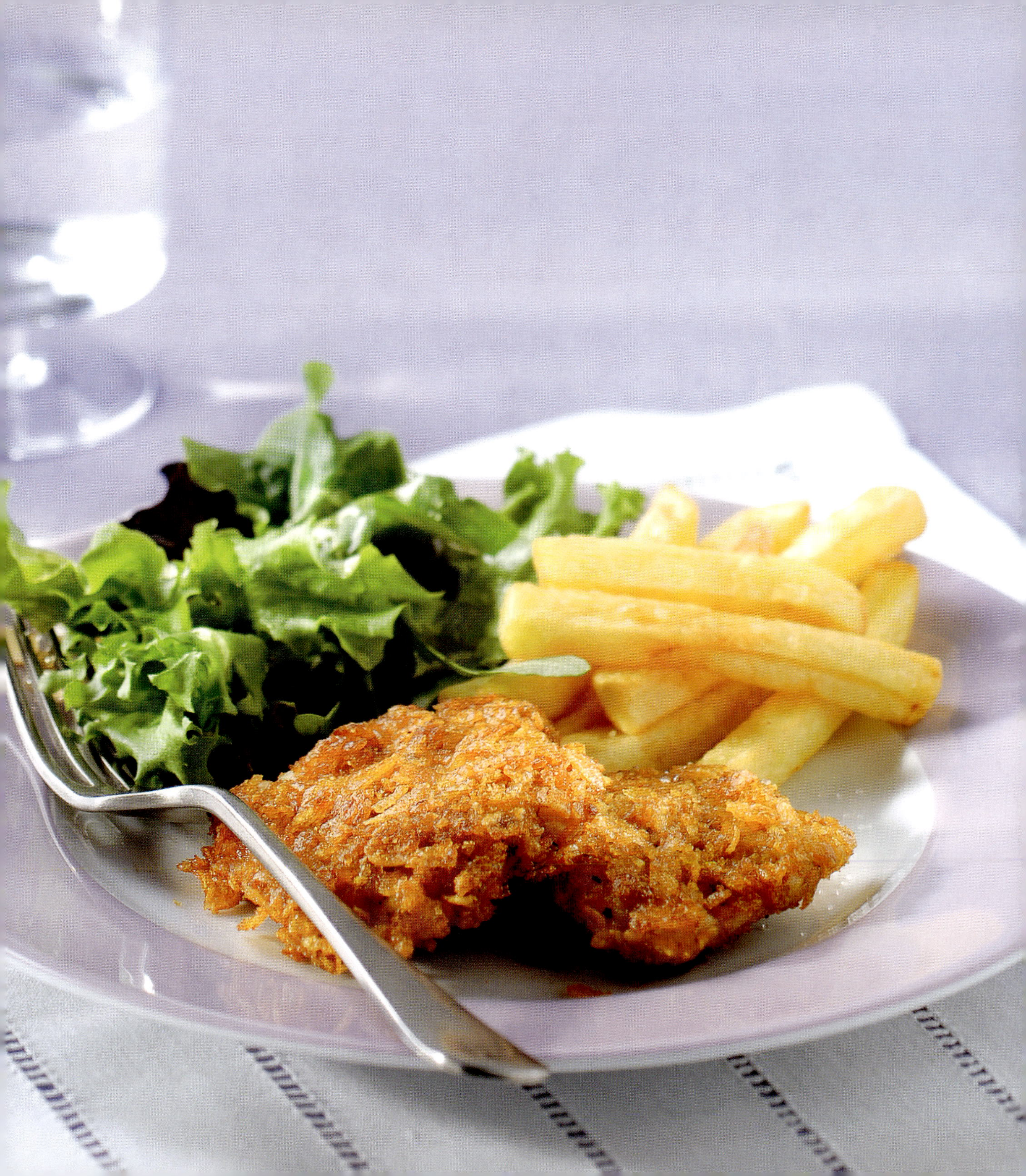

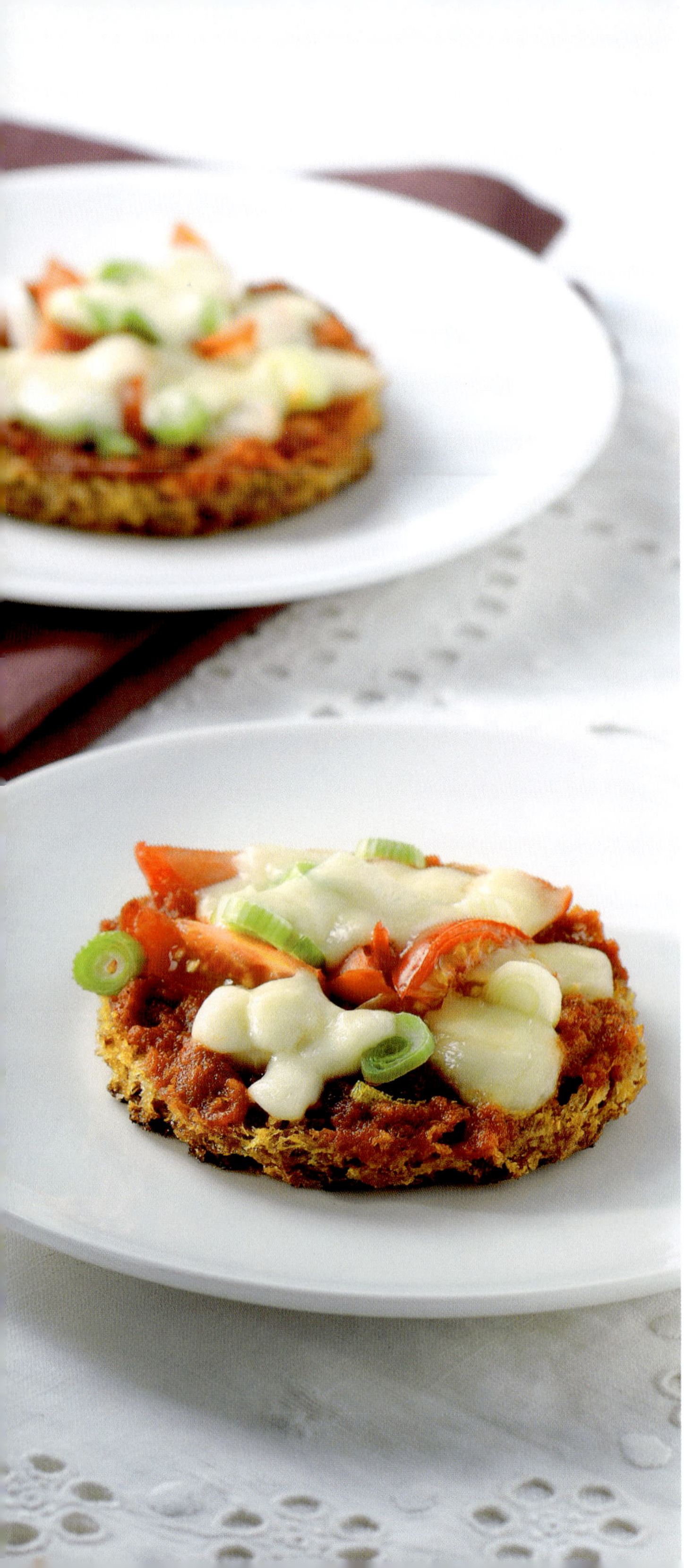

サクサクしたもの：温かい／塩味／香りが強い

チーズとトマトのパンピザ

パンの代わりにピザ生地ミックスを使って
作ってもいいでしょう。
その場合は、40gほど用意すれば十分です。
生地をごく薄く伸ばし、ソースを塗ってチーズをかけ、
フライパンではなく温めたオーブンで焼きます。

全粒パン……大きめ2枚
長ねぎ……2本
チェリートマト……2個
モッツアレラチーズ……厚切り1枚
乾燥イタリアンハーブ……小さじ½
オリーブオイル……大さじ2
トマトソース……適量

型やコップを使って、全粒パンを円に切り取る。

長ねぎを洗い、小口切りにする。チェリートマトを洗い、6切れのくし型に切る。モッツアレラチーズを角切りにする。モッツアレラチーズ、長ねぎ、トマト、イタリアンハーブを混ぜる。

大きめのフライパンにオリーブオイルを入れ、火にかける。円形に切ったパンを軽く焦げ色がつくまで弱火で焼く。裏返してからトマトソースを広げ、モッツァレラチーズをあえたものを上にのせる。フライパンにふたをずらしてかぶせ、もう一方の面がきつね色になり、モッツアレラチーズが溶けるまで焼く。

小さめの皿2枚に入れる。

ヒント：モッツァレラチーズの代わりにブリチーズ、カマンベールチーズ、ブルーチーズなど、好みのチーズを使って作ってもよい。

4人家族用：
材料を4倍し、前菜として出す。

チキンとしょうがの春巻き

焼く直前の状態まで前もって作っておき、冷蔵庫で2日間保存することができます。
冷凍すれば、もっと長く持ちます。スイートサワーソースを添えて、出しましょう。

リーキ……約10cm
にんじん（小さいもの）……2本
しょうが……約10cm
スモークチキンあるいは
加熱調理した鶏肉……約25g
にんにく……1かけ
オリーブオイル……大さじ1-2
しょうゆ……大さじ½
レモンの絞り汁……小さじ1
春巻きの皮
（18cmx18cmくらいのもの）
……2枚

少なめ2人分

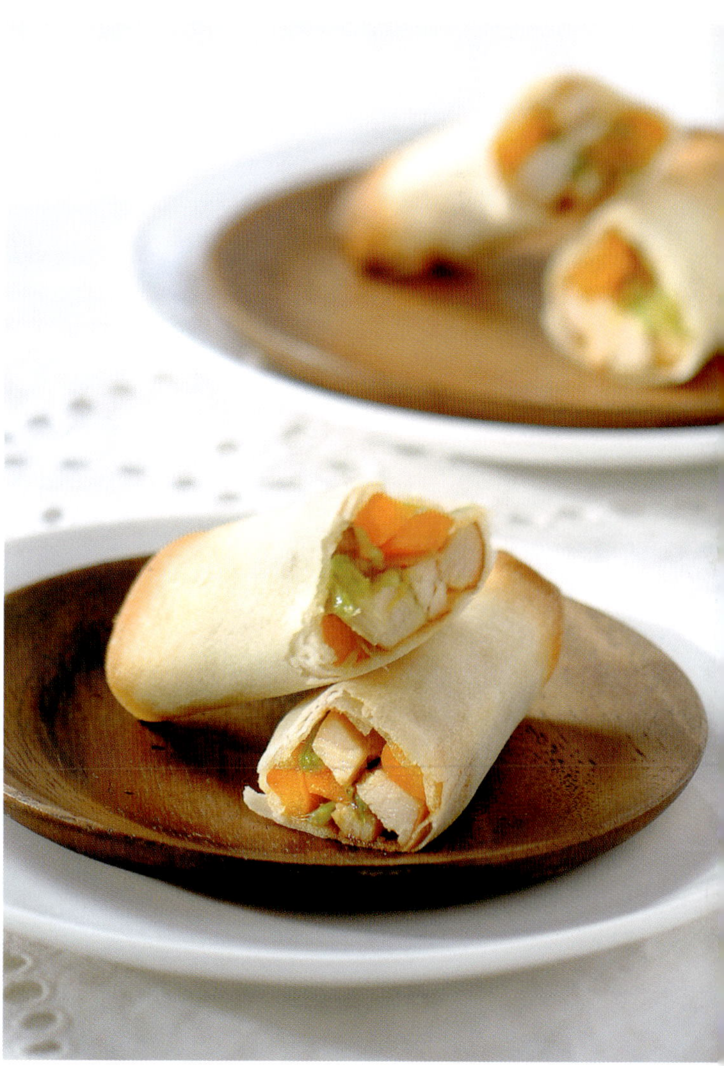

オーブンを220度に温めておく。

リーキを洗う。にんじんとしょうがの皮をむく。リーキ、にんじん、しょうが、鶏肉を細長く切る。にんにくの皮をむき、刻む。

オリーブオイル大さじ1を火にかけ、リーキ、にんじん、しょうが、にんにくを中火で4分炒める。鶏肉、しょうゆ、レモンの絞り汁を加え、さらに1分炒める。

春巻きの皮を広げ、オリーブオイルを塗る。

広げた春巻きの皮に、両端と下を3cmほど空けて炒めた野菜をのせる。まず両端を折り、下から上へとしっかり巻く。

春巻きにオリーブオイル少量を塗り、オーブン皿に並べる。オーブンで10-15分、かりっと焦げ色がつくまで焼く。

小さめの皿2枚に盛って、出す。

4人家族用：
材料を4倍し、前菜として出す。

チェリークランブル

クランブルは簡単に作ることができ、また少量でも作ることができます。
いろいろな果物や果物のコンポートを使って作ってみましょう。

全粒粉……………………………………大さじ2
塩 ………………………………………ひとつまみ
バター（冷たく冷やしたもの）…………大さじ1
粉砂糖……………………………………大さじ1 ½
シナモン…………………………………ひとつまみ
チェリー
（生、冷凍あるいはびん詰め）………100g
チェリージャム
（できれば100%フルーツで
砂糖不使用のもの）…………………大さじ2

少なめ2-3人分

オーブンを200度に温めておく。

全粒粉と塩をボウルに入れる。バターをこすりあわせるようにしながら、細かなパン粉状になるまで混ぜる。フードプロセッサーで混ぜてもよい。粉砂糖とシナモンを加えて、よく混ぜる。冷蔵庫に入れる。

チェリーの種を取る。チェリーとジャムを混ぜる。

ラメキンなどの耐熱容器2-3個に油をひき、チェリーを入れる。クランブルを上にかける。

オーブンで、クランブルがこんがりきつね色になるまで20分ほど焼く。熱いうちに出す。

ヒント：生クリームやアイスクリームを添えてもよい。

4人家族用：
材料を4倍し、デザートとして出す。

甘いものがいいか 辛いものがいいか

甘いものと辛いものとどちらがいいかは、多くの場合好みがはっきりと分かれます。治療中は、通常の食事のように最後に甘いものがくるという順番は成り立ちません。つまり、本書にある甘いメニューは、デザートという意味合いのものではありません。通常の食事の代わりになるもの、という位置づけです。患者にとって一度に2皿食べるというのは、多すぎて無理である場合が多いのです。

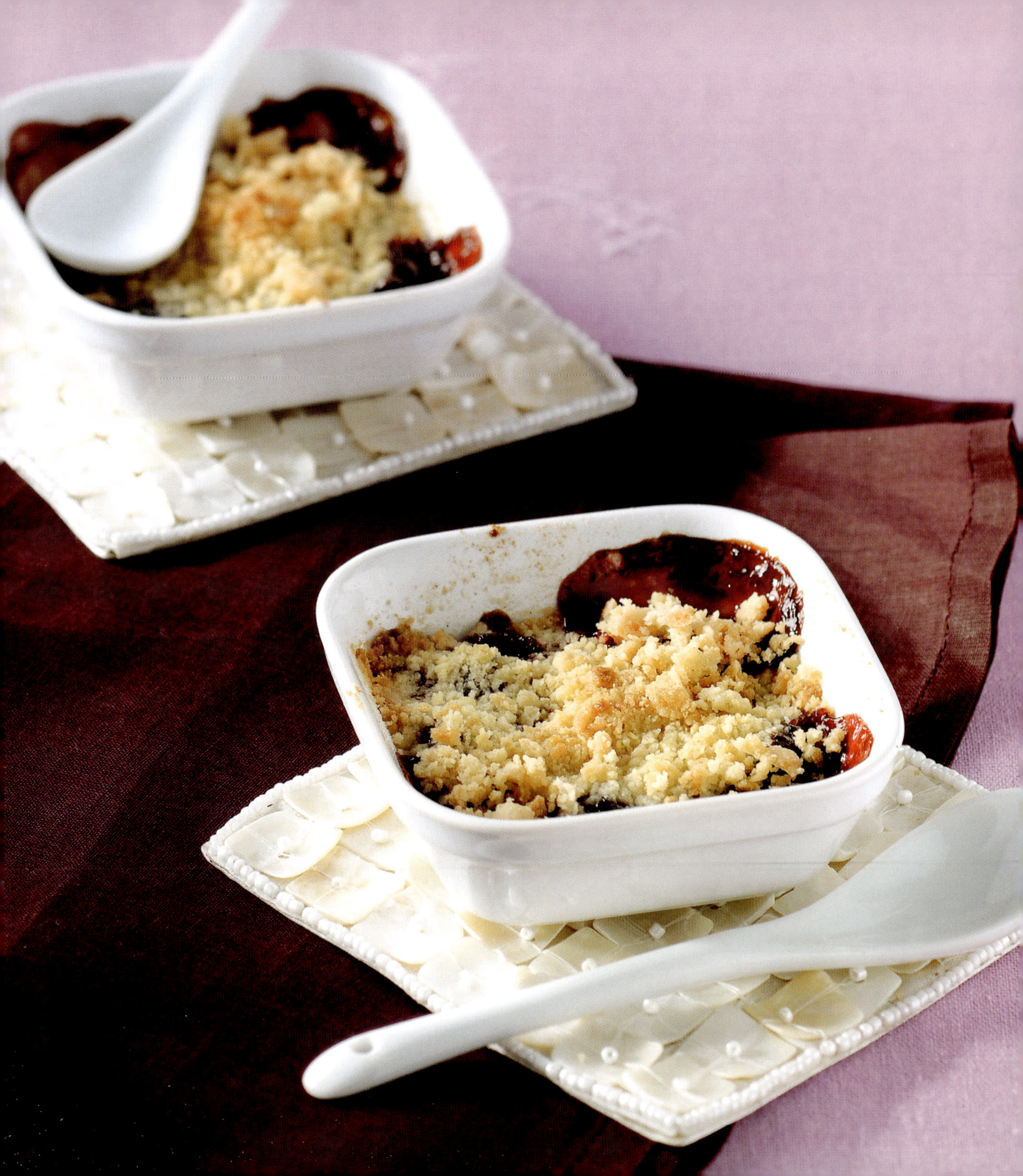

ヘーゼルナッツ入りパンプディング

パンプディングは準備が簡単、そしてどんなパンを使ってもよく、ケーキを使って作ることもできます。
パンが少し固くなっていても、問題ありません。
バターの代わりに、マイルドなオリーブオイルを振りかけてもいいでしょう。

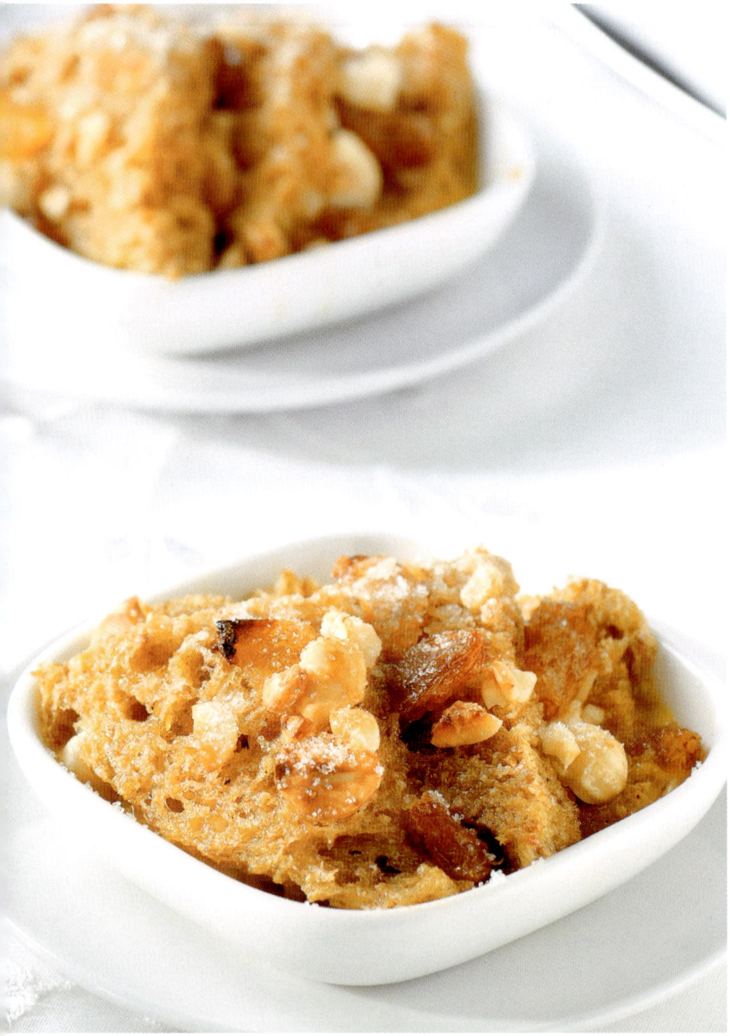

レーズン ……………………大さじ1
ヘーゼルナッツ（無塩）……大さじ1
全粒パン（三角に半分に切る）
……………………………1 ½枚
バター（柔らかくしたもの）
……………………………大さじ1
卵 …………………………………1個
はちみつ ………………大さじ½-1
生クリームあるいは
豆乳生クリーム…………大さじ4
砂糖…………………………大さじ½

少なめ2人分

レーズンをぬるま湯に15分つける。水気を切って乾かす。

オーブンを180度に温めておく。

ヘーゼルナッツを粗く刻み、レーズンとあわせる。全粒パンの耳を取り除き、三角に切ったそれぞれのスライスを、さらに三角に半分に切り、合計6枚の三角形を作る。それぞれ両面にバターを塗る。

卵にはちみつと生クリームを加え、はちみつが溶けるまで混ぜる。

皿2枚それぞれにパンを1枚斜めに置き、上にレーズンとヘーゼルナッツをあわせたものの¼量をのせる。もう1枚パンを重ね、¼量のレーズンとヘーゼルナッツをのせる。最後にもう1枚パンを重ねる。それぞれの皿に卵液を流し、そのまま3分卵液に浸す。

砂糖を振りかけ、オーブンでこんがりきつね色になるまで20分ほど焼く。熱いうちに出す。

ヒント：生クリームやカスタードクリームを添えてもよい。

4人家族用：
材料を3倍し、デザートとして出す

りんごのトーストサンドイッチ

このトーストサンドイッチは、鉄製フライパンを使ってトーストして作ります。

りんご………………………………………………½個
全粒パン ………………………………………………4枚
バター（柔らかくしたもの）…………大さじ½
はちみつ ……………………………………小さじ1
シナモン ……………………………………小さじ½

少なめ2人分

りんごの皮をむき芯を取って、薄くスライスする。

ボウルや型を使って、全粒パンを円に切り取る。円形に切ったパンにバターを薄く塗り、そのうち2枚にりんごのスライスをのせて、はちみつとシナモンを振りかける。その上に、バターを塗った面を下にしてパンを重ねる。軽く押さえ、上面に薄くバターを塗る。

フライパンを火にかけ、バターを塗った面を下にしてサンドイッチを入れ、きつね色になるまで焼く。上面にバターを塗り、サンドイッチを裏返してもう片面も焼く。

サンドイッチを半分に切り、小さめの皿2枚に盛る。

ヒント：りんごの代わりにバナナのスライスを使ってもよい。その場合は、バターは使わなくてもよい。

4人家族用：
材料を4倍し、おやつとして出す。

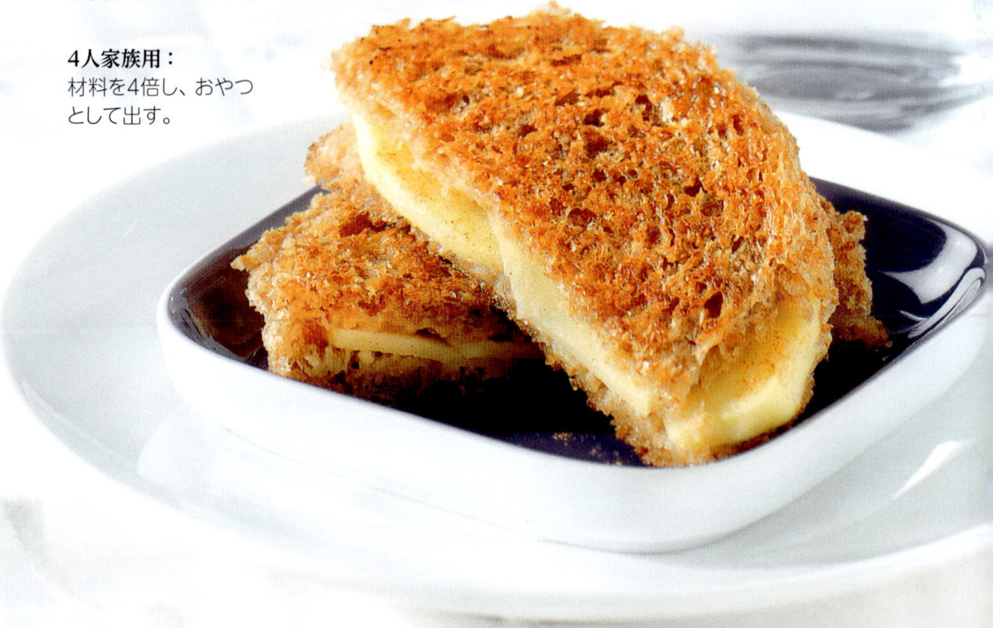

オレンジクリームブリュレ

クリームブリュレの表面のキャラメルがカリッと焼き上がっていると、とてもおいしく食べられます。前日のうちに作っておき、食べる直前にグリルで砂糖をキャラメライズすればいいでしょう。砂糖はあまり勧められる食材ではありませんが、こういったメニューは何か特別な機会に食べるものとして考えましょう。また。砂糖なしでクリームブリュレを焼くこともできます。その場合は焦げ色はつきますが、カリッとした食感にはなりません。

オレンジ(小さいもの)……1個
生クリームあるいは
　豆乳生クリーム……大さじ8
卵(卵黄)……1個分
カスタードクリームパウダー……小さじ2
はちみつ……大さじ2
上白糖……約大さじ2

少なめ2-3人分

味のきつすぎるもの
普段なら風味よくおいしく感じられる食べ物でも、治療中にはあまり喜ばれないことがあります。たとえば、オレンジの絞り汁の酸味が、過度に強く感じられる場合があります。けれど、調理することでそれが消えたり、はちみつやバナナを混ぜることで和らいだりします。

オレンジを洗って半個分の皮をすりおろし、小さめのソースパンに入れる。オレンジを半分に切って絞り、絞り汁をソースパンに加える。ソースパンを火にかけ、絞り汁が大さじ2になるまで煮詰める。生クリームを加えて、煮立たせる。

卵黄にカスタードクリームパウダーとはちみつを加え、クリーミーで軽くなるまで5分ほど泡立てる。

常にかき混ぜながら、熱いオレンジクリームを少しずつ加える。ソースパンに戻し、かき混ぜながらごく弱火で数分煮る。

小さめの耐熱容器2-3個にクリームを入れる。冷めれば、冷蔵庫に入れる。あるいは、冷蔵庫に入れずに仕上げる。

グリルかオーブンを高温に温めておく。

クリームに砂糖を振りかける。グリルあるいはオーブンに入れ、砂糖が溶けてきつね色になるまで焼く。

ヒント：耐熱容器が大きい場合は、全体的にカリッと焼き上がるように砂糖の量をもう少し増やして使う。

4人家族用：
材料を4倍し、デザートとして出す。

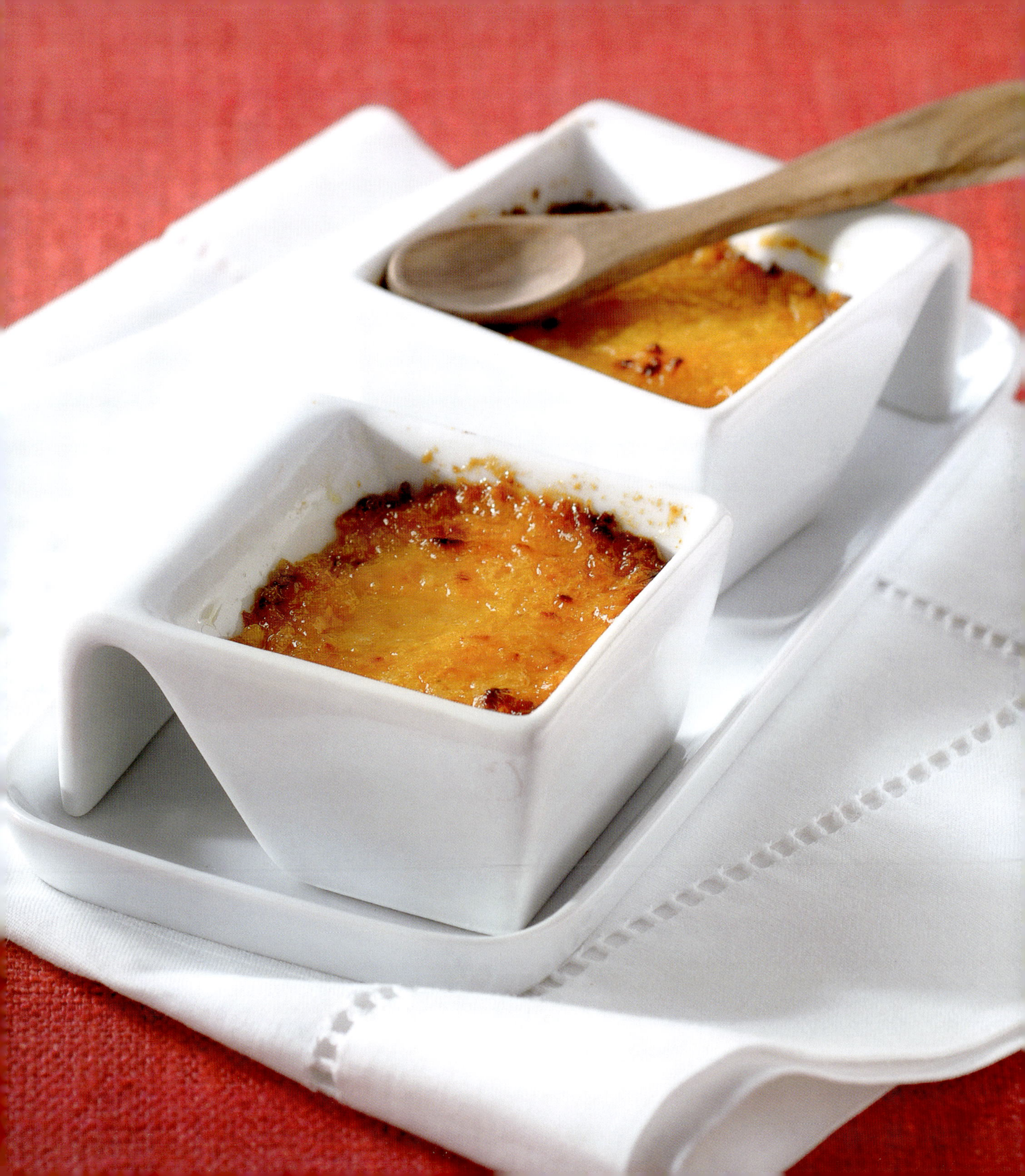

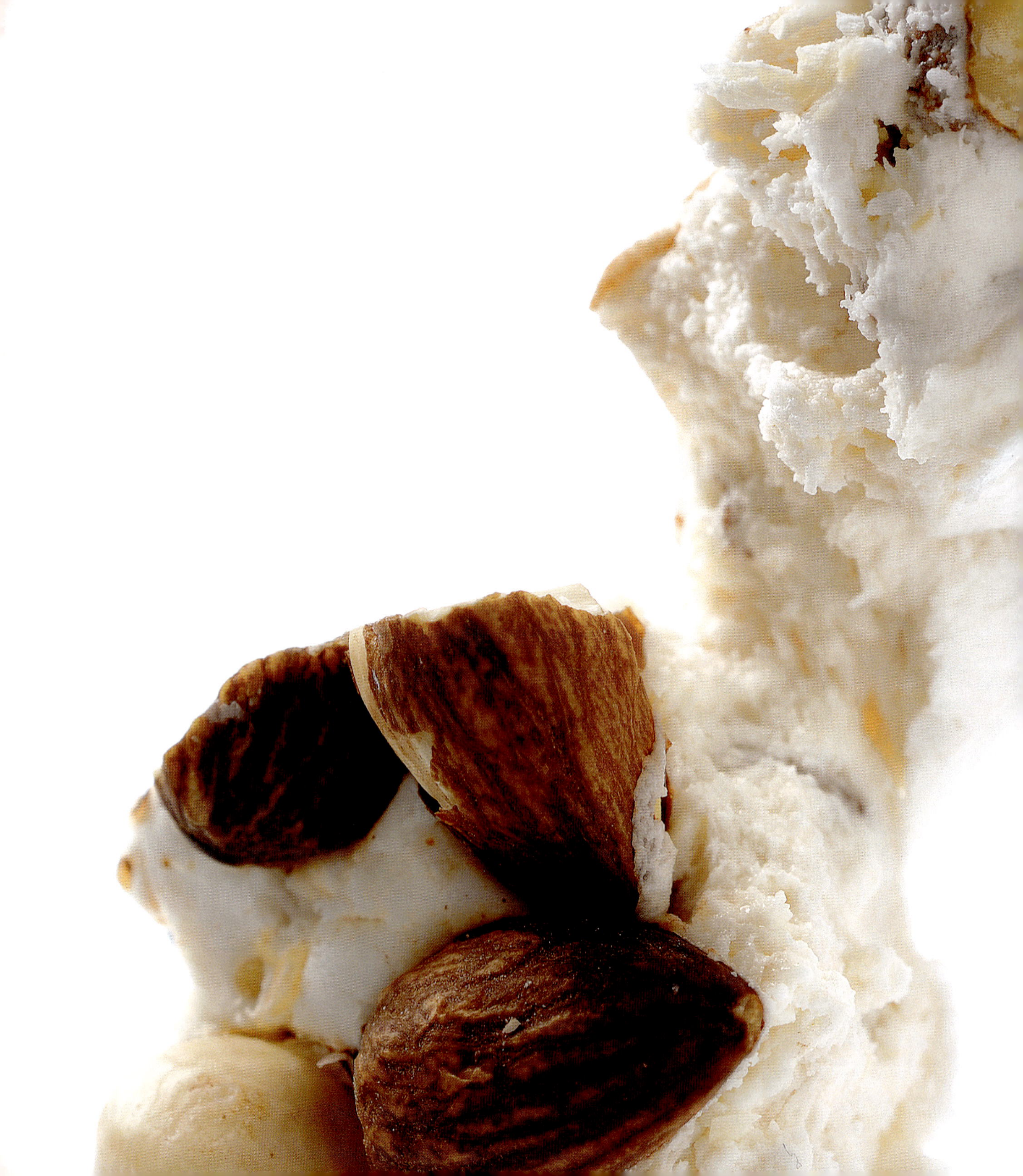

第6章
しっかりしたもの

Firm

チキンクリームサンドイッチ

パンは、サンドイッチにする前に温めてもいいでしょう。
温めたオーブンに数分入れればいいだけなので、簡単です。

鶏肉（加熱調理したもの）……………約25g
ガーキンのピクルス（小さいもの）……1本
マヨネーズ……………………………大さじ1
塩 ……………………………………ひとつまみ
こしょう………………………………ひとつまみ
小型フランスパン ……………………1個
レタスの葉（小さいもの）……………4枚
クランベリーソース…………………大さじ1

少なめ2人分

なめらかなクリーム状になるまで鶏肉、ガーキンのピクルス、ガーキンのつけ汁大さじ2をミキサー、あるいはフードプロセッサーにかける。マヨネーズ、塩、こしょうで味つけする。

フランスパンを斜めに4枚に切る。それぞれに、チキンクリームの¼を塗る。レタスの葉を洗って水気をふき、チキンクリームの上にのせる。クランベリーソースをかける。

小さめの皿2枚に盛る。

4人家族用：
チキンクリームの材料を4倍し、小型フランスパンを4個、レタスの葉16枚、クランベリーソース大さじ2-3を使って作り、軽い昼食として出す。

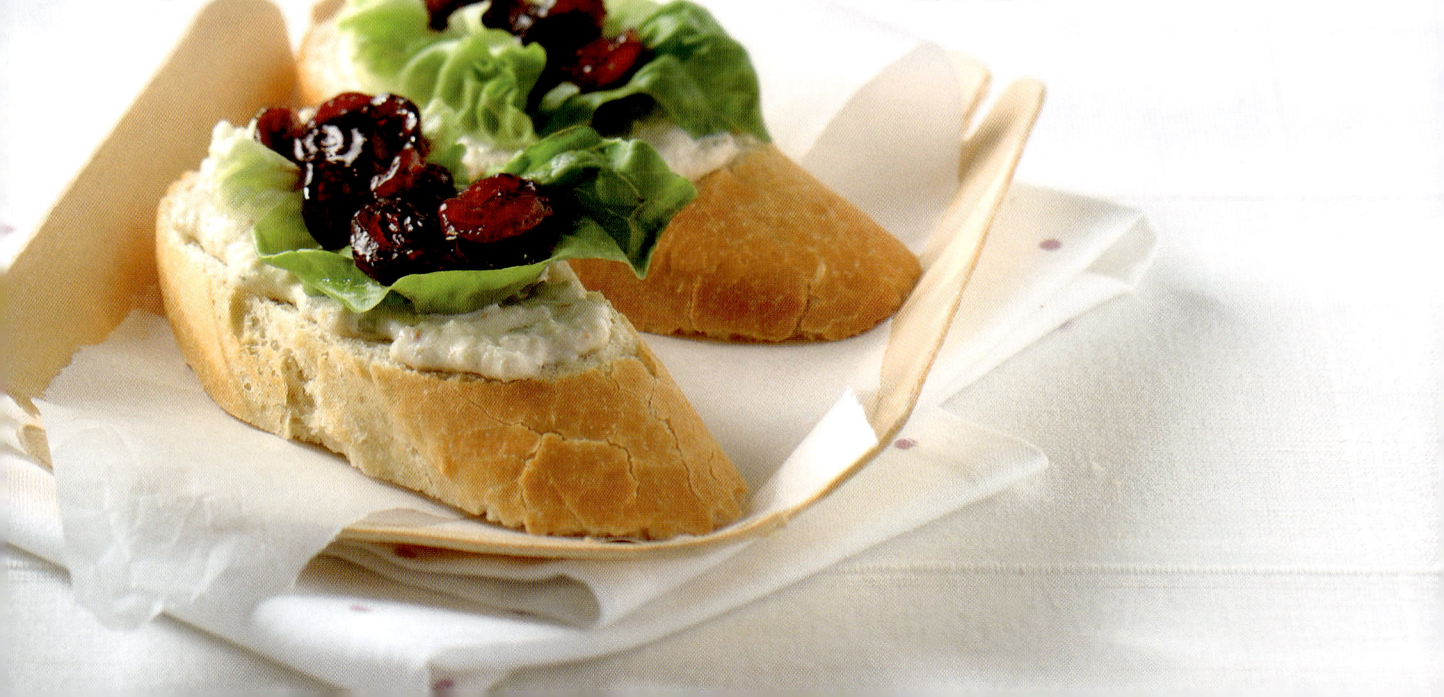

カテージチーズと ぶどうのせライ麦パン

ライ麦パンの粗い食感は、大変おしいものです。
けれど、飲み込むのが難しい人にとっては、
あまり好ましいものとはいえません。
そういう場合は、ライ麦パンの代わりに柔らかなパン、
できれば全粒パンを使いましょう。

パセリ……1枚
ミント……1枚
種なしぶどう……小さめ1房
ライ麦パン……2枚
カテージチーズ……大さじ6
塩……ひとつまみ
こしょう……ひとつまみ
パプリカ……ひとつまみ

少なめ2人分

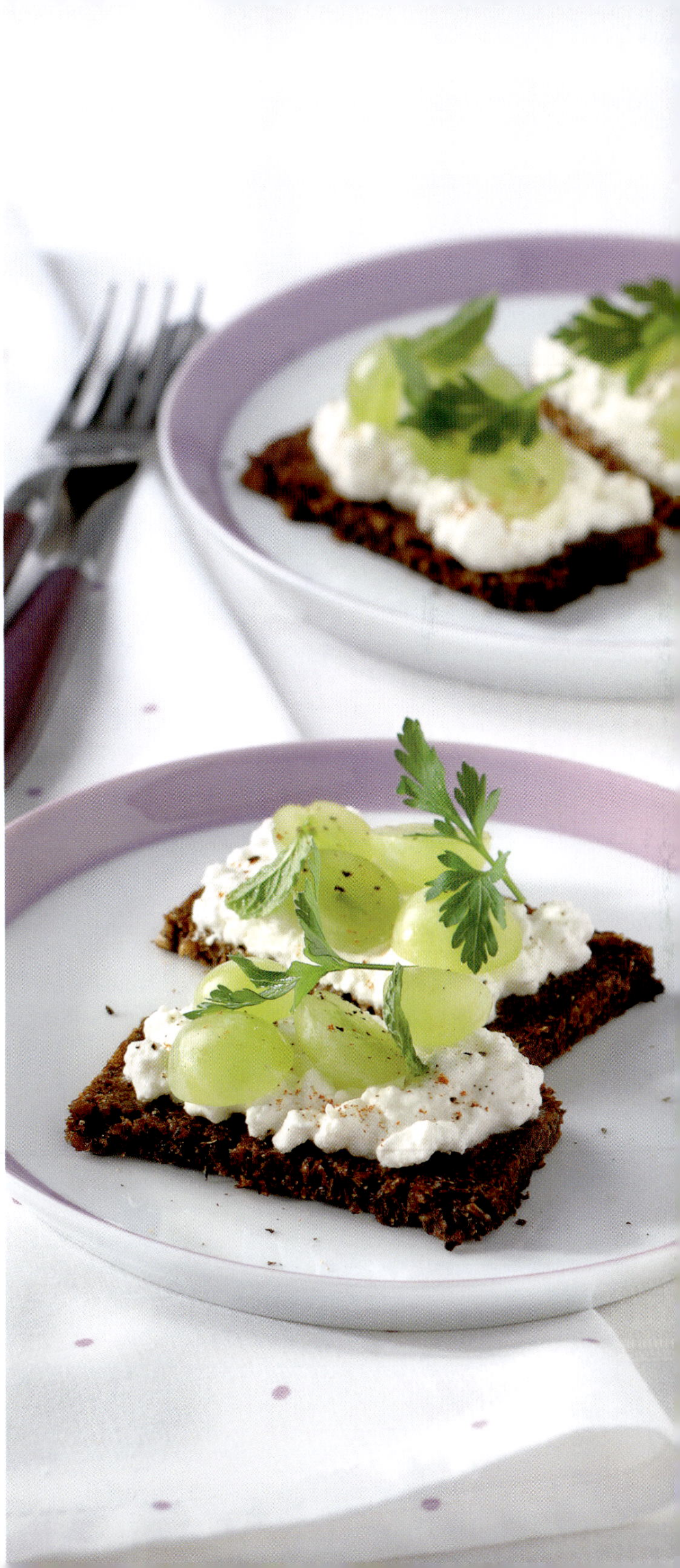

パセリ、ミントの葉は数枚を飾り用にとっておき、残りをみじん切りにする。種なしぶどうを洗い、半分に切る。

ライ麦パンを小さめの皿2枚に置く。カテージチーズをスプーンでのせる。

カテージチーズをのせたライ麦パンそれぞれに、ぶどうをのせる。塩、こしょう、パプリカを振り、ミントとパセリを散らす。残しておいたミントとパセリの葉を、上に飾る。

ヒント：ぶどうの代わりに、いちごやスライスしたりんごを使ってもよい。

4人家族用：
材料を2倍し、おやつとして出す。

グリル野菜とモッツアレラチーズのサラダ

マイルドで甘いバルサミコ酢は、患者の食欲をそそるものです。
けれど、バルサミコ酢の酸味が強いと感じる場合は、はちみつを混ぜましょう。

バジル	1枝
黄ピーマン	⅛個
ズッキーニ	¼本
フェンネル	¼個
チェリートマト	3個
オリーブオイル	大さじ½
塩	ひとつまみ
こしょう	ひとつまみ
バルサミコ酢	大さじ½
モッツアレラチーズ	大きいもの½個 あるいは小さいもの3個
レタスの葉（小さいもの）	6枚

少なめ2人分

バジルの葉は飾り用にとっておき、茎の部分をみじん切りにする。

野菜をすべて洗う。黄ピーマンを半分に切り、種を取る。ズッキーニとフェンネルをスライスする。チェリートマトを半分に切る。野菜にオリーブオイルを少量塗り、グリルで両面とも数分ずつ焼く。

野菜が熱いうちにオリーブオイル大さじ½、塩、こしょう、バジルの茎のみじん切り、バルサミコ酢大さじ¼をかける。冷ます。

モッツアレラチーズをくし型に切る。レタスの葉を洗って水気をふき、小さめの皿2枚に盛る。グリル野菜、モッツアレラチーズ、バジルの葉をのせる。

ヒント：モッツアレラチーズの代わりに、ゴルゴンゾーラチーズのようにくせのあるチーズを使ってもよい。

4人家族用：
材料を4倍し、前菜として出す。

分量を多めに

治療中、多くの患者は食事の分量が少なめのほうがよいと感じます。けれど、もっと欲しい場合は、分量を多めにして作りましょう。

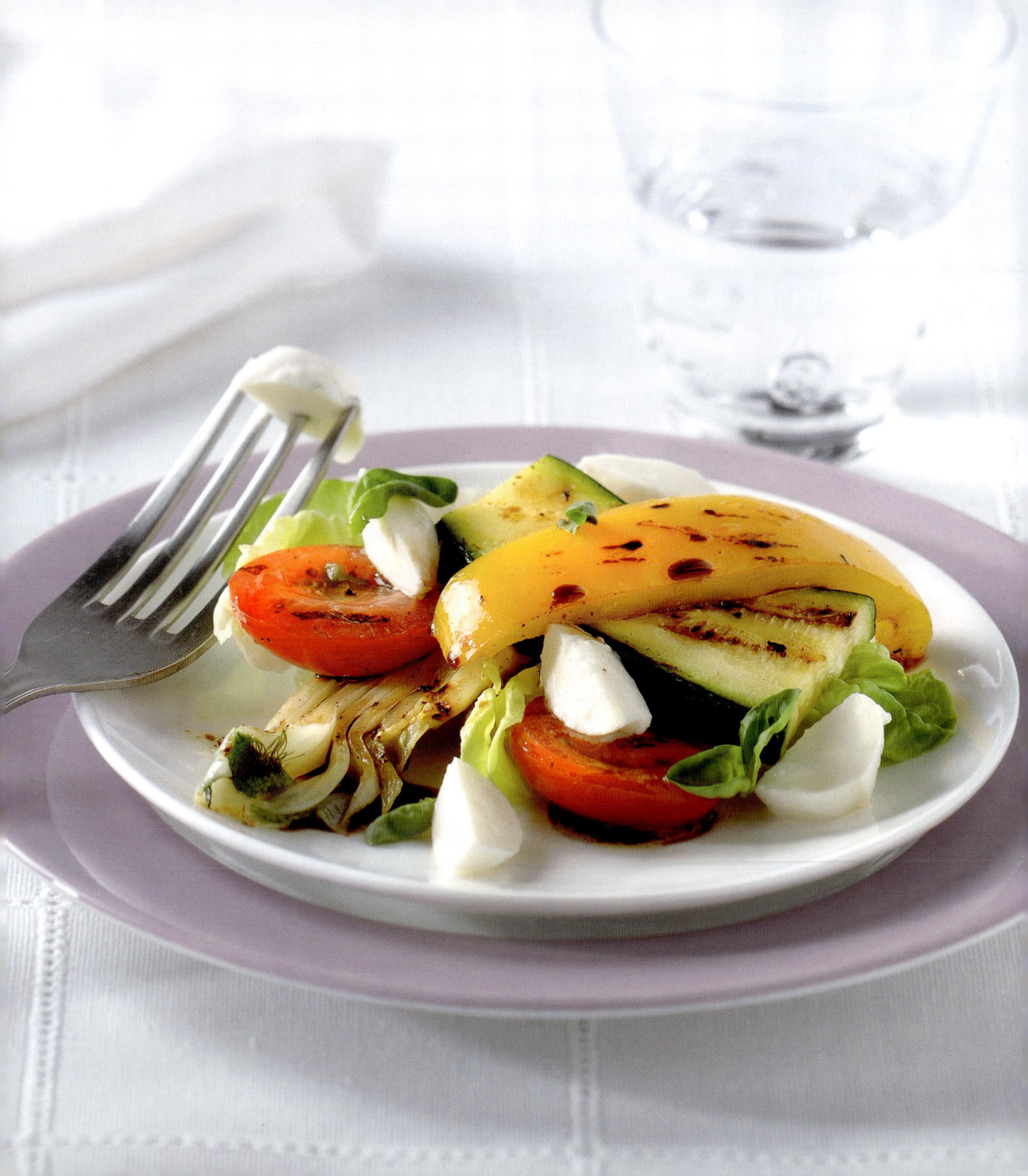

りんご、セロリ、ブラジルナッツのキッシュ

こういうキッシュがいつも用意されていると、
とても便利です。きっちりふたをして
冷蔵庫に入れておけば、3日間は日持ちします。
温かくしても、おいしいでしょう。
チーズなしで作ることもできます。

卵 ……2個
薄力粉 ……大さじ4
塩 ……ひとつまみ
バター（冷たく冷やしたもの） ……大さじ2
セロリ（小さいもの） ……1本
万能ねぎ ……1本
ブラジルナッツ ……2個
ベーコン ……1枚
オリーブオイル ……大さじ1
こしょう ……ひとつまみ
おろしチェダーチーズ ……大さじ2

少なめ2人分

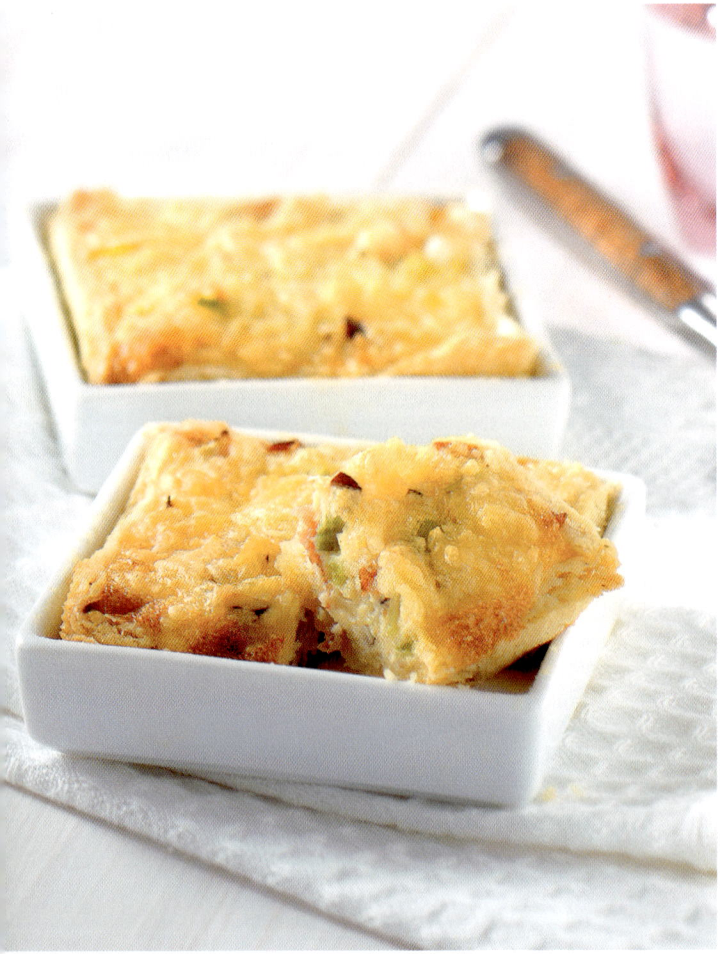

卵1個を卵黄と卵白に分け、卵黄を泡立て器で混ぜる。

薄力粉と塩をボウルに入れ、バターをこすりあわせるようにしながら、細かなパン粉状になるまで混ぜる。フードプロセッサーで混ぜてもよい。卵黄大さじ1と冷水小さじ1を加える。軽くこねてから、ラップなどをかぶせて冷蔵庫で20分寝かせる。

オーブンを180度に温めておく。

セロリを洗ってみじん切りにし、万能ねぎを洗って小口切りにする。ブラジルナッツをみじん切りにする。ベーコンを細く切る。

フライパンにオリーブオイルを入れて火かけ、ベーコンとセロリを5分炒める。万能ねぎを加え、2分炒める。ブラジルナッツを加える。

残りの卵黄、卵白、全卵1個をあわせ、よく混ぜて塩とこしょうで味つけする。

ペストリー生地を2つに分けてそれぞれを丸め、軽く打ち粉をしたところで直径10cmに丸く伸ばす。小さめの耐熱容器2個に、丸く伸ばしたペストリー生地を広げる。生地にフォークで穴をあける。ベーコンとセロリを炒めたものとチーズを生地にのせ、卵液を流し入れる。

オーブンで20-25分焼く。冷ます。

ヒント：ブラジルナッツはビタミンEを含み、セレニウムの働きを高める（抗酸化作用）。

4人家族用：
材料を4倍し、前菜として出す。

しっかりしたもの：冷たい／塩味／香りが強い

スイートサワー味のえび

パイナップルやマンゴーを切ったものを少し加えても、おいしくなります。その場合は万能ねぎを加えるときに、一緒に入れましょう。

ホールグレインライス（簡単調理できる雑穀米）..........大さじ10
ブロッコリー......小さいものを2房
万能ねぎ................................2本
にんにく..............................1かけ
車えび...................................2尾
オリーブオイル................大さじ1
ライムの絞り汁............小さじ1-2
ケチャップ........................大さじ4
しょうゆ 小さじ1

少なめ2人分

ホールグレインライスを表示に従ってゆで、水気を切る。

ブロッコリーと万能ねぎを洗う。ブロッコリーを小さく切り、万能ねぎを小口切りにする。にんにくの皮をむき、刻む。

車えびを、尾を残して殻をむく。車えびを開き、背わたを取る。

中華なべかフライパンにオリーブオイルを入れて火にかけ、ブロッコリーを3分炒める。車えびを加えて、さらに3分炒める。万能ねぎとにんにくを加えて1分炒め、ライムの絞り汁、ケチャップ、しょうゆを加える。

ライスと車えびを小さめの皿2枚に盛る。冷たくして、あるいは温かいうちに出す。

ヒント：タバスコなど辛みの強いソースを加えてもよい。

4人家族用：
ホールグレインライス350g、ブロッコリー600g、万能ねぎ多め1束、にんにく3かけ、車えび500g、オリーブオイル適量、ライムの絞り汁小さめ1個分、ケチャップ150cc、しょうゆ大さじ1-2を使って作り、主菜として出す。

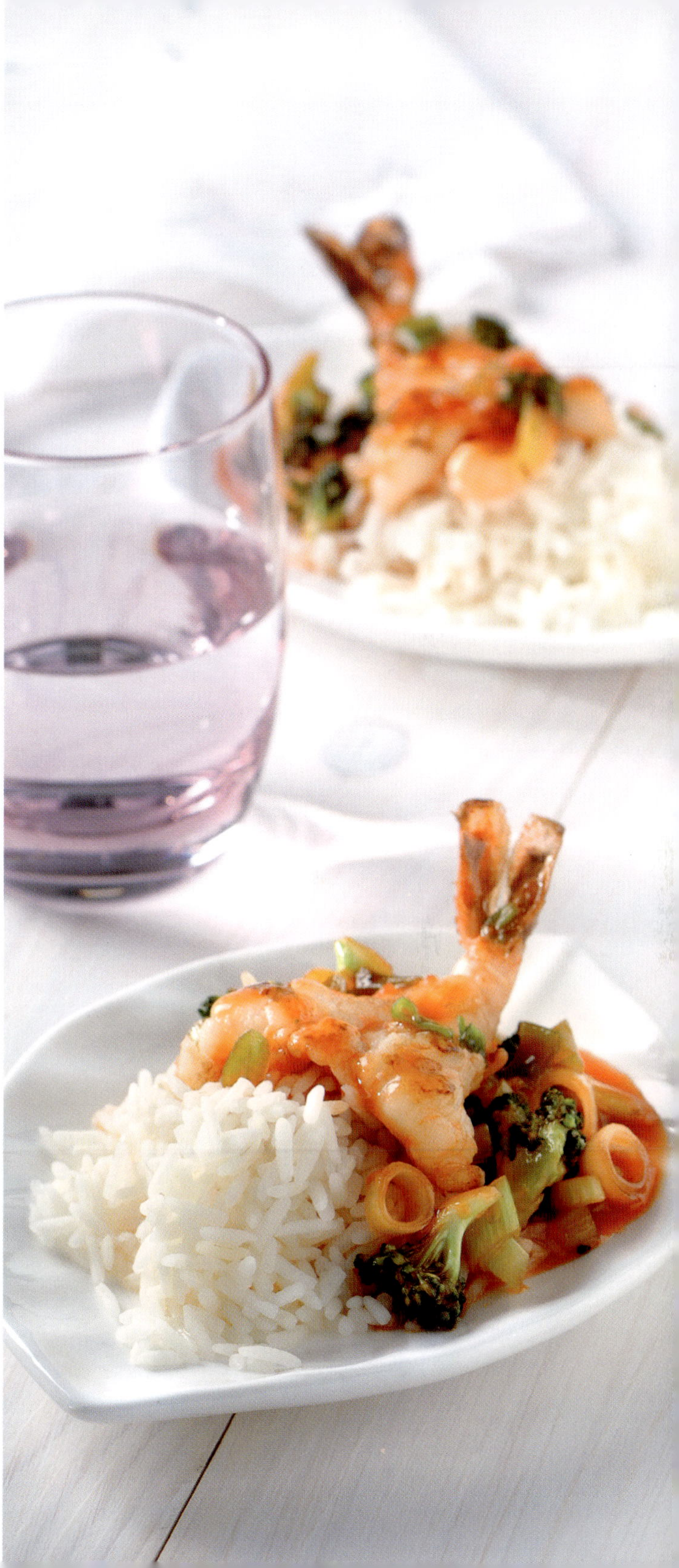

アップルパイ

りんごは皆に好まれる果物で、その上手軽に手に入ります。
また、ナッツ、レーズン、スグリなど他に好みの食材を加えても、よくあいます。

全粒粉……大さじ5
塩……ひとつまみ
砂糖……大さじ2
バター（冷たく冷やしたもの）……大さじ2 ½
レモン（小さいもの）……1個
りんご（小さいもの）……1個
あるいはりんご½個
はちみつ……小さじ1
シナモン……小さじ½
スキムミルクあるいは豆乳……大さじ1

少なめ2人分

全粒粉、塩、砂糖をボウルに入れ、バターをこすりあわせるようにしながら、細かなパン粉状になるまで混ぜる。フードプロセッサーで混ぜてもよい。水小さじ1を加える。軽くこねてから、ラップなどをかぶせて冷蔵庫で20分寝かせる。

オーブンを180度に温めておく。

レモンを洗い、¼個分の皮をすりおろす。レモンを絞る。りんごの皮をむき、芯を取る。くし型に切ってから、スライスする。りんごにレモンの皮のすりおろし、レモンの絞り汁小さじ2、はちみつ、シナモンを加えて混ぜる。

ペストリー生地を4つに分けてそれぞれを丸め、軽く打ち粉をしたところで直径8cmに丸く伸ばす。タルト型などの耐熱容器2個に、丸く伸ばしたペストリー生地を1枚ずつ広げる。生地にフォークで穴をあけ、りんごのスライスを入れる。

りんごの上にペストリー生地をかぶせ、2枚の生地をくっつけながら親指と人差し指を使って周囲を波型に形作る。中央に穴をあける。

温めたオーブンで20-25分焼く。表面にミルクを塗り、さらに数分焼く。冷ます。

ヒント：アップルパイの表面にミルクを塗って焼くことで、ペストリー生地につやが出る。ミルクの代わりに、溶き卵を使ってもよい。その場合は、オーブンで焼く前に表面に塗る。

4人家族用：
材料を2倍し、コーヒーや紅茶とともにおやつとして、あるいはアイスクリームを添えてデザートとして出す。

おやつ

しっかりした食感のおやつで手軽に用意できる市販のものには、キッシュ、ミニピザ、洋梨、パイナップルがあります。ラベルを確認し、食品添加物や硬化油脂の入ったものは避けるように心がけましょう。

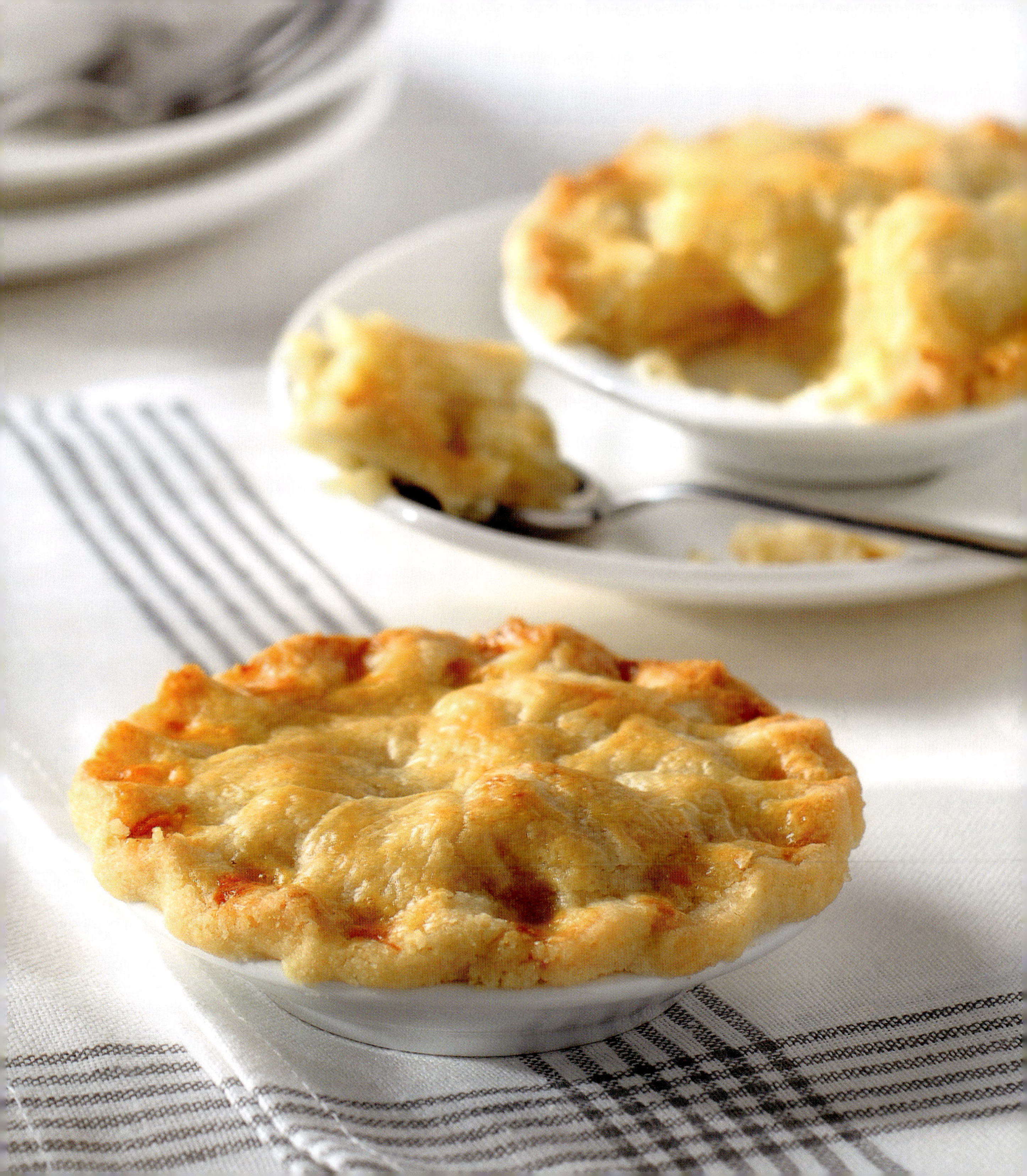

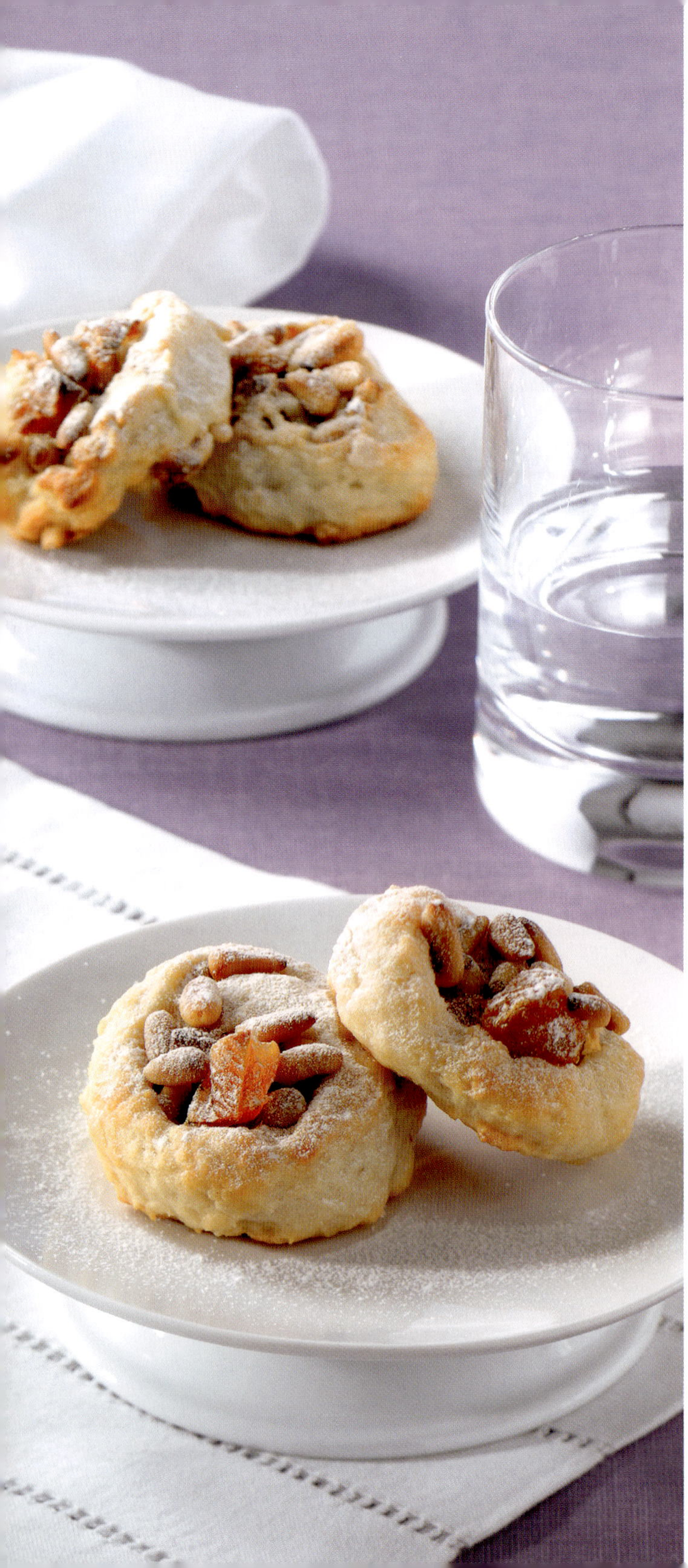

アプリコットと
松の実のヨーグルトロール

生のアプリコットで作れば一層おいしくできますが、いつも手に入るわけではないので、このレシピではドライアプリコットを使っています。生のアプリコットを使う場合は、半分に切り、種を取って刻んだものを生地に混ぜましょう。

- ヨーグルトあるいは豆乳ヨーグルト……大さじ5
- オリーブオイル……大さじ1弱
- 全粒粉……大さじ5
- 塩……ひとつまみ
- はちみつ……大さじ2
- 松の実……大さじ4
- ドライアプリコット……6個
- 粉砂糖……小さじ½

少なめ2-3人分

ヨーグルト、オリーブオイル、全粒粉、塩、はちみつ大さじ1を混ぜる。柔らかな生地になるので素早く混ぜ、冷蔵庫で20分寝かせる。

松の実をこんがりとなるまでフライパンでから炒りし、皿にあけて冷ます。

オーブンを180度に温めておく。

ドライアプリコットを小さく刻む。

軽く打ち粉をしたところで、生地を12x12cmの厚めの正方形に伸ばす。ドライアプリコットと松の実を散らし、生地に押し込む。残りのはちみつをかける。

生地を巻き、6切れに切る。オーブン皿にベーキングシートを敷き、ヨーグルトロールを置いて、きつね色になるまで約30分オーブンで焼く。冷ます。

ヨーグルトロールを小さめの皿2、3枚に盛りつけ、粉砂糖を振りかける。

ヒント：松の実の代わりにマカダミアナッツ、ピーカンナッツ、カシューナッツなどを粗く刻んで使ってもよい。

4人家族用：
材料を2倍し、コーヒーや紅茶と一緒に出す。

フレッシュフルーツ アイスキャンディー

このアイスキャンディーは、他の果物を使っても、あるいはいろいろな果物を組み合わせて使っても、おいしくできます。りんごや洋梨など固い果物を使って作ることもできますが、その場合はまず小さめのなべでスプーン2、3杯の水と一緒に柔らかくなるまで煮てから使います。アイスキャンディーは、冷凍庫で数週間保存できます。

いちご、ラズベリー、チェリー……250g
はちみつ……大さじ2-4
レモンの絞り汁……大さじ1

3-6個分

いちご、ラズベリー、チェリーを洗う。チェリーの種を取る。

果物にはちみつとレモンの絞り汁を加え、ミキサー、あるいはフードプロセッサーにかける。

アイスキャンディー型3-6個に、八分目まで果物のピューレを入れる。持ち手を差し、冷凍庫で数時間凍らせる。

食べる直前に、アイスキャンディーを型から出す。

ヒント：アイスキャンディーの大きさ、数は、型の大きさによる。

4人家族用：
小さな型を使う場合は、十分4人分になる。
果物のピューレの量が十分でない場合は、材料を2倍する。

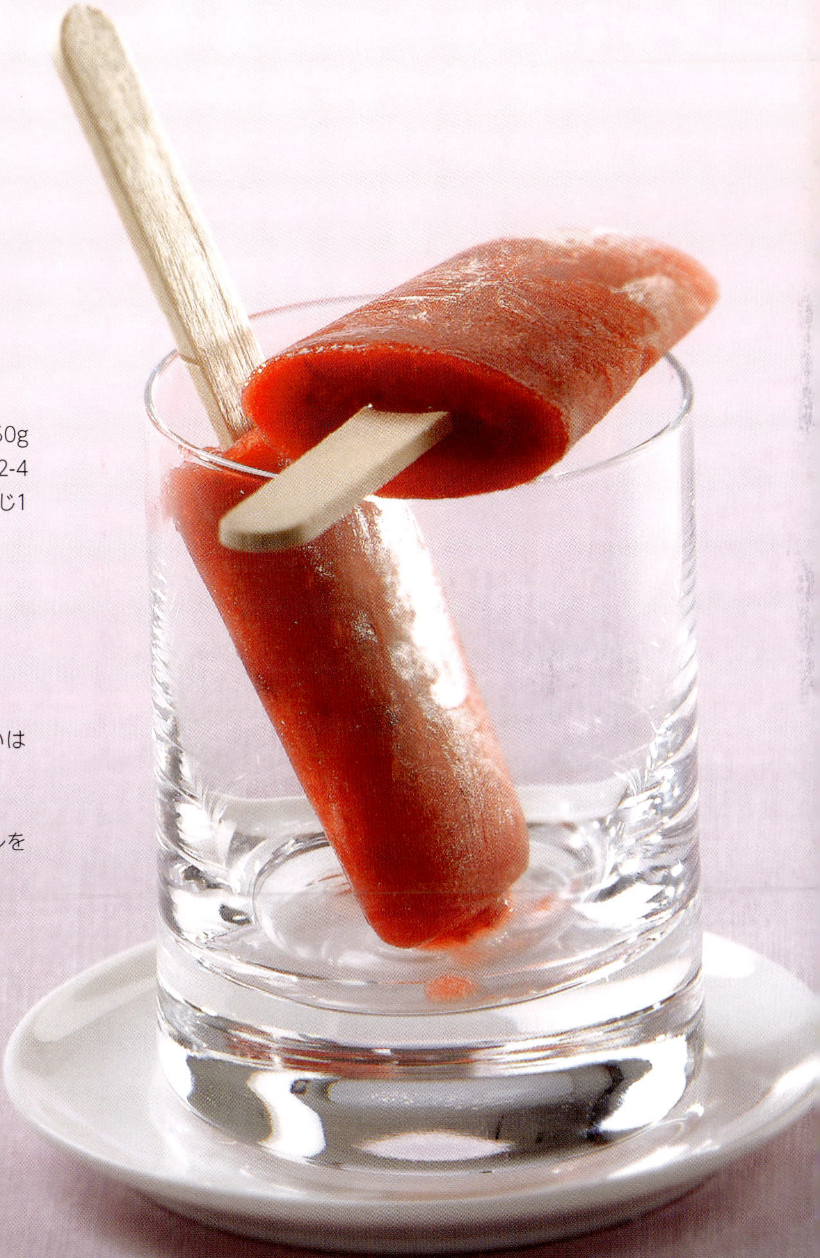

ヌガーケーキ

このケーキは、手軽に作ることができます。
キャラメル、ナッツ、チョコレート、ベリー類など、何でも好みの材料を入れて作ってみましょう。
このレシピでは、ヌガーとドライフルーツを入れています。

ソフトヌガー……3個（約30g）
ドライマンゴー……1個（約25g）
あるいはドライアプリコット2個
全粒粉……大さじ5
ベーキングパウダー……小さじ1
塩……ひとつまみ
バター……大さじ3
卵（溶き卵）……大さじ3
はちみつ……大さじ2 ½
スキムミルクあるいは豆乳……約50cc

3-4個分

乳製品に問題がある場合
乳製品の飲食によって粘液が増える場合は、料理の味つけが塩味のものを作ってみましょう。塩分には、粘液を取り除く効果があります。

オーブンを220度に温めておく。

ヌガー、ドライマンゴーかドライアプリコットを小さく刻む。

全粒粉、ベーキングパウダー、塩をあわせて混ぜる。ヌガー、マンゴーかアプリコットを加える。

バターを溶かす。溶き卵にはちみつ、ミルクを加えて混ぜ、バターを加える。粉に素早く混ぜる。

小さめのラメキン3-4個に油をひき、生地を入れる。オーブンで10分焼き、温度を180度に下げてさらに5-10分、こんがりときつね色になるまで焼く。冷めれば、ラメキンに入れたまま出す。

ヒント：はちみつを砂糖の代わりに使うのは、はちみつのほうが健康的であると考えられているからである。けれど、はちみつを使うと舌触りは砂糖を使うものほどよくならない。

4人家族用：
材料を2倍し、コーヒーや紅茶と一緒に出す。

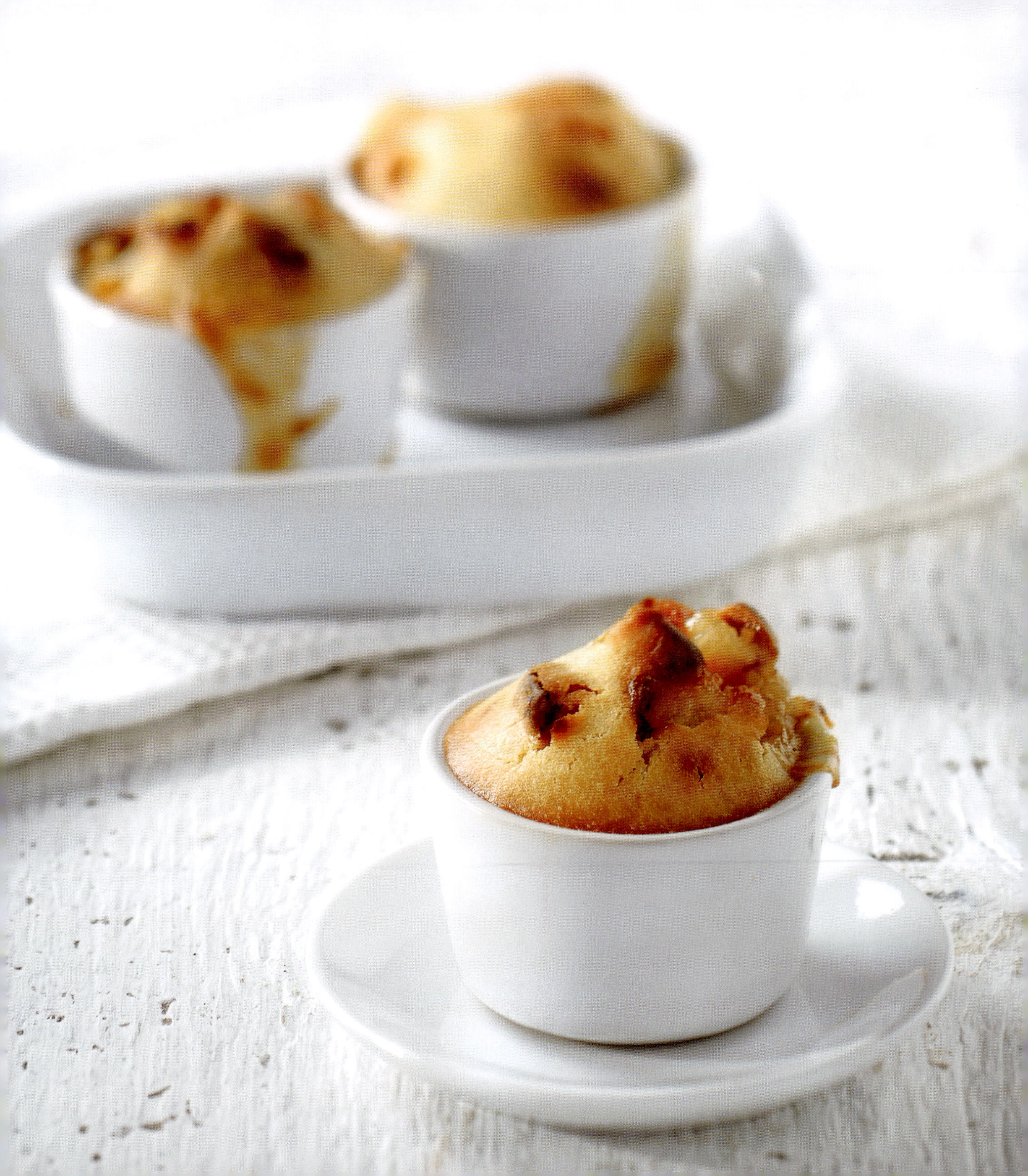

グリルチキン・フライドポテト添え

この鶏肉の串焼きには、アップルソースやクランベリーソースを少し添えてもいいでしょう。

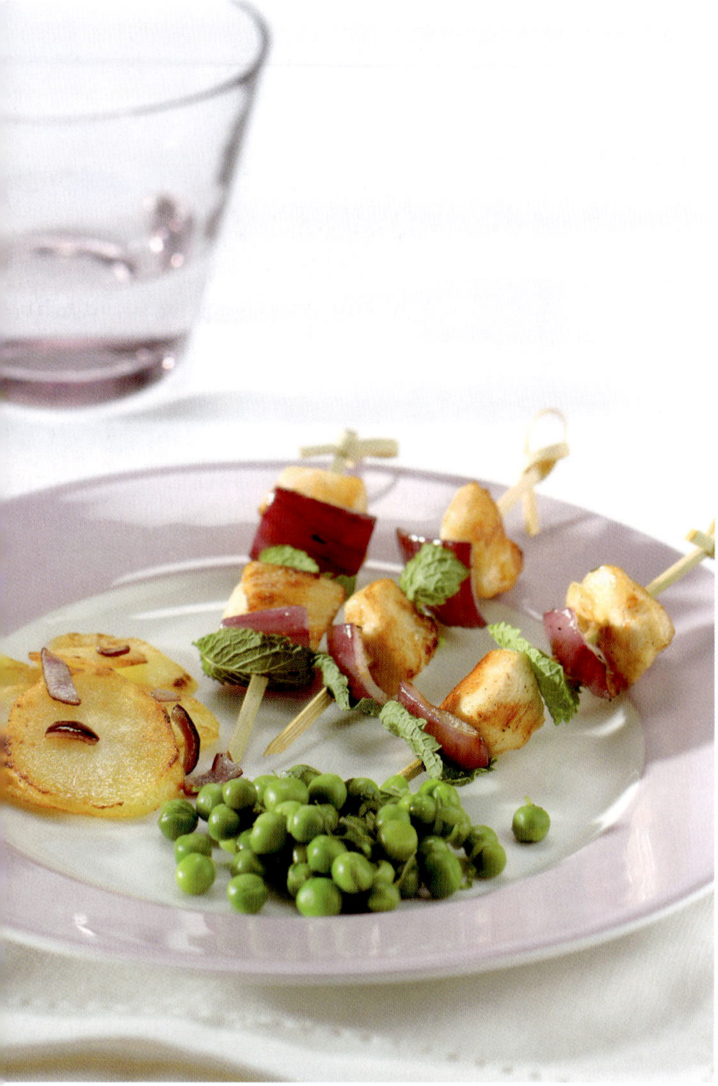

紫たまねぎ（小さいもの）........1個
ミント.....................................2枚
じゃがいも（小さいもの）.........2個
鶏胸肉..................................80g
オリーブオイル..........大さじ 1 ½
塩 ....ひとつまみ
こしょう.......................ひとつまみ
グリーンピース
（生あるいは冷凍）........大さじ6

少なめ2人分

紫たまねぎの皮をむき、4つのくし型に切る。それぞれを半分に切り、1枚ずつはがす。ミントの葉の小さいものはそのまま、大きいものは半分に切る。じゃがいもの皮をむき、薄くスライスする。

鶏胸肉を、12個に小さく角切りにする。オリーブオイル小さじ1、塩、こしょうをもみこむ。

鶏肉、紫たまねぎ、ミントの葉を、小さめの串6本に刺す。残った紫たまねぎとミントをみじん切りにする。

グリーンピースを、柔らかくなるまでゆでる。水気を切り、みじん切りにしたミントと混ぜる。

フライパンにオリーブオイル大さじ1を入れ、火にかける。じゃがいものスライスをフライパンに並べ、両面きつね色になるまで裏返しながら焼く。みじん切りにした紫たまねぎを加え、軽く炒める。

鶏肉の串刺しを温めたグリルパン、あるいはグリルで焦げ色がつくまで焼く。

小さめの皿2枚にじゃがいも、グリーンピース、鶏肉の串焼きを盛りつける。

ヒント：鶏肉の串焼きは、準備だけして焼かない状態で冷蔵庫に入れ、1日持つ。

4人家族用：
小さめの紫たまねぎ3個、ミント小さめ1束、じゃがいも1kg、鶏肉300g、オリーブオイル大さじ4、グリーンピース600gを使って作る。

> しっかりしたもの：温かい／塩味／マイルド

ハムとほうれんそうのクリーム入りベイクドポテト

ベイクドポテトが焼き上がったら切り込みを入れて開き、クリームをのせます。
もっと柔らかな舌触りのほうがよければ、じゃがいもの中身をすくい出して
ほうれんそうクリームと一緒にピューレ状にし、それからじゃがいもの器に戻します。

じゃがいも(小さいもの)..........2個
塩 ....ひとつまみ
保存料の入っていないハム
　(薄切り).............................1枚
たまねぎ(小さいもの)............1個
ほうれんそう 100g

オリーブオイル ....大さじ½
クレームフレッシュあるいは
　豆乳ヨーグルト 大さじ2
こしょう ....ひとつまみ

少なめ2人分

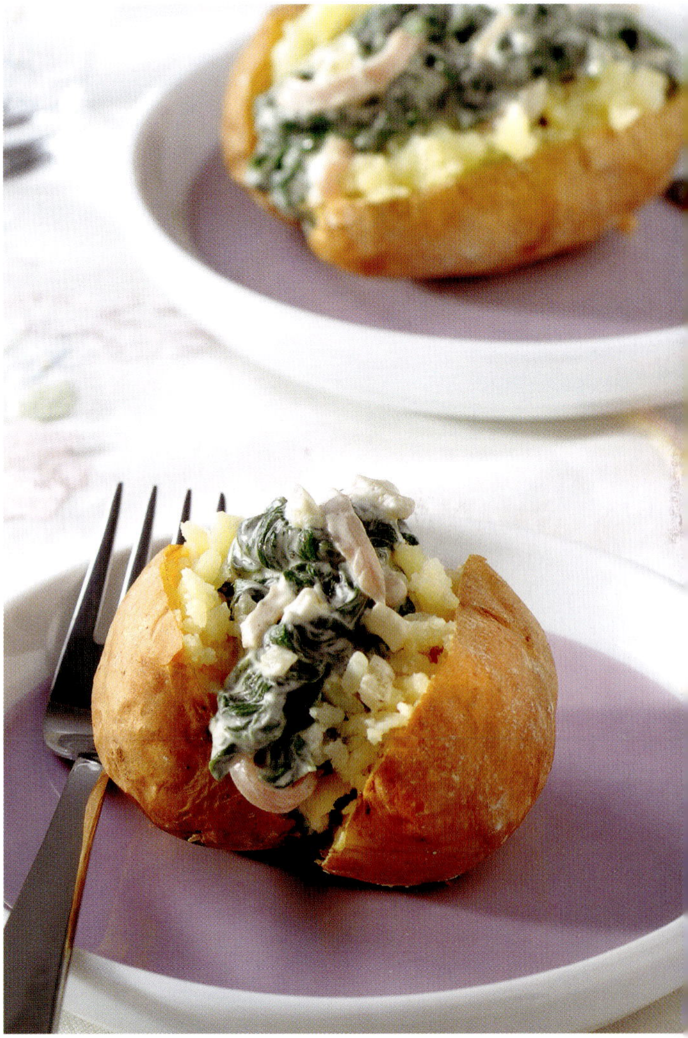

オーブンを220度に温めておく。

じゃがいもをこすり洗いし、それぞれアルミホイルの上にのせる。塩をふりかけ、アルミホイルできっちりと包む。オーブン皿に並べ、柔らかくなるまで1時間ほど焼く。

ハムを細く切る。たまねぎの皮をむき、刻む。ほうれんそうを洗い、水気をふきとって刻む。

フライパンにオリーブオイルを入れて火にかけ、たまねぎを弱火で3分炒める。火を強め、ほうれんそうを加えて4分炒める。水分がほとんどなくなるまで、水気を切る。

食べる直前に、ハムとクレームフレッシュを加えて混ぜる。塩とこしょうで味つけし、数分火にかける。

じゃがいもをオーブンから取り出す。アルミホイルを取り、じゃがいもに切り目を入れて開き、表面をフォークで刺す。

じゃがいもを小さめの皿2枚におき、ほうれんそうクリームをスプーンでのせる。

ヒント： 冷凍ほうれんそうを使ってもよく、ほうれんそうの代わりにクレソンやルッコラ、グリーンピースを使ってもよい。

4人家族用：
材料を2倍し、前菜あるいはつけあわせとして出す。

がん治療中の食事

ベイクドトルティーヤ

トルティーヤは前もって作って、冷蔵庫で保存しておくことができます。
食べる直前に、オーブンで温めます。チーズを使わずに作っても、いいでしょう。

赤ピーマン……¼個
コリアンダー……1枝
オリーブオイル……大さじ1
牛ひき肉あるいは鶏ひき肉……50g
メキシカンスパイスあるいは
　タコスパイス……小さじ½
いんげん豆（缶詰）……大さじ2
とうもろこし（缶詰）……大さじ2
ケチャップあるいは
　パスタソース……大さじ5
ソフトトルティーヤ
　（小さいもの）……1枚
おろしチェダーチーズ……大さじ4
サワークリームあるいは
　豆乳ヨーグルト……大さじ2

少なめ2人分

オーブンを200度に温めておく。

赤ピーマンを洗って種を取り、刻む。コリアンダーを刻む。

大きめのフライパンか中華なべにオリーブオイルを入れて火にかけ、牛ひき肉あるいは鶏ひき肉を3分炒める。赤ピーマンを加え、さらに3分炒める。スパイス、いんげん豆、とうもろこし、ケチャップかパスタソースを加え、2分煮詰める。

トルティーヤを半分に切る。端から丸めて円錐形にし、小さめの耐熱皿1、2枚に重ね合わせた部分を下にして入れる。フィリングを中に入れ、チーズを振りかけてアルミホイルをかぶせる。

オーブンで、トルティーヤが温まってチーズが溶けるまで5分焼く。

コリアンダーを散らし、耐熱皿のまま、あるいは小さめの皿に移して出す。サワークリームを添える。

ヒント：鶏ひき肉が手に入らない場合は、刃の鋭い包丁で鶏肉をみじん切りにするか、あるいはフードプロセッサーを使ってひき肉にする。

4人家族用：
赤ピーマン2個、コリアンダー6枝、オリーブオイル大さじ3、牛ひき肉か鶏ひき肉200g、メキシカンスパイスかタコスパイス小さじ2、いんげん豆の缶詰400g入りを1缶、とうもろこしの缶詰大きめ1缶、ケチャップかパスタソース250cc、小さめのソフトトルティーヤ7-8枚、おろしチェダーチーズ150g、サワークリーム200ccを使って作る。

食べ物のにおい

食べ物のにおいに、吐き気を催す患者もいます。ですから、強いにおいのする食材はできるだけ避けるようにしましょう。理想としては、患者のいないところで食事の用意ができればいいでしょう。近所の人のキッチンを貸してもらうことができれば、さらにいいかもしれません。いずれにしても、患者が自分で調理するのは避けられるようにしましょう。

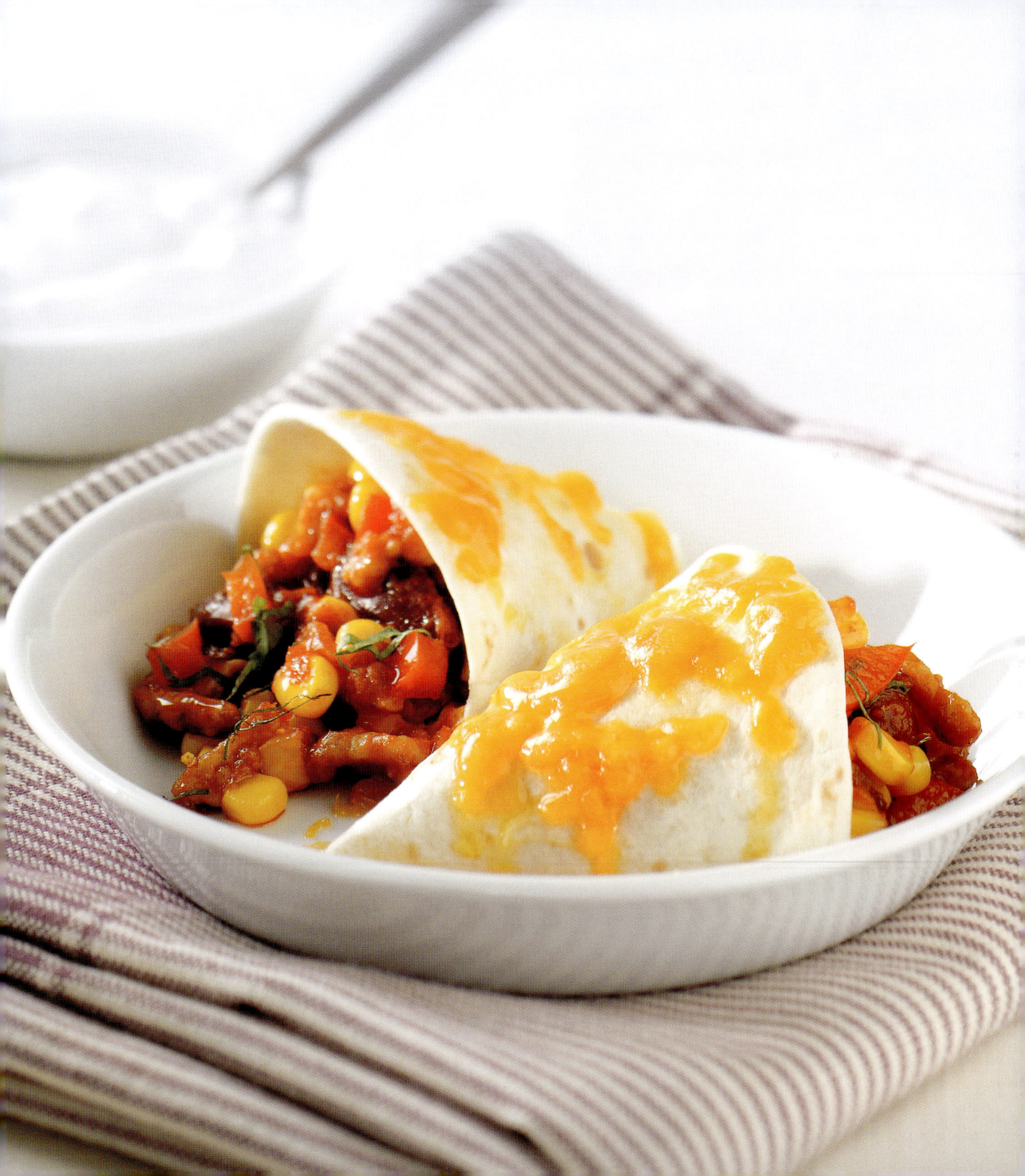

子牛肉のカレー風味シチュー・パスタ添え

たまねぎ(小さいもの) 1個
子牛肉(シチュー用赤身) 125g
塩 ....ひとつまみ
こしょう.......................ひとつまみ
オリーブオイル 大さじ1
カレーパウダー
(マイルドタイプのもの)
..................................大さじ½
甘口白ワイン 50cc

子牛肉ストック 200cc
パッパルデッレ
......................小さめ2かたまり
グリーンピース
(生あるいは冷凍) 約50g
クレームフレッシュあるいは
豆乳生クリーム............大さじ2

少なめ2-3人分

たまねぎの皮をむき、刻む。子牛肉を1.5cm角くらいに切り、塩とこしょうを振る。

小さめのフライパンにオリーブオイルを入れて火にかけ、子牛肉を入れて焦げ色がつくまで中火で数分焼く。たまねぎを加え、カレーパウダーを振って2分炒める。白ワインと子牛肉のストックを加える。煮立ったらごく弱火に火を弱める。ふたをし、子牛肉が柔らかくなるまで1時間煮込む。

水に塩ひとつまみを加えて沸騰させ、パッパルデッレをゆでる。表示にあるゆで時間よりも2分長めにゆでる。ゆであがる8分前にグリーンピースを加える。ざるにあげる。

シチューにクレームフレッシュあるいは豆乳生クリームを加える。少し混ぜ、さらに数分煮詰める。塩、こしょうで味つけする。

パスタとシチューを小さめの皿かボウル2、3個に盛りつける。

ヒント：白ワインの代わりにアップルジュースを使ってもよい。

4人家族用：
パッパルデッレ350g、グリーンピース600g、他の材料を3倍にして作る。

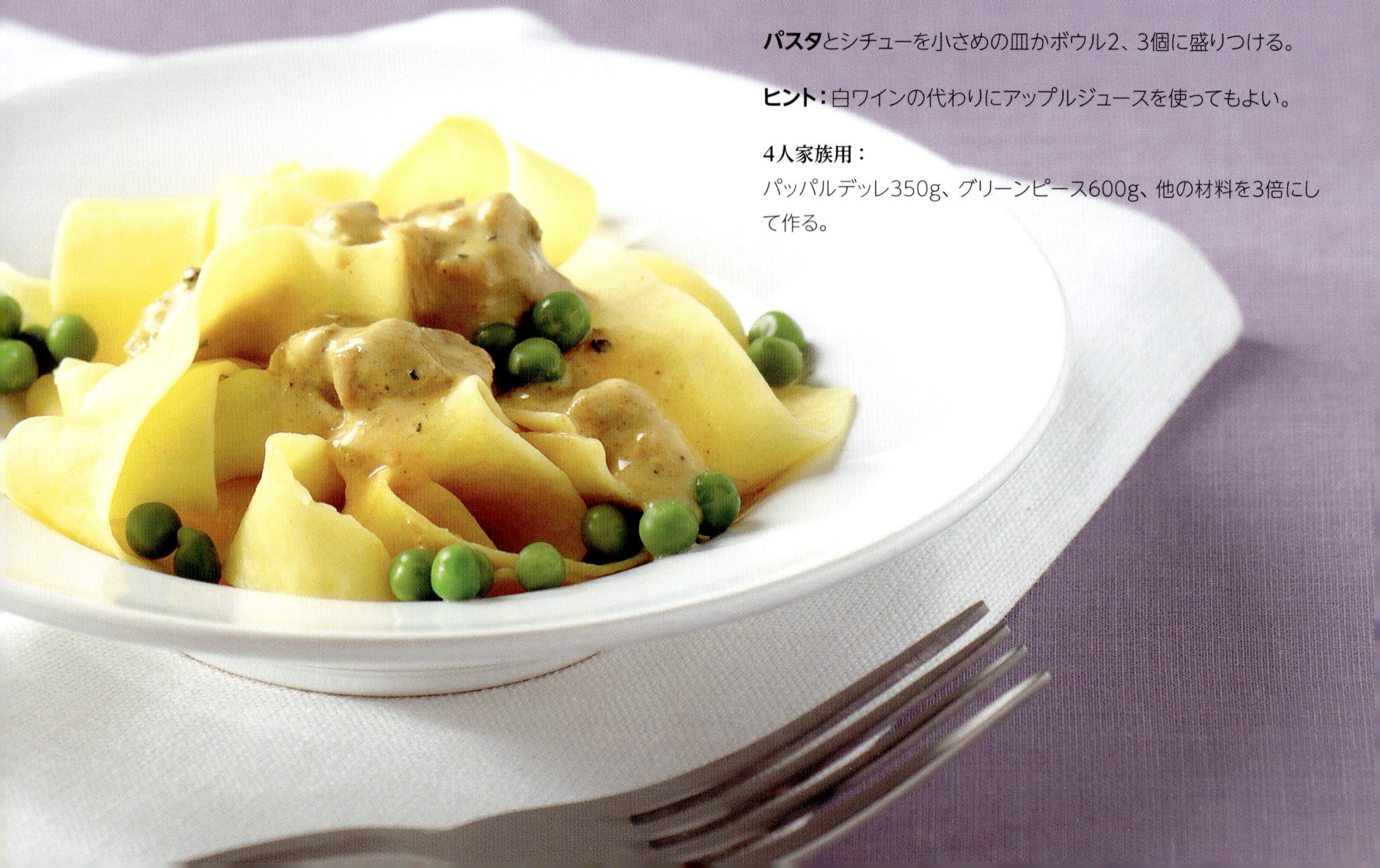

ミートボールのフレッシュトマトソース添え

このレシピでは生のトマトを使ってソースを作っていますが、市販のトマトソースを使えばもっと簡単にできます。

じゃがいも	2個
塩、こしょう	
バジル	1枝
全粒パン	¼枚
子牛ひき肉あるいは牛ひき肉	50g
卵（溶き卵）	大さじ1 ½
オリーブオイル	大さじ1
セロリ	2本
たまねぎ（小さいもの）	1個
トマト	2個

少なめ2人分

じゃがいもの皮をむき、小さく切る。小さめのなべに水少量と塩ひとつまみを入れ、じゃがいもを15-20分、柔らかくなるまでゆでる。水気を切る。

バジルの葉を取り、茎はみじん切りにする。

バジルの茎のみじん切り半量と全粒パンをミキサーかフードプロセッサーにかけ、パン粉を作る。パン粉の半量とひき肉、塩とこしょうをそれぞれひとつまみ、溶き卵大さじ1をあわせて混ぜる。6等分して、それぞれを丸める。

小さめのフライパンにオリーブオイル大さじ½を入れて火にかけ、ミートボールを入れて焦げ色がつくまで約10分焼く。

セロリを洗い、½本はみじん切りにする。残りは薄くスライスする。スライスしたセロリを10分ほど塩ゆでする。水気を切る。

たまねぎの皮をむき、刻む。トマトを洗い、刻む。

フライパンにオリーブオイル大さじ½を入れて火にかけ、たまねぎ、セロリのみじん切り、残りのバジルの茎を加える。中火で3分炒める。トマト、塩とこしょうそれぞれひとつまみを加えて、さらに2分炒める。水大さじ5、残りのパン粉、ミートボールを加える。5分煮詰めて、味を調節する。

なべの中で、じゃがいもをつぶす。再び火にかけ、残りの溶き卵を加えて混ぜる。数分火にかけ、塩とこしょうで味つけする。

マッシュポテト、セロリのスライス、ミートボールとソースを小さめの皿2枚に盛りつける。バジルの葉をちぎりながら散らす。

ヒント：セロリはソースに入れても、つけあわせにしてもよい。好みで、代わりにフェンネルを使ってもよい。

4人家族用：
じゃがいも1kg、全粒パン1枚、バジル3枝、ひき肉300g、卵1個、セロリ1束、たまねぎ2個、トマト4個、オリーブオイル大さじ3-4を使って作る。卵の¾量はミートボールに、残りはマッシュポテトに使い、セロリ1本をソースに使う。

がん治療中の食事

フライドパイナップル

パイナップルは、生のものを使っても缶詰を使ってもいいでしょう。
缶詰のパイナップルの場合は甘いので、はちみつは加えません。

ひまわりの種（殻をむく）……大さじ½
パイナップル（生あるいは缶詰）……1枚
バターあるいはオリーブオイル……少量
はちみつ……大さじ½
（なくてもよい）
バニラアイスクリーム……2すくい

少なめ2人分

ひまわりの種をフライパンに入れ、強火で数分常にかきまぜながらから炒りする。皿にあけて、冷ます。

パイナップルを2枚に薄くスライスする。

フライパンにバターを入れて火にかけ、バターが溶ければパイナップルを入れて中火で両面2分ずつ焼く。生のパイナップルを使う場合は、はちみつを加えて溶かす。

パイナップルを小さめの皿2枚に入れる。中央にアイスクリームを1すくいのせ、ひまわりの種を散らす。

ヒント：パイナップルの代わりに皮をむいたりんごのスライスを使っても、似たようにできる。

4人家族用：
材料を4倍し、デザートとして出す。

ピーナツ

種子類は大変体によく、ナッツ類も体によいものがほとんどです。けれど料理にナッツを使う場合は、ピーナツは避けましょう。ピーナツは、がん患者には勧められる食材ではありません。

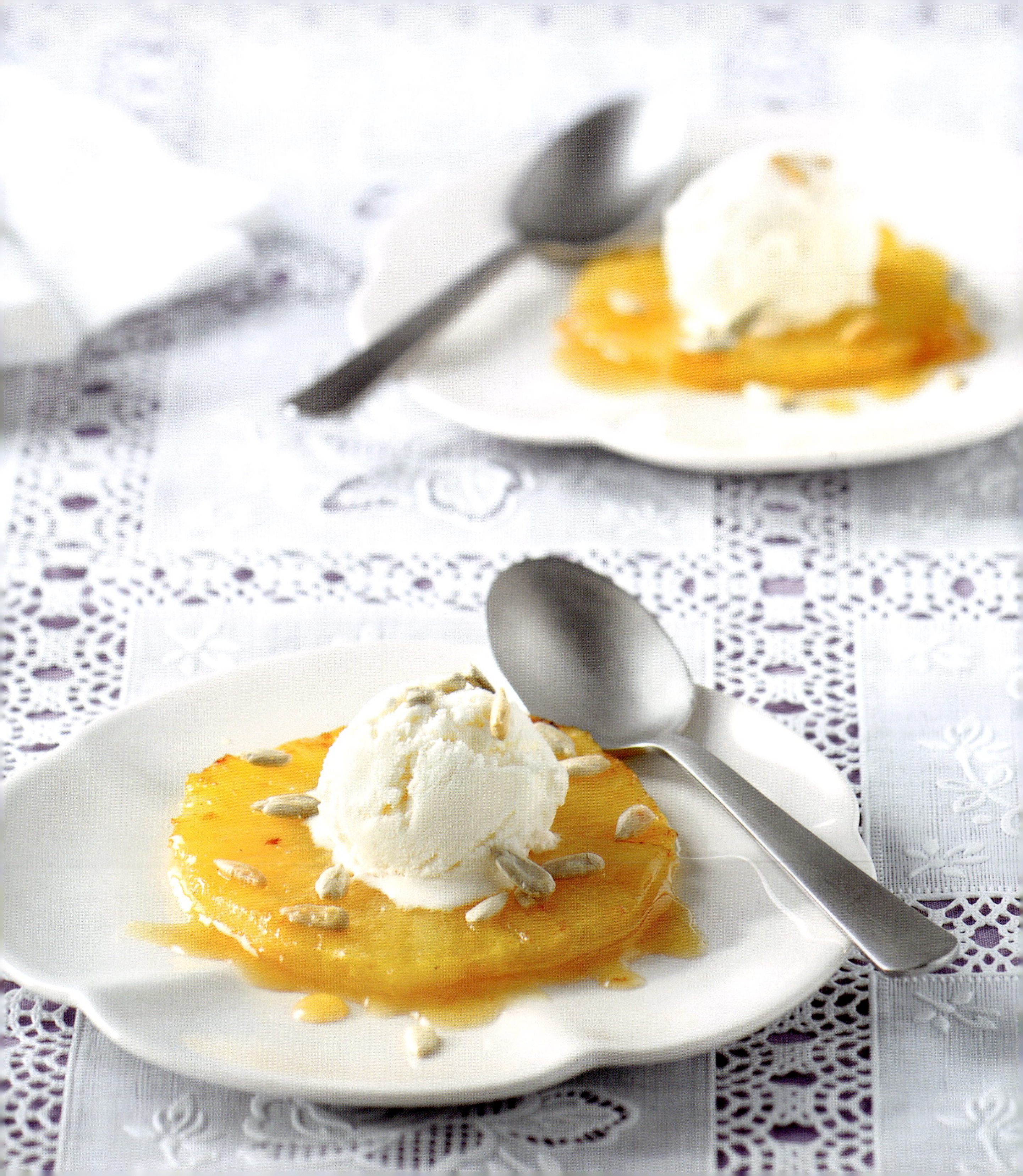

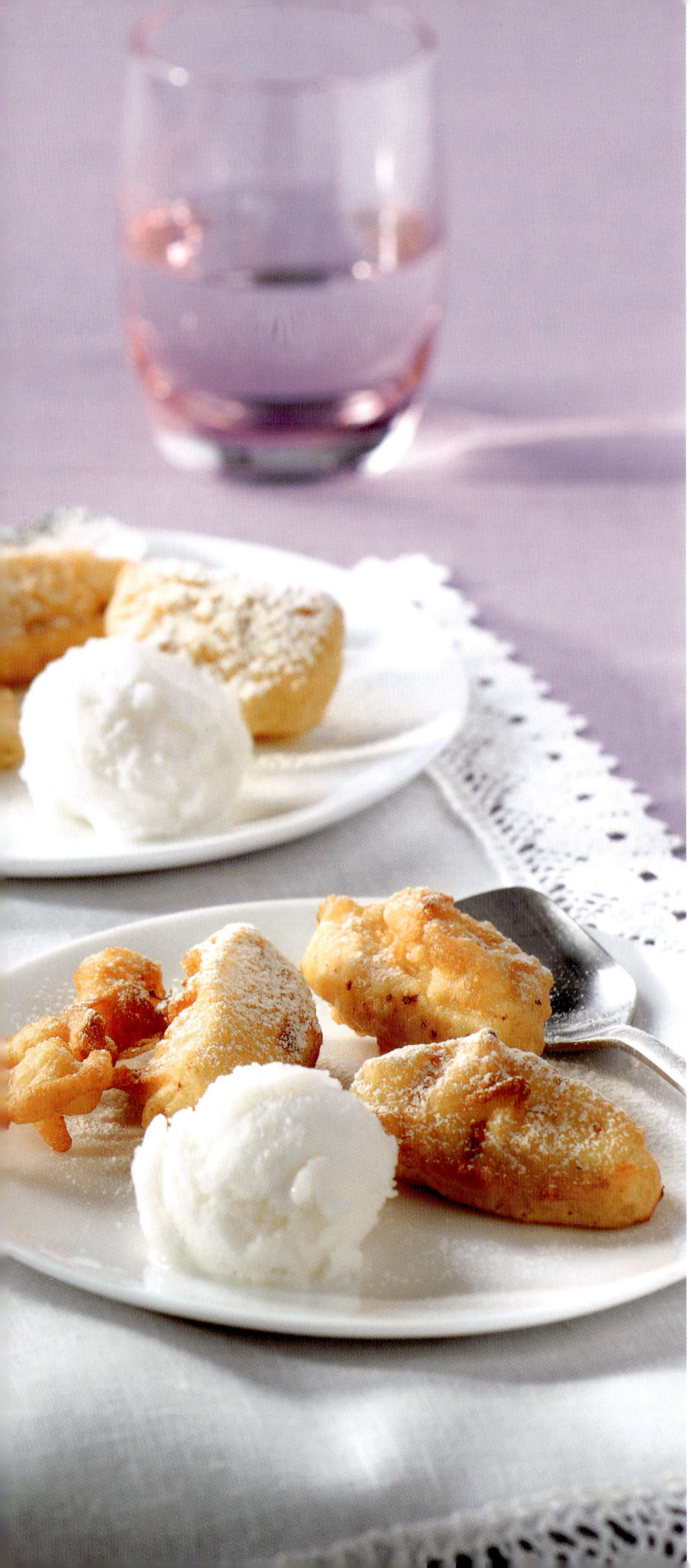

アップルフリッター

フリッターは、食べやすい料理です。バナナ、アプリコット、パイナップルを使って、同様に作ってみましょう。
ただし水分の多い果物で作ると
フリッターがべたっと仕上がるので
ジューシーな果物は避け、固い食感のものを選びます。

りんご 1個
アーモンド（湯通ししたもの） 大さじ1
全粒粉 25g
卵（溶き卵） ½個
塩 ひとつまみ

オリーブオイル 適量
アップルシャーベットあるいは
レモンシャーベット 2すくい
粉砂糖 小さじ1

少なめ2人分

りんごの皮をむき、芯を取ってくし型に6つに切る。アーモンドを粗く刻む。

全粒粉と溶き卵、冷水75cc、塩ひとつまみ、アーモンドをあわせて、軽く混ぜる。

なべ底から4cmくらいオリーブオイルを入れ、160度に熱する。料理用温度計で温度を確認する。あるいは、パンの角切りを入れて1分ほどできつね色に揚がれば適温である。

りんごを1切れずつ衣につけ、すぐにオイルに入れる。きつね色になるまで、3-4分揚げる。揚がったら、キッチンペーパーにのせる。

小さめの皿2、3枚にアップルシャーベットかレモンシャーベットを1すくいずつ盛る。シャーベットの横にフリッターを添え、粉砂糖を振りかける。

ヒント：アップルシャーベットが簡単に手に入らない場合は、他のシャーベットやアイスクリームで代用すればよい。

4人家族用：
材料を4倍し、デザートとして出す。

ライスプディング

スキムミルクあるいは豆乳……………200cc
生クリームあるいは豆乳生クリーム
……………………………………………大さじ5
デザートライス
（甘味をつけたライス）……………大さじ2
はちみつ……………………………大さじ½-1
ベリージュース………………………大さじ3
アカスグリ………………2枝（なくてもよい）

少なめ2人分

4人家族用：
材料を4倍し、デザートとして出す。

このライスプディングは、冷たくしてもおいしく食べられます。冷やすと濃度が濃くなるので、ミルクか生クリームを少し加えたほうがなめらかでいいかもしれません。温かくして食べる場合も冷やして食べる場合も、刻んだナッツを加えるとよりおいしくなります。

ミルク、生クリーム、デザートライス、はちみつを小さめのソースパンに入れ、火にかける。煮立ったらできるだけ弱火に火を落とし、デザートライスが柔らかくクリーミーになるまで、ときどきかき混ぜながら煮る（調理時間はメーカーによって異なるので、表示を参照する）。

小さめのボウル2個に分ける。上からベリージュースをかけ、温かいうちに出す。アカスグリを洗って飾ってもよい。

ヒント：ベリージュースが手に入らなければ、100%フルーツのジャムを代わりに使ってもよい。

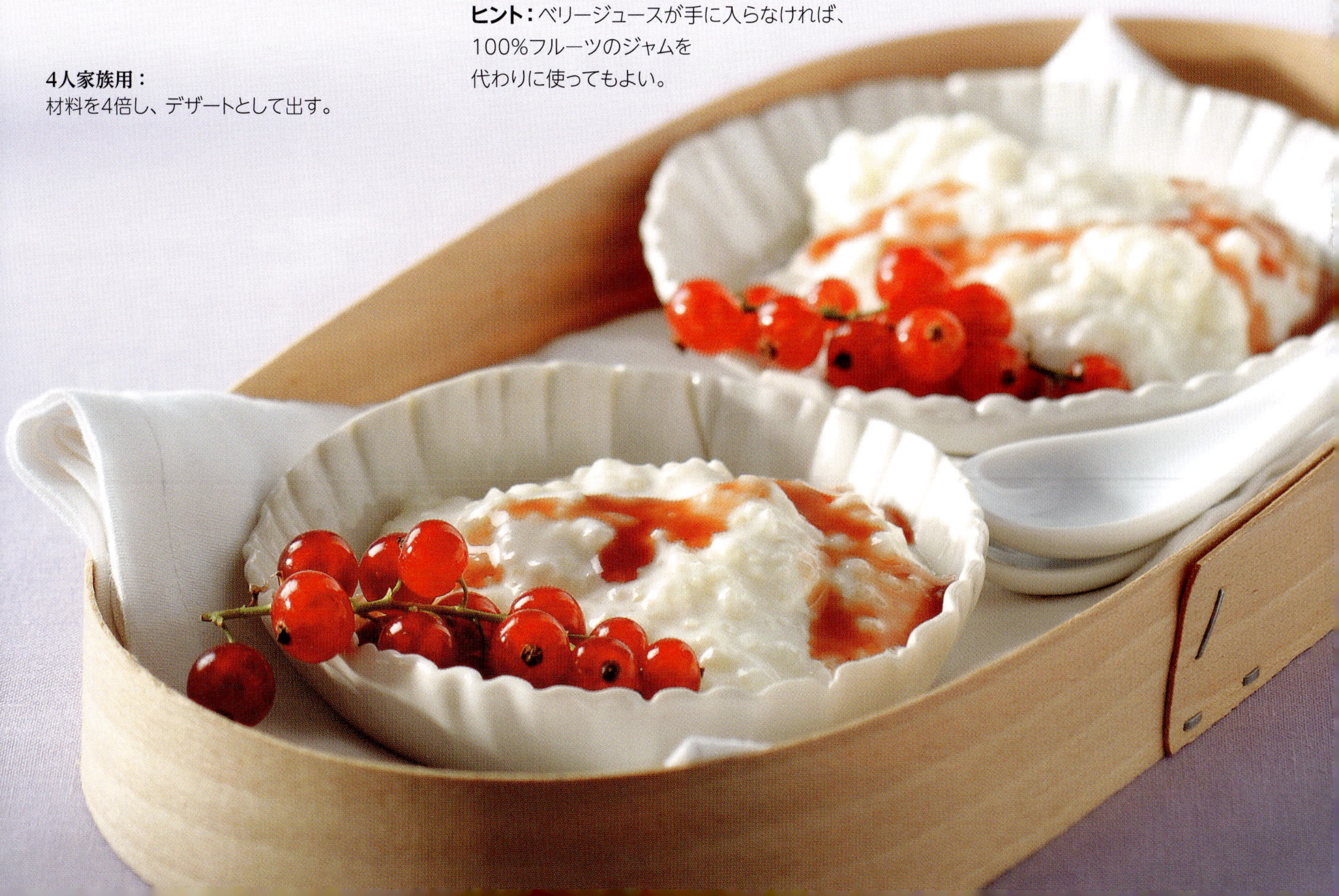

フレンチトースト・レッドフルーツ添え

フレンチトーストに、季節の果物を使ったフルーツサラダを添えてもいいでしょう。

ベリー類やチェリー類などの赤い果物
（生あるいは冷凍）……………………大さじ4
はちみつ ……………………………………小さじ1
卵 ……………………………………………………1個
バニラシュガー………………………小さじ1 ½
塩 ……………………………………………ひとつまみ
全粒パン ……………………………………………1枚
バターあるいはオリーブオイル…………少量

少なめ2人分

生の果物の場合は洗う。冷凍の場合は解凍する。果物とはちみつを混ぜる。

卵とバニラシュガー小さじ1、塩をあわせ、バニラシュガーが溶けるまで泡立て器で混ぜる。

パンを対角線上に4切れに切る。

小さめのフライパンにバターかオリーブオイルを入れて、火にかける。バターが溶けたら、あるいはオリーブオイルが温まったら、パンを卵液にしっかりとつけてからフライパンに入れ、両面きつね色になるまで焼く。

フレンチトーストを小さめの皿2枚に入れる。フルーツを上に盛り、残りのバニラシュガーを振りかける。

ヒント：フレンチトーストは甘いものだが、塩味にして作ることもでる。その場合は砂糖を使わず、刻んだハーブとこしょうを卵液に加える。ほぼ焼き上がったころに、溶けるタイプのおろしチーズを振りかける。

4人家族用：
卵2個、その他の材料を4倍して作り、特別な朝食として出す。

一緒に食べる

誰か一緒に食べる人がいれば、患者は食べやすく感じるものです。けれど、一緒に食べる人に通常の量が用意されているのを見ると食欲をなくす場合があるので、気をつけましょう。

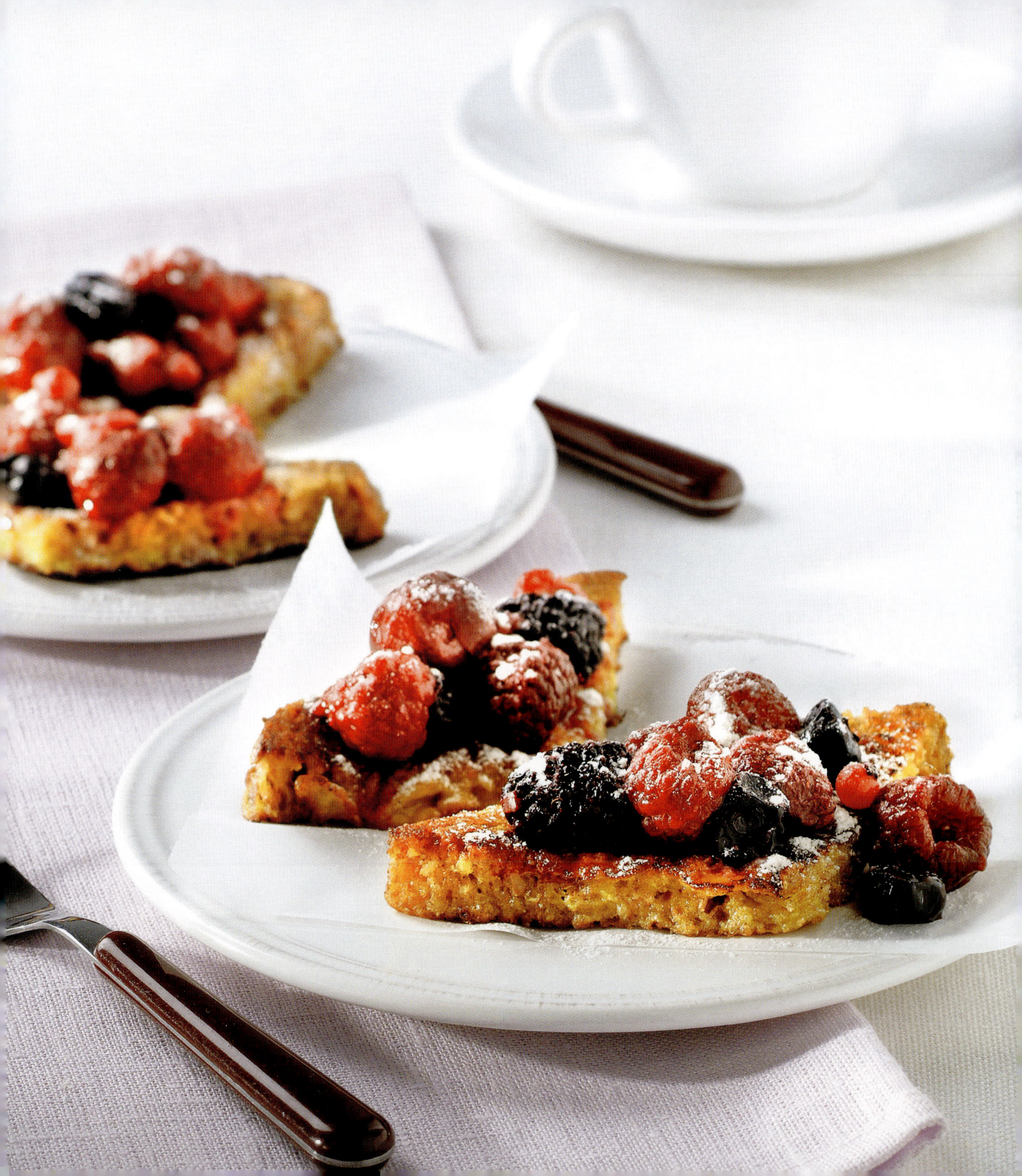

索引

桃
　アーモンドと桃のスムージー　106
　ピーチメルバ・メレンゲ添え　42
　桃のムース　70

や
野菜
　グリル野菜とモッツアレラチーズの
　　サラダ　152
　チーズ入りいろいろ野菜　65
　なめらかラタトゥイユ　53
　野菜スティック・くるみディップ添え
　　125
　野菜スープ　116
　野菜のてんぷら・しょうゆだれ添え
　　136
洋梨
　はちみつと洋梨のスープ　120
　洋梨のホットクリーム　66

ヨーグルト
　アプリコットと松の実のヨーグルト
　　ロール　158
　ハーフフローズンフルーツヨーグルト
　　59
　ブルーベリーヨーグルトクリーム　32

ら
ライス
　クランベリー入りクリーミーライス
　　プディング　83
　フルーツとナッツ入りオリエンタル
　　ライス　89
　ライスプディング　171
ラズベリー
　カスタードとラズベリーの
　　即席アイスクリーム　80
　ピーチメルバ・メレンゲ添え　42
　ラズベリーのガスパチョ　102

　ラズベリームース　35
　ラズベリーのガスパチョ　102
りんご
　アップルフリッター　170
　アップルパイ　156
　きゅうりとりんごのスムージー　101
　シナモン風味のホットアップル
　　ジュース　121
　りんご、セロリ、ブラジルナッツの
　　キッシュ　154
　りんごとシナモンのなめらか
　　コンポート　58
　りんごとシナモンのホイップ　34
　りんごのトーストサンドイッチ　145
　りんごとシナモンのなめらかコンポート
　　58
　りんごのトーストサンドイッチ　145
リーキ
　リーキとハム入りチーズマカロニ　88

リーキとハム入りチーズマカロニ　88
レモン
　バナナとレモンのムース　58
　ホットレモンムース　46
　レモンカードタルト　134
レンチナン　11

Healthy Eating During Chemotherapy

がん治療中の食事

発　　　行　2012年4月20日
発　行　者　平野　陽三
発　行　元　**ガイアブックス**
　　　　　〒169-0074 東京都新宿区北新宿3-14-8
　　　　　TEL.03(3366)1411　FAX.03(3366)3503
　　　　　http://www.gaiajapan.co.jp
発　　　売　産調出版株式会社

Copyright SUNCHOH SHUPPAN INC. JAPAN2012
ISBN978-4-88282-832-7 C2077

落丁本・乱丁本はお取り替えいたします。
本書を許可なく複製することは、かたくお断わりします。
Printed in China

著　者：**ジョゼ・ヴァン・ミル**（José van Mil）
父親のレストランを身近にして育ち、ロンドンのコルドン・ブルーで料理を学ぶ。現在は数々の食品ブランドに関わり、フードライター、フードスタイリスト、フードコンサルタントとして活躍している。乳がんの早期発見、早期治療を推進するピンクリボンに寄稿し、がん闘病中の夫のために料理を作り本書にある料理法、レシピを考案した。

クリスティーヌ・アーチャー・マッケンジー
（Christine Archer-Mackenzie）
ロンドン大学病院財団法人役員。科学者としての長年の経験を持ち、がん治療とその副作用、なかでも食の困難についての研究に専心してきた。夫ががんと診断されてからは、夫の闘病を助けるため栄養学分野の研究に力を入れている。

翻訳者：**加野　敬子**（かの けいこ）
神戸大学教育学部英語科卒業。訳書に『ワンランクアップシリーズ　実践　クリスタル』『シンプルでおしゃれなレシピ　106ベジタリアン』（いずれも産調出版）など。